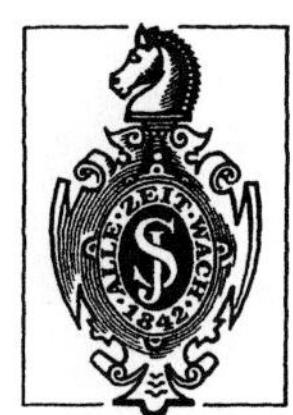

Prävention in der Psychiatrie

Herausgegeben von
G. A. E. Rudolf und R. Tölle

Unter Mitarbeit von
J. Böning, J. Brand-Jacobi, J. Bruder, G. Buchkremer,
C. Buddeberg, L. Ciompi, V. Faust, J. Göhring, W. Greil,
G. Günzler, H. J. Hannich, M. Heuser, G. Hole,
H. Hünnekens, G. Irle, S. Kanowski, H. E. Kehrer,
H. Kind, D. Klaus, G. Kockott, H. Lauter, R. Lempp,
L. Levi, J. Martinius, H. Mester, K. Misek, H. J. Möller,
M. Müller-Küppers, G. Nissen, W. M. Pfeiffer,
A. Pietzcker, H. Remschmidt, H. Schepank, J. Scherer,
M. Schertel, M. H. Schmidt, F. Schulsinger, B. Stober,
R. Tölle, K. Wanke, R. Welz, M. Wolfersdorf

Mit 22 Abbildungen und 35 Tabellen

Springer-Verlag
Berlin Heidelberg New York Tokyo 1984

Professor Dr. med. G. A. E. RUDOLF
Oberarzt der Klinik für Psychiatrie
der Universität Münster
Albert-Schweitzer-Straße 11
D-4400 Münster

Professor Dr. med. R. TÖLLE
Direktor der Klinik für Psychiatrie
der Universität Münster
Albert-Schweitzer-Straße 11
D-4400 Münster

CIP-Kurztitelaufnahme der Deutschen Bibliothek
Prävention in der Psychiatrie / hrsg. von G. A. E. Rudolf u. R. Tölle. Unter Mitarb. von J.
Böning . . . – Berlin ; Heidelberg ; New York ; Tokyo : Springer, 1984.
   ISBN-13: 978-3-540-13580-7   e-ISBN-13: 978-3-642-69852-1
   DOI: 10.1007/978-3-642-69852-1
NE: Rudolf, Gerhard A. E. [Hrsg.]; Böning, Jobst [Mitverf.]

Vorwort

Prävention wird in der Psychiatrie weniger diskutiert als praktiziert. Diese Feststellung ist ungewöhnlich, wird doch zumeist darüber geklagt, daß mehr geredet als getan werde. Tatsächlich hat psychiatrische Prävention in jüngerer Zeit einen größeren Umfang gewonnen, als manchem bewußt geworden ist. Prävention ist nämlich nicht auf die Primärprophylaxe begrenzt geblieben, sondern mit guten Gründen werden heute sekundäre und tertiäre Prävention akzentuiert. Die Verhinderung von Rezidiven, die Stabilisierung sozialer Remissionen, die Verbesserung sonst ungünstiger Verlaufstendenzen und das Vermeiden schwerer Krankheitsfolgen (Residualzustände) zählen ebenso zur Prävention wie die Arbeit im Vorfeld seelischen Krankseins und die Intervention in den frühesten Krankheitsstadien.

Einen Überblick der Prävention in der Psychiatrie zu vermitteln, war Aufgabe eines Kongresses der Deutschen Gesellschaft für Psychiatrie und Nervenheilkunde 1982 in Münster und ist zugleich das Thema dieses Buches. Die Herausgeber danken den Autoren für ihre Beiträge und den Kollegen H. Helmchen, G. Huber, H. Lauter, S. Maier, H. Remschmidt und S. R. Treichel für ihre Mitarbeit bei der konzeptuellen Vorbereitung.

Die einzelnen Beiträge beinhalten einerseits Forschungsergebnisse, die als Grundlagen psychiatrischer Prävention anzusehen sind, z. B. epidemiologische Studien und Verlaufsuntersuchungen; zum anderen handelt es sich um die Beschreibung wissenschaftlich fundierter praktischer Vorgehensweisen der psychiatrischen Prävention. Hinzu kommen Beiträge grundsätzlichen Inhaltes.

Präventiv psychiatrisches Denken lenkt immer wieder auf die Kindheit des Betroffenen hin, ist also stets auch entwicklungspsychologisch und kinderpsychiatrisch orientiert. Ohne Kenntnis der Kindheitsentwicklung bleiben seelische Erkrankungen im Erwachsenenalter weitgehend unverständlich. Psychiatrische Prävention muß also auch vom Wissen der Kinderpsychiatrie ausgehen. Daher wurden zahlreiche kinderpsychiatrische Beiträge in dieses Buch aufgenommen, jedoch bewußt nicht zusammengefaßt zu einem Buchteil, sondern integriert in die Darstellung der einzelnen psychiatrischen Themenbereiche.

Im ersten Teil des Buches sind Arbeiten zusammengestellt worden, die geeignet erschienen, in die Denk- und Vorgehensweisen der psychiatrischen Prävention einzuführen. Es folgen diagnosenbezogen die wichtigsten psychiatrischen Krankheitsbereiche. Neben Sucht und

Suicidhandlungen, deren Prävention länger schon erörtert wird, und den großen Krankheitsgebieten der Depressionen und Schizophrenien werden auch die sonst in diesem Zusammenhang weniger behandelten organischen Hirnerkrankungen unter präventivem Aspekt erörtert und nicht zuletzt die Neurosen und psychosomatischen Krankheiten, letztere allerdings in einer relativ kleinen Auswahl.

Da psychiatrische Prävention nicht ohne den Bezug zur gesamtmedizinischen Prävention denkbar ist, deren Erkenntnisse für die Psychiatrie allerdings sehr umfangreich sind, werden in diesem Buch nur wenige, aber beispielhafte Themen allgemein-medizinischer Prävention erörtert. Was umgekehrt die Psychiatrie anderen medizinischen Disziplinen anbieten, was sie also zur Prävention körperlicher Krankheiten beitragen kann, soll nur angedeutet werden, da diese Arbeitsbereiche über das Thema des Buches hinausgehen.

Im letzten Teil des Bandes werden die Herkunft und die Zukunft des präventiven Denkens und Arbeitens in der Psychiatrie insbesondere im Hinblick darauf diskutiert, daß Prävention in der Psychiatrie weniger eine Methode oder ein Arbeitsgebiet sondern ein durchgehendes Behandlungsprinzip ist.

Die einzelnen Beiträge sind für sich allein genommen verständlich. Beziehungen zwischen den Beiträgen zu finden, wird durch Autoren- und Sachregister erleichtert.

Münster, im Sommer 1984   Die Herausgeber

Inhaltsverzeichnis

Zerebrale Störungen und organische Psychosen

Das Prinzip Prävention in der Psychiatrie

Mitarbeiterverzeichnis

Böning, J., Prof. Dr. med., Psychiatrische Klinik der Universität, Füchsleinstraße 15, D-8700 Würzburg

Brand-Jacobi, J., Dr. rer. nat., Psychopathologische Forschungsstelle, Zentrum Psychologische Medizin, v.-Siebold-Straße 5, D-3400 Göttingen

Bruder, J., Dr. med., Ärztliche Beratungsstelle für ältere Bürger u. ihre Angehörigen, Rüschenweg 26 a, D-2000 Norderstedt

Buchkremer, G., Dr. med., Klinik für Psychiatrie der Westf. Wilhelms-Universität, Albert-Schweitzer-Straße 11, D-4400 Münster

Buddeberg, C., Dr. med., Abteilung für Psychosoziale Medizin u. Familientherapie, Psychiatrische Poliklinik, Universitätsspital Zürich, CH-8091 Zürich

Ciompi, L., Prof. Dr. med., Sozialpsychiatrische Universitätsklinik, Murtenstraße 21, CH-3010 Bern

Faust, V., Priv.-Doz. Dr. med., Psychiatrisches Landeskrankenhaus Weißenau, D-7980 Ravensburg-Weißenau

Göhring, J., Dr. med., Staatl. Gesundheitsamt, Kurfürstenanlage 38, D-6900 Heidelberg

Greil, W., Dr. med., Psychiatrische Klinik der Universität, Nußbaumstraße 7, D-8000 München 2

Günzler, G., Dr. rer. nat., Zentralinstitut für Seelische Gesundheit, J 5, D-6800 Mannheim 1

Hannich, H. J., Dr. phil., Klinik für Anaesthesiologie und operative Intensivmedizin der Universität Münster, Jungeblodtplatz 1, D-4400 Münster

Heuser, M., Priv.-Doz. Dr. med., Bundeswehrkrankenhaus München, Beethovenplatz 4, D-8000 München 2

Hole, G., Prof. Dr. med., Psychiatrisches Landeskrankenhaus Weißenau, D-7980 Ravensburg

Hünnekens, H., Dr. med., Gertrudenstraße 41, D-4400 Münster

Irle, G., Prof. Dr. med., Stiftung Tannenhof – Ev. Nervenklinik, Postfach 120 460, D-5630 Remscheid 11

Kanowski, S., Prof. Dr. med., Universitätsklinikum Charlottenburg, Abteilung für Gerontopsychiatrie der FUB, Helmstedter Straße 11, D-1000 Berlin 31

Kehrer, H. E., Prof. Dr. med., Kinder- und Jugendpsychiatrische Abteilung der Univ.-Nervenklinik, Schmeddingstraße 50, D-4400 Münster

Kind, H., Prof. Dr. med., Psychiatrische Poliklinik des Universitätsspitals, Gloriastraße 23, CH-8091 Zürich

Klaus, D., Prof. Dr. med., Medizinische Klinik der Städt. Kliniken, Beurhausstraße 40, D-4600 Dortmund

Kockott, G., Priv.-Doz. Dr. med., Psychiatrische Klinik der Technischen Universität, Möhlstraße 26, D-8000 München 80

Lauter, H., Prof. Dr. med., Psychiatrische Klinik der Technischen Universität, Möhlstraße 26, D-8000 München 80

Lempp, R., Prof. Dr. med., Eberhard-Karls-Universität, Kinder- und Jugendpsychiatrie, Osianderstraße 14, D-7400 Tübingen

Levi, L., Prof. Dr. med., Statens Institut för Psykosocial Miljömedicin, Box 60210, S-104 01 Stockholm

Martinius, J., Prof. Dr. med., Max-Planck-Institut für Psychiatrie, Kraepelinstraße 10, D-8000 München 40

Mester, H., Prof. Dr. med., Klinik für Psychiatrie der Universität Münster, Albert-Schweitzer-Straße 11, D-4400 Münster

Misek, K., Dr. med., Staufenstraße 22, D-4400 Münster

Möller, H. J., Priv.-Doz. Dr. med., Psychiatrische Klinik der Technischen Universität, Möhlstraße 26, D-8000 München 80

Müller-Küppers, M., Prof. Dr. med., Klinikum der Universität Heidelberg, Psychiatrische Klinik, Abt. für Kinder- und Jugendpsychiatrie, Blumenstraße 8, D-6900 Heidelberg

Nissen, G., Prof. Dr. med., Klinik und Poliklinik für Kinder- und Jugendpsychiatrie, Füchsleinstraße 15, D-8700 Würzburg

Pfeiffer, W. M., Prof. Dr. med., Medizinische Psychologie, Universität Münster, Hüfferstraße 75, D-4400 Münster

Pietzcker, A., Dr. med., Psychiatrische Klinik der FUB, Eschenallee 3, D-1000 Berlin 19

Remschmidt, H., Prof. Dr. med., Dr. phil., Klinik für Kinder- und Jugendpsychiatrie der Philipps-Universität, Hans-Sachs-Straße 6, D-3550 Marburg/L.

Schepank, H., Prof. Dr. med., Psychosomatische Klinik, Zentralinstitut für Seelische Gesundheit, J5, D-6800 Mannheim

Scherer, J., Dr. med., Psychiatrische Klinik der Universität, Nußbaumstraße 7, D-8000 München 2

Schertel, M., Dr. med., Psychiatrische Klinik der Universität, Nußbaumstraße 7, D-8000 München 2

Schmidt, M. H., Prof. Dr. med., Zentralinstitut für Seelische Gesundheit, Kinder- und Jugendpsychiatrische Klinik, J5, D-6800 Mannheim

Schulsinger, F., Prof. Dr. med., Department of Psychiatry, Kommunehospitalet, DK-1399 Copenhagen K.

Stober, B., Dr. med., Zentralinstitut für Seelische Gesundheit, Psychiatrische Klinik, J5, D-6800 Mannheim

Tölle, R., Prof. Dr. med., Klinik für Psychiatrie der Westf. Wilhelms-Universität, Albert-Schweitzer-Straße 11, D-4400 Münster

Wanke, K., Prof. Dr. med., Nervenklinik und Poliklinik der Universität des Saarlandes, D-6650 Homburg/Saar

Welz, R., Dr. soc., Zentralinstitut für Seelische Gesundheit, Abt. Medizinsoziologie, J5, D-6800 Mannheim

Wolfersdorf, M., Dr. med., Psychiatrisches Landeskrankenhaus Weißenau, D-7980 Ravensburg-Weißenau

Vorsorgen, Sorgen, Nachsorgen

Die Verhütung psychischer Krankheiten – Wunsch und Wirklichkeit. Ein Überblick

L. Ciompi

Wir alle möchten psychische Krankheit und Not möglichst vollständig verhüten, anstatt sie mühsam zu behandeln. Aber wir wissen nicht so recht, wie und wo wir das tun können; man hört davon wenig auf der Universität; wir sind uns nicht einmal so richtig im klaren, was und wieviel im Grund auf diesem umstrittenen Gebiet bereits getan wird.

Dieser Beitrag soll als Einleitung zu den nachfolgenden Spezialreferaten einen allgemeinen Überblick über die heutigen Möglichkeiten und Grenzen psychiatrischer Prävention vermitteln. Er gliedert sich in 4 Abschnitte: Zuerst sollen kurz einige Grundbegriffe und -probleme in Erinnerung gerufen werden. Zweitens werden primär- und drittens sekundär- und tertiärpräventive Fragen besprochen. Den Abschluß bilden einige zusammenfassende Bemerkungen. Anzufügen ist, daß für eine umfassende Literaturübersicht hier weder Zeit noch Ort ist; hierfür sei auf meine früheren Beiträge in der „Psychiatrie-Enquête" und in „Psychiatrie der Gegenwart" [4] verwiesen.

1 Grundbegriffe und -probleme

Gemäß Caplan [3] und andern Pionieren des Präventionsgedankens unterscheidet man bekanntlich zwischen psychiatrischer *Primärprävention,* d.h. Verhütung des erstmaligen Ausbruchs psychischer Störungen, *sekundärer Prävention* durch Früherfassung bereits ausgebrochener Erkrankungen und Verhinderung von Rückfällen, und *tertiärer Prävention* zur Vermeidung von Dauerschäden und Chronifizierung. Die beiden letzteren überschneiden sich stark mit der eigentlichen Behandlung und Wiedereingliederung. Das angestrebte *Ziel* aller Prophylaxe, die Senkung der Krankheitsinzidenz, kann grundsätzlich auf zwei komplementären Wegen erreicht werden: erstens durch Beseitigung von *krankheitsverursachenden Schädigungen,* und zweitens durch *Erhöhung der Resistenz* gegen solche. Wichtigste Voraussetzung hierfür ist die *Kenntnis der Krankheitsursachen.* Da indessen gerade hier für viele psychische Krankheiten – ich nenne nur die endogenen Psychosen, die senile und arteriosklerotische Demenz, die idiopathische Oligophrenie – noch große Lücken klaffen, müssen wir uns fragen, ob unter solchen Umständen eine wirksame Prophylaxe überhaupt denkbar ist. Die Antwort ist eindeutig positiv, da effiziente Verhütung auch bei Einsicht nur in Teilursachen, ja zuweilen aufgrund von bloßer Empirie möglich ist. Das schlagendste Beispiel hierfür ist die Lithiumprävention der manisch-depressiven Psychose. Allerdings ist auf solcher Basis primär meist weder eine vollständige noch eine auf ganz spezifische Erkrankungen gerichtete Prophylaxe zu erreichen; häufig wird es vorwiegend um eine unspezifische Förderung der allgemeinen psychischen Gesundheit gehen müssen. Daß allein schon deswegen, ganz abgesehen von vielen andern methodologischen Hindernissen (große Breite der möglichen Langzeiteffekte präventiver Maßnahmen, langes Intervall zwischen Ursache und Wirkung, Schwierigkeit der Bildung von korrekten Vergleichsgruppen etc.), eine korrekte wissenschaftliche Evaluation der Effizienz präventiver Maßnahmen zu einem fast unlösbaren Problem wird, sei nur am Rand vermerkt.

2 Primärprävention

Caplan unterscheidet zwischen der *langfristigen präventiven Sicherung von Grundbedürfnissen* körperlicher, psycho-affektiver und sozialer Art zur Entfaltung einer gesunden Psyche und der *kurzfristigen präventiven Krisenintervention.* Ich muß mich hier auf erstere beschränken.

Ihre bisher eindrücklichsten Erfolge hat die psychiatrische Prävention, wie wir allzu leicht vergessen, im *somatischen Bereich* zu verzeichnen. Ohne ein intaktes Hirn gibt es keine psychische Gesundheit; ohne einen gesunden Körper ist sie zumindest stark erschwert. Zureichende Ernährung, Hygiene, Schutz vor Infektionen, Unfällen, Giften, Strahlen und andern Schädigungen haben deshalb in allen Lebensphasen, vor allem aber in den frühesten, auch eine eminente psychiatrisch-präventive Bedeutung. So ist z. B. die seinerzeit so überaus häufige progressive Paralyse heute bei uns praktisch verschwunden, ebenso der jodmangelbedingte endemische Kretinismus und die Pellagrapsychose. Auch zerebrale Schwangerschafts- und Geburtsschädigungen, postencephalitische oder -meningitische Störungen, stoffwechselbedingte Oligophrenien sind stark zurückgegangen. Allerdings drohen der Psyche gerade auf somatischem Gebiet auch neue Gefahren: Wir brauchen nur an Seveso, Harrisburg, die Minemata-Krankheit in Japan oder den allgegenwärtigen „sauren Regen" zu denken. Wenn alles so weitergeht, werden wir bald keine giftfreie Luft, kein giftfreies Wasser und keine giftfreie Nahrung mehr haben. Schwermetallvergiftungen (z. B. Blei, Quecksilber) oder andere Giftstoffe setzen zentralnervöse Läsionen, Strahlen bewirken genetische Schäden, die zunehmende Umweltverschmutzung vergiftet auch das soziale Klima, verdüstert die Zukunft, weckt Aggressionen oder Gefühle der Hilflosigkeit und Resignation. Schon jetzt wird durch solche Einflüsse die psychische Gesundheit ganzer Bevölkerungsgruppen bedroht. Es ist klar, daß wir Psychiater hier der Gesellschaft gegenüber zumindest informatorische Aufgaben haben, die wir bisher nur ungenügend wahrgenommen haben.

Bedenklich erscheint die Situation ebenfalls im *psycho-affektiven und sozialen Bereich.* Hier geht es nach Caplan – wiederum in allen Lebensphasen, vorab jedoch in der Kindheit – um die präventive Sicherung von Grundbedürfnissen nach Nestwärme, Kontinuität, liebevoller Zuwendung, affektiver und intellektueller Stimulation, Vermittlung von klaren Sinn- und Wertvorstellungen, identifikationswürdigen Leit- und Vorbildern – und ich meine, auch von Bezügen zu einem sinngebenden Gesamtzusammenhang, ganz gleich ob ökologisch oder religiös. Familie, Schule, Arbeits- und Sozialgesetzgebung, gesellschaftliche und politische Strukturen überhaupt sollen dazu beitragen, solche Grundbedürfnisse zu befriedigen.

Die internalisierten kognitiv-affektiven Bezugssysteme bzw. Denk-, Fühl- und Verhaltensprogramme, als welche nach unserem Konzept der „Affektlogik" [6] die „Psyche" wesentlich verstanden werden kann, stellen großenteils einen Niederschlag der gesamten Erfahrung, speziell im zwischenmenschlichen Bereich dar. Den frühen Eltern-Kind- und Familienbeziehungen kommt somit entscheidende Bedeutung zu. Wenn aber, wie heute vielfach, die häusliche Kontinuität zerfällt, wenn das Kinderhaben und -pflegen zur Plage wird, wenn wir vor lauter anderweitiger „Selbstverwirklichung" den wohl obersten aller Werte, nämlich das Hegen von Leben verpassen, wenn keine entsprechend klaren Werthierarchien mehr der Erziehung, der Arbeit und dem Leben überhaupt Sinn und Richtung verleihen, dann können sich auch keine klaren inneren Bezugs- und Leitsysteme, d. h. keine konsistenten Identifikationen und Identitäten mehr bilden. Identitäts- und Orientierungsschwäche aber, die psychologische Crux unserer Zeit, sind das bevorzugte Terrain für psychische Nöte aller Art, speziell für narzißtische, depressive, borderline- und schizophrenieartige Störungen, Alkohol- und Drogenabhängigkeit, aggressive oder autoaggressive Impulse. Eine effiziente Primärprävention in diesem Feld stellt somit grundlegende gesellschaftspolitische Probleme, die natürlich weit über den Einflußbereich der Psychiatrie hinausgehen.

Immerhin sind wir nicht einfach machtlos. Die Stimme der Psychiater kann, wie Beispiele gerade aus Deutschland zeigen, durchaus Gewicht bekommen in der allgemeinen Suche nach sinnvollen Orientierungspunkten. Wessen Sache, wenn nicht diejenige des Seelenarztes ist es, zu sagen, was der Mensch als Terrain und Umwelt braucht, um psychisch zu geraten statt zu entarten: mehr Gefühl statt nur Intellekt zum Beispiel, mehr Liebe statt Haß, Muße statt Tempo, Zeit statt Geld, Stille statt Lärm, Gleichgewicht statt „Fortschritt", sinnvolle Arbeit statt blinder Produktion, Natur statt neuer technischer Gadgets – kurz: mehr sogenannt „weibliche" statt bloß „männliche" Werte! Von besonderer primärpräventiver Bedeutung sind, wie verschiedene Untersuchungen zeigen, derartige Werte z. B. bei der Betreuung von Kindern im Krankenhaus, vor und nach Operationen, bei Unfällen, Elternverlust oder -scheidung und anderen einschneidenden Erlebnissen, ferner bei Dialyse-Kranken, Herzoperierten, Alterspatienten, bei der architektonischen und organisatorischen Gestaltung von Heimen, Spitälern, und andern sozialen Institutionen [vgl. 4]. Im engeren psychiatrischen Feld bedeutet all dies, wie wir noch sehen werden, auch den Ruf nach Vereinfachung statt Komplizierung, Verkleinerung statt Vergrößerung, Vermenschlichung statt Vertechnisierung. Und im weiteren gesellschaftlichen Rahmen zeigt es, in welcher Richtung wir suchen und gewichten müssen in unseren Reglementen und Gesetzen für Schule und Beruf, Arbeit und Freizeit, Wirtschaft und Politik, um dem Menschen als psychischem Wesen – und das heißt: dem Menschen überhaupt! – einen gedeihlichen Lebensraum zu verschaffen.

3 Sekundäre und tertiäre Prävention

Ich behandle diese Gebiete zusammen, da sie sich stark überlappen und beide auch von der eigentlichen Behandlung kaum zu trennen sind. Da sie erst nach Krankheitsausbruch einsetzen, können sie gezielter sein als die meisten primärpräventiven

Maßnahmen. Als Beispiele nenne ich die schon erwähnte Lithiumprophylaxe der manisch-depressiven Psychose, die Früherfassung und -bekämpfung von Alkoholismus und andern Süchten, die frühzeitige Krisenintervention bei depressiven und andersartigen Störungen, die Wiedereingliederung chronisch Schizophrener. Gerade hier, in diesen spezifisch psychiatrischen Bereichen, liegen m. E. zur Zeit unsere aussichtsreichsten, wenn auch noch keineswegs voll ausgeschöpften präventiven Möglichkeiten. Ich will dies am *Beispiel der Schizophrenie* etwas detaillierter erläutern, nicht nur weil es sich um mein Spezialgebiet handelt, sondern auch, weil manche generellen Probleme bei dieser immer noch so rätselhaften Affektion besonders deutlich hervortreten.

Dies gilt z. B. für die überaus engen Beziehungen, die zweifellos zwischen dem angewandten Krankheitskonzept und möglichen präventiven Ansätzen bestehen. So lange wir etwa nur die genetisch-biologischen Seiten dieser Krankheit beachten, werden wir uns im wesentlichen auf eine medikamentöse Prophylaxe beschränken. Sobald wir aber, entsprechend einem modernen multikausalen Denken, auch mannigfache psycho- und soziodynamische Faktoren ernsthaft einbeziehen, eröffnen sich zusätzliche Einflußmöglichkeiten.

Dies zeigt u. a. das heute wohl interessanteste integrative Modell, das von der Vulnerabilitäts- und Informationsverarbeitungshypothese ausgeht (vgl. Schema). Demnach führen, wie an anderer Stelle ausführlich dargelegt [5, 6], kombiniert genetisch-biologisch-organische und psychosoziale Faktorenbündel zu einem vulnerablen prämorbiden Terrain, vermutlich in Form einer unklaren Strukturierung der internalisierten affektiv-kognitiven Bezugssysteme, von denen vorhin die Rede war.

Dieses defektuöse Informationsverarbeitungssystem wird in einer zweiten Phase streßhaft überfordert, was in eskalierenden biologisch-psychosozialen Teufelszirkeln zu akut psychotischen Dekompensationen führen kann. Die – gemäß fremden und eigenen Untersuchungen [2, 7, 11] – überaus vielgestaltigen und in gut der Hälfte der Fälle schließlich günstigen – Langzeitverläufe werden offenbar, in Wechselwirkung mit dem vorbestehenden Terrain, in erster Linie durch situative und psychosoziale Einflüsse bestimmt [vgl. 6]. Aus diesem Konzept ergeben sich konsequenterweise u. a. die folgenden sekundär- und tertiärpräventiven Ansätze (ebenfalls bestehende primärpräventive Möglichkeiten müssen aus Zeitgründen übergangen werden):

Zur Verhütung akut-produktiver Rückfälle ist in erster Linie jede zusätzliche Überforderung mit zu komplexer affektiv-kognitiver „Information" im weiten Sinn zu vermeiden. Zur – erwiesenermaßen effizienten – medikamentösen Rückfallprophylaxe gesellen sich deshalb mannigfaltige milieu- und soziotherapeutische Vorkehrungen, die, genau wie die neuroleptische Abschirmung selber, wesentlich als Vereinfachung der zu verarbeitenden Information verstanden werden können. Dazu gehört namentlich die Verkleinerung und Vermenschlichung des Behandlungsmilieus, etwa durch Ersatz von sog. „unruhigen Aufnahmeabteilungen" in Großkrankenhäusern – für akut verwirrte Schizophrene das denkbar ungeeignetste Milieu – durch viel ruhigere und natürlichere Verhältnisse, z. B. in kleinen wohngemeinschaftsartigen Institutionen vom Soteria-Typ [vgl. 13, 14] und anderen sozialpsychiatrischen Alternativen.

Offenheit, Klarheit, Eindeutigkeit und vor allem personelle Kontinuität im Umgang mit akuten wie chronischen Schizophrenen sind weitere Aspekte der geforder-

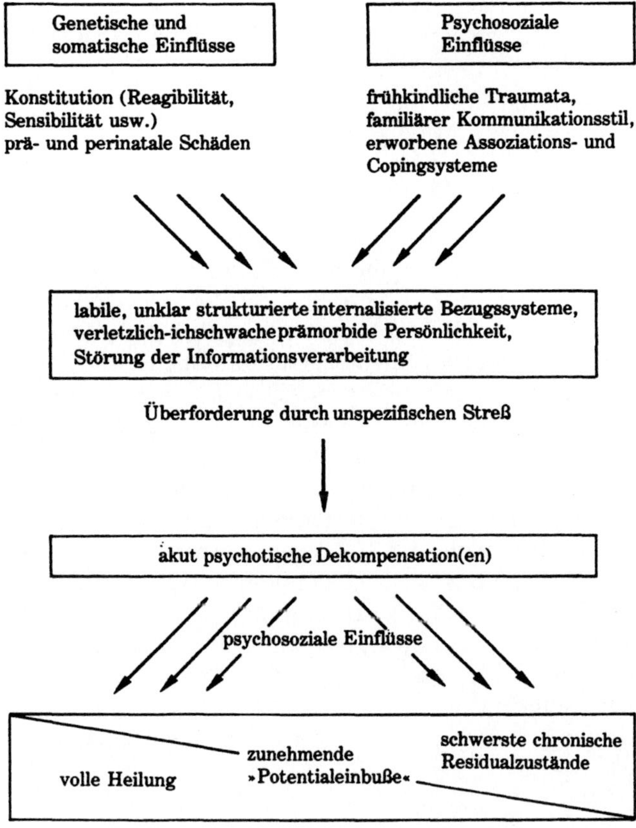

ten Informationsvereinfachung, desgleichen der systematische Einbezug des relevanten sozialen Umfeldes, vorab der Familien, deren ständige „Feedbacks" u. a. durch sachliche Aufklärung, Aufbau realistisch positiver Erwartungen entsprechend den neuern Forschungsergebnissen, Aushandlung konkreter gemeinsamer Zielsetzungen auf Wohn- und Arbeitsachse so beeinflußt und vereinheitlicht werden müssen, daß sie die fragilen innerpsychischen Strukturen des Patienten stützen und validieren, statt sie durch ständige Zweideutigkeiten, Widersprüche, „high expressed emotions" usw. immer mehr zu verwirren. Eine wachsende Zahl von Arbeiten [1, 5, 9, 10, 12, 14, 15, 16] bestätigt die Überlegenheit solcher Kombinationsmethoden [s. auch 6].

Auch bei der tertiärpräventiven Rehabilitation schizophrener Langzeitpatienten zeigen neuere Untersuchungen, darunter unsere eigenen, überraschend positive Möglichkeiten: Eine mindestens partielle Wiedereingliederung gelingt auf der Wohnachse in rund 2/3 und auf der Arbeitsachse in 1/3 der Fälle [5, 8]. Unabdingbare Voraussetzung dafür ist freilich, gleich wie für die differenzierte Rückfallverhütung, der Aufbau eines ganzen Netzes von kleinen, sog. „flankierenden" Übergangseinrichtungen (z. B. Kriseninterventionsstation, Tages- und Nachtkliniken, Rehabilitationszentren, Wohngemeinschaften etc.) zwischen Klinik und Ambulanz. Wichtige komplementäre Träger sekundär- und tertiärpräventiver Maßnahmen sind ferner

das sozialpsychiatrische Nachsorgeambulatorium und der niedergelassene Nerven-
oder Allgemeinarzt, letzterer mit dem unschätzbaren Vorteil größtmöglicher Kontinuität.

4 Schlußbemerkungen

Zusammenfassend ergibt diese kursorische Übersicht insbesondere folgendes: Vom
Wunsch nach totaler Verhütung psychischer Krankheiten ist die Wirklichkeit noch
weit entfernt. Die Problematik namentlich der primären psychiatrischen Prävention
überschreitet den medizinischen Einflußbereich bei weitem. Immerhin leistet die somatische Medizin hier bereits vieles, dessen psychiatrisch-präventive Bedeutung uns
zu wenig bewußt ist. Andererseits drohen der Psyche wegen der zunehmenden Umweltverschmutzung gerade vom somatischen Bereich her auch neue Gefahren. Hier
wie auf psychoaffektivem und gesellschaftlichem Gebiet gilt es, Werthierarchien
klarer zu erkennen, aus denen sich Prioritäten für sinnvolles soziales Handeln zum
psychischen Wohl des Menschen ergeben. Als wohl oberster Wert erscheint dabei
das Weitergeben und Hegen von Leben. Besonders aussichtsreiche, spezifisch
psychiatrische Möglichkeiten bestehen daneben vor allem in der Sekundär- und
Tertiärprävention. Zu ihrer Realisierung ist allerdings die Schaffung eines leistungs-
fähigen Netzes von sozialpsychiatrischen Übergangsinstitutionen zwischen Klinik
und Ambulanz unumgänglich. Weitere wichtige Träger sind Nachsorgeambulato-
rien und niedergelassene Nerven- und Allgemeinärzte.

Literatur

 1. Anderson C (im Druck) A psycho-educational model of family treatment for schizo-
    phrencis. Vortrag am 7. Internat. Symposium über die Psychotherapie der Schizophrenie.
    Heidelberg, 30. 9.–3. 10. 81
 2. Bleuler M (1972) Die schizophrenen Geistesstörungen im Lichte langjähriger Kranken-
    und Familiengeschichten. Thieme, Stuttgart
 3. Caplan G (1974) Principles of preventive psychiatry. Basic Books, New York
 4. Ciompi L (1979) Zum Problem der psychiatrischen Primärprävention. In: Kisker KP,
    Meyer JE, Müller C, Strömgren E (Hrsg) Psychiatrie der Gegenwart. Bd. I/1., 2. Aufl.
    Springer, Berlin Heidelberg, S. 343–386
 5. Ciompi L (im Druck) Schizophrenie als Störung der Informationsverarbeitung. Eine Hy-
    pothese und ihre therapeutischen Konsequenzen. Seminar am 7. Internat. Symposium
    über die Psychotherapie der Schizophrenie, Heidelberg, 30.9.–3.10.81
 6. Ciompi L (1982) Affektlogik. Über die Struktur der Psyche und ihre Entwicklung. Ein Bei-
    trag zur Schizophrenieforschung. Klett-Cotta, Stuttgart
 7. Ciompi L, Mueller, C (1976) Lebensweg und Alter der Schizophrenen. Eine katamne-
    stische Langzeitstudie bis ins Senium. Springer, Berlin Heidelberg New York
 8. Ciompi L, Dauwalder JP, Ague C (1979) Ein Forschungsprogramm zur Rehabilitation
    psychisch Kranker. III. Längsschnittuntersuchungen zum Rehabilitationserfolg und zur
    Prognostik. Nervenarzt 50:366–378
 9. Goldberg SC, Schooler NR, Hogarty GE, Roper M (1977) Prediction of relapse in schizo-
    phrenic outpatients treated by drug and sociotherapy. Arch Gen Psychiatr 34:171–184

10. Hogarty GE, Goldberg SC, Schooler NR, Ulrich RF and the Collaborative Study Group (1974) Drug and sociotherapy in the aftercare of schizophrenic patients. II. Two year relapse rates. Arch Gen Psychiatry 31:603–608
11. Huber G, Gross G, Schüttler R (1979) Schizophrenie. Eine Verlaufs- und sozialpsychiatrische Langzeitstudie. Springer, Berlin Heidelberg New York
12. Liberman RP (im Druck) Social skills training for chronic schizophrenics. Vortrag am 7. Internat. Symposium über die Psychotherapie der Schizophrenie. Heidelberg 30. 9.–3. 10. 81
13. Mosher LR, Menn AZ, Matthews S (1975) Soteria. Evaluation of a home-based treatment for schizophrenia. Am J Orthopsychiatry 46:455–467
14. Mosher LR, Keith SJ (1980) Psychosocial treatment: Individual group, family and community support approaches. Schizophr Bull 6:10–41
15. Paul GL, Lentz RJ (1977) Psychosocial treatment of chronic mental patients. Milieu versus social learning programs. Harvard University Press, Cambridge Mass, London
16. Vaughn C, Leff J (1976) The influence of family and social factors on the course of psychiatric illness. Br J Psychiatry 129:125–137

Sorgen – zur anthropologischen Struktur psychiatrischer Hilfe

H. Lauter

Sorgen – dieses Tätigkeitswort, das eines der Leitmotive dieses Kongressen darstellt, ist in der ärztlichen Umgangssprache selten zu hören. Eher verwenden wir dieses Wort in einer unpersönlichen Form und sprechen von Vor- oder Nachsorge. Wir diskutieren über Ver-Sorgungskonzepte oder -systeme, in deren Rahmen Patienten be-treut, psychische Krankheiten be-handelt werden. Manchmal ver-helfen wir dem Patienten zu einer sozialen Bei-Hilfe oder verweisen ihn in einer medizinischen Krisensituation an eine Einrichtung, die den altmodischen Namen „ärztliche Nothilfe" trägt. Vom Helfen, Handeln, Sorgen ist kaum die Rede. Es ist, als wollten wir diese anthropologischen Urworte vor Abnutzung und Wertverfall bewahren, die der häufige Gebrauch eines Sprachsymbols nach sich zieht, als müßten wir uns aber auch selbst schützen vor der Unmittelbarkeit und der pathetischen Herausforderung dieser Begriffe. Durch unscheinbare semantische Manipulationen, durch substantivischen Gebrauch und präpositionelle Beifügungen werden diese Grundworte ärztlicher Praxis verhüllt und in verfremdeter Form zu griffigem Gebrauch freigegeben. Aber mit dieser unscheinbaren Veränderung des sprachlichen Ausdrucks hat sich auch die Bedeutung des ursprünglich Gemeinten unversehens gewandelt. Der hilfsbedürftige Andere, eben noch Subjekt einer auf ihn gerichteten spezifischen Begegnungsbereitschaft, verliert sich als ganze Person und löst sich in objektivierbare Aspekte einzelner Seinsbereiche auf; der Arzt, eben noch vom Anspruch des Anderen in seinem Subjektsein mitbetroffen, entschwindet in die Ferne rationalisierender Distanz. Denn der Arzt handelt zwar an einem individuellen Patienten, aber er *be*handelt gedanklich abstrahierte Krankheiten, er sorgt für einen konkreten Menschen, aber er *ver*sorgt epidemiologisch erfaßte oder planerisch vorgestellte Kollektive und Populationen. Die Vokabeln unserer ärztlichen Sprache haben sich von ihrem anthropologischen Ursprung entfernt und gehören der Sprachwelt der Technik und Organisation an. Sie haben einen unschönen Beiklang von rationaler, unpersönlicher Massenabfertigung angenommen. Bedeutet dies, daß auch die Handlungswelt des Arztes und zumal des Psychiaters ihren Bezug zum Allervertrautesten und von jeher Gewußten, nämlich zu der Individualität des einzelnen Menschen verlieren könnte oder schon verloren hat, daß Arzt und Kranke, wie es Karl Jaspers vor 50 Jahren befürchtet hat, auf das laufende Band der Organisation gespannt werden, daß ärztliche Verantwortung mehr und mehr durch Technik und Organisation ersetzt wird? Heißt dies, daß der wirklich gebildete Arzt, wie ihn Jaspers genannt hat, ausstirbt, daß damit der Kranke, zumal der psychisch Kranke, als Mensch nicht mehr zu seinem Recht kommt?

Begegnung

Viktor von Gebsattel hat einmal die Hilfe definiert als „Antworthandlung des Menschen auf den Ruf des Mitmenschen, der, verfangen in einer Notlage, sei es stumm, sei es ausdrücklich bittend, zur Beseitigung dieser Notlage aufruft". Dieser Handlungsauftrag vollzieht sich auf drei verschiedenen Sinnstufen. Die erste Stufe entspricht dem unmittelbaren sympathetischen Angerufensein durch die Not des Anderen, seine Bedrohung und seine Suche nach dem Sinn von Leid. In dieser Ursituation wird der Helfende – so sagt v. Gebsattel – durch die Teilhaberschaft an der fremden Not zum Mitmenschen des Anderen, so wie dieser dem Fremden ebenfalls zum Nächsten wird.

Vergegenständlichung

Aber Mitgefühl und emotionale Zuwendung allein sind noch nicht die spezifisch ärztliche Antwort auf den Hilferuf des Anderen. Um sich als ärztliche Hilfeleistung zu konstituieren, muß die in der unmittelbaren Begegnung zustande gekommene personale Nähe zunächst wieder aufgelöst werden. Die Lage des Anderen, die Ursache seines Leidens, die Möglichkeiten ihrer Beseitigung bedürfen eines Prozesses der Vergegenständlichung. Heilkunde als Wissenschaft kann den Kranken als Person nicht zum Gegenstand diagnostischen Erkennens und therapeutischen Handelns machen, weil er „nur als Fall jener allgemeinen Regelhaftigkeit und Gesetzmäßigkeit entspricht, welche Erkenntnis und Technik im wissenschaftlichen Sinn ermöglicht (von Gebsattel). In dieser Vergegenständlichung wird aus dem Subjekt der unmittelbaren ärztlichen Begegnung das Objekt des ärztlichen Handelns, von dessen personaler Wirklichkeit zugunsten einer rationalen methodischen Reduktion abstrahiert werden muß. Der wirkliche, individuelle Mensch bleibt der Wissenschaft grundsätzlich entzogen. Diese zweite Sinnstufe ärztlichen Sorgens, die durch wissenschaftlich-reduktionistische Diagnostik und Therapie charakterisiert ist, hat von Gebsattel daher als Entfremdungsstufe des Arzt-Patient-Verhältnisses bezeichnet.

Seit dem Ersatz des Philosophikums durch das Physikum, also seit der Etablierung der naturwissenschaftlichen Medizin in der Mitte des 19. Jahrhunderts, hat es nicht an Bemühungen gefehlt, dieses Entfremdungsstadium zu überwinden und ärztliches Handeln wieder stärker auf die Einmaligkeit und Ganzheit des Patienten auszurichten. Diese Versuche, die anthropologische Perspektive zurückzugewinnen, die mehr als zwei Jahrtausende das Thema der Heilkunde war, sind zu erkennen in der anthropologischen Medizin der Heidelberger Internisten- und Neurologenschule, der verstehenden Psychologie, der Psychoanalyse, der phänomenologisch daseins-analytischen Psychiatrie, neuerdings auch in vielen Kapiteln des Degkwitzschen Lehrbuches, das sich behutsam mit diesen Grundfragen ärztlicher und psychiatrischer Therapeutik auseinandersetzt. Solche Bemühungen sind gerade für den Psychiater ein Bedürfnis. Mehr als seine Kollegen aus anderen medizinischen Fachgebieten kommt er – oder kam er zumindest bis vor wenigen Jahren – mit seelisch und geistig Behinderten zusammen, bei denen therapeutische Techniken wenig mehr ausrichten konnten, und persönlicher Beistand, Begleitung und Sinnvermittlung gefragt waren. Heute sind diese Patienten vielfach in andere Zuständigkeitsbereiche des psychosozialen Sicherungsnetzes verlagert worden. Kranke neuer Art sind an ihre Stelle getreten: Patienten aus medizinischen Intensivstationen, Dialyseeinheiten oder onkologischen Abteilungen, Reanimierte, Implantierte, Transplantierte, chronisch Kranke und Sterbende, deren Not durch technische Therapiefortschritte nicht behoben oder sogar teilweise erst hervorgerufen wurde und auf deren offene oder versteckte Hilferufe Psychiater, Psychosomatiker oder Psychotherapeut eine existentiell sinnvermittelnde Antwort bereithalten soll. Dies können aber auch die Vertreter der psychologischen Medizin auf der Grundlage ihrer therapeutischen Methoden nicht leisten. Denn auch das Psychische im Menschen ist, wie Degkwitz mit Recht hervorgehoben hat, nicht gleichbedeutend mit der Person, sondern nur ein Aspekt der personalen Identität, und auch psychologische Behandlungsverfahren sind Techniken, die auf bestimmte Modelle zugeschnitten sind und die Ganzheit des Anderen auf Grund ihres abstrahierenden Charakters zwangsläufig außer acht lassen müssen. Psychotherapie ist nicht das gleiche wie Mitmenschlichkeit. Die Hinzufügung von Psychologie und Soziologie zu dem somatischen Fächerkatalog der Vorklinik mag notwendig und gerechtfertigt sein; aber diese neuen Disziplinen sind durch den gleichen reduktionistischen Ansatz gekennzeichnet wie Anatomie und Physiologie und machen weder das Studium personenbezogener, noch die Medizin menschlicher (Degkwitz).

Heißt dies aber nicht doch, daß technische, an der Ganzheit des Patienten vorbeiziehende Behandlungsmethoden der anthropologischen Struktur psychiatrischen Handelns von Grund auf widersprechen, daß sie die Humanität des Helfens gefährden, und zwar vor allem dann, wenn es sich um naturwissenschaftliche Techniken handelt? An der Technik scheiden sich bekanntlich die Geister (Magnus). Daß sie von vielen als Heimsuchung, Gefahr und Fluch angesehen wird, das erleben wir nicht erst in der Diskussion um Kernenergie, Wachstumsgrenzen, Datenschutz und Pharmaka. Ressentiment, Unkenntnis und Mißverständnisse haben im Streit um die Technik eine lange Tradition. Sie reicht von der Ängstigung durch das Maschinenzeitalter, die die Spinnereibesitzerin Susanne im Wilhelm Meister befällt und sie ein günstigeres Schicksal jenseits der Meere suchen läßt, über Rousseau, Spengler, die Brüder Jünger bis zu den heutigen Aussteigern aus der technischen Lebenswelt (Magnus). Aber Technik, so wie das Wort von Sokrates in Platons Dialogen gebraucht wird, bedeutet Fertigkeit im Vollbringen, und diese Fertigkeit als ein auf rationaler Erfahrung und Sachkenntnis beruhendes Handeln gehört ebenso zur Tradition des Humanen wie die emotionale Zuwendung. Technische Erfindungen sind, wie es Dessauer formuliert hat, das Entbinden von Zweckideen in die sichtbare Welt. Gleichzeitig zielt technisches Gestalten und Verwenden über solche Zwecke hinaus auf menschliche Wünsche und Bedürfnisse. Ziel des Hausbaues ist nicht das Haus, sondern das Wohnen, Ziel des Buchdrucks ist nicht das Buch, sondern die Mitteilung, Ziel des Mikroskops nicht die Vergrößerung, sondern das Erkennen der Mikroorganismen, Ziel der pharmazeutischen Technik nicht das Medikament, sondern die Beseitigung von Krankheit. Die Macht technischer Geräte und Verfahren liegt in der ganzheitlichen Ordnung stofflicher und energetischer Bauelemente, z. B. in der atomaren Anordnung, der molekularen Zusammensetzung und der räumlichen Struktur der Bausteine eines Arzneimittels (Dessauer). Diese naturgesetzliche

Ordnung, diese objektive Geistigkeit des Kosmos – im abendländischen, christlichen Verständnis der Welt als Gedanken ihres Schöpfers eingesenkt – ist der Gegenstand naturwissenschaftlicher und technischer Erkenntnis; deshalb besteht auch kein rangmäßiger Unterschied zwischen Geistes- und Naturwissenschaft ebenso wie der Gegensatz von Kultur und Zivilisation, mit dem man uns in der Schule geplagt hat, ein für den deutschen Sprachraum typisches Scheinproblem darstellt (Magnus).

Persönliche Betroffenheit

Deshalb sind auch unmittelbare mitmenschliche Begegnung und objektivierender technischer Umgang, diese beiden Sinnstufen ärztlich-psychiatrischen Sorgens, wertmäßig gleichrangige, zeitlich ineinander verschränkte, intentional aufeinander bezogene Grundelemente helfenden Handelns. Ohne die persönliche Betroffenheit, ohne den individuellen Bezug zu dem begegnenden Subjekt bleibt jede Behandlungstechnik insuffizient; sie mag sich vielleicht Therapie nennen, liegt aber jedenfalls diesseits der Dimension, aus der das Hilfebedürfnis entspringt. Aber auch in der Grundfigur caritativen Handelns, der Gestalt des Barmherzigen Samariters, vollzieht sich Barmherzigkeit nicht nur im Angerufensein und Stehenbleiben, sondern im Reinigen und Verbinden der Wunde und dem Transport zur Herberge, konstituiert sich also Begegnung in der technischen und organisatorischen Fertigkeit. Auch Begegnungen zwischen Arzt und Patienten spielen sich nicht in einem quasi sterilen, durch Jahrhunderte unveränderten Raum ab, sondern im Medium einer veränderlichen technischen Welt. Behandlungstechniken naturwissenschaftlicher oder psychologischer Art können ihrem Wesen nach noch keine persönliche Begegnung sein, wohl aber ein Ermöglichungsgrund solcher Begegnung. Die Psychotherapie beispielsweise, vor allem in der Gestalt der Psychoanalyse, ist natürlich nicht gleichbedeutend mit der Einführung des Subjekts in die Medizin oder Psychiatrie, sondern ist zunächst nichts als eine therapeutische Technik, die mit ihrem Reden von Mechanismen, Apparaten und Energien anfänglich auf extrem naturwissenschaftlichen Denkmodellen beruhte. Aber trotz dieser reduktionistischen Tendenz hat die Anwendung dieser Methode Rückwirkungen auf die Art und Weise, wie sich zwei Menschen im Handeln und Behandeltwerden gegenseitig erfahren, sie bewirkt Änderungen der ärztlichen Haltung, die für die psychiatrische Therapie unentbehrlich geworden sind, Einstellungen, die zwar nicht unbedingt besser, aber eben anders sind als die Art der Beziehungen, die durch eine somatische Behandlung oder eine Verhaltenstherapie zustandekommen – Einstellungen, die jeweils andere Formen der Begegnung ermöglichen und die zwar allesamt nicht die Person des Kranken erfassen, aber sich hier von einer jeweils anderen Seite her nähern. Die begegnende Stufe mitmenschlichen Sorgens fordert, wenn sie sich als ärztliche Hilfe konstituieren will, technische Behandlungshilfen, aber jede Behandlungstechnik vermittelt Raum und Medium für verschiedene Formen personaler Begegnung, ohne deren Zustandekommen therapeutisches Handeln wiederum nicht ärztlich genannt werden kann.

Verantwortung

Wenn damit gerade auch der rationalisierenden Technik ein eigenständiger Wert in der Struktur ärztlichen und psychiatrischen Sorgens beigemessen wird, so könnte hierin eine Unterschätzung des Mißbrauchs liegen, dem die Technik und mit ihr die gesamte naturwissenschaftliche Medizin prinzipiell ausgesetzt sind. So hat ja auch v. Weizsäcker einmal gesagt, daß bei den Nürnberger Prozessen nicht nur die an der Euthanasie und den Menschenversuchen unmittelbar Beteiligten, sondern der Geist der naturwissenschaftlichen Medizin auf der Anklagebank gesessen habe. Aber dieses Versagen der Medizin gegenüber dem diktatorischen Einfluß staatlicher Mächte hat ebensowenig mit einer angeblich normativen Wertneutralität naturwissenschaftlicher Technik zu tun, wie etwa die im Namen des Rechts oder der Theologie im Laufe der Geschichte verübten Verbrechen auf eine fehlende Wertfundierung dieser Wissenschaftsbereiche zurückgeführt werden könnten (Dessauer). Diese Ereignisse zeigen nur, daß zu der Stufe der Begegnung und der Behandlungstechnik noch ein drittes Element hinzutreten und die beiden anderen Strukturelemente ärztlichen Handelns durchdringen muß, eine Sinnstufe, die man als ärztliche Verantwortung kennzeichnen könnte. Gemeint ist damit die Bezogenheit der Arzt-Patient-Beziehung auf eine gemeinsame geistige Wertordnung, aus der allein Sinn und Ziel des ärztlichen Handlungsauftrages hergeleitet werden kann. Es ist unschwer zu erkennen und bedarf hier keiner näheren Begründung, daß gerade diese Sinnstufe psychiatrischen Sorgens auch heute bedroht ist: Durch einen unreflektierten Handlungspositivismus von innen, durch gesellschaftliche Wertverschiebungen, Ideologien, Bürokratismen und Rechtsbestimmungen von außen. Diese Gefahren können nur abgewehrt werden, wenn sich der Psychiater nicht als Funktionär eines gesellschaftlich kontrollierten Subsystems Medizin vereinnehmen läßt und ärztliches Handeln von derartigen Einflüssen unabhängig bleibt. Dieser Autonomieanspruch seines Sorgens leitet sich nicht aus einer standesrechtlich begründbaren Sonderstellung des Arztes ab, die er bei der Vielzahl konkurrierender heilkundlicher Berufe ohnehin längst verloren hat, sondern umgekehrt legitimiert sich der besondere Charakter ärztlichen Handelns aus der autonomiebedürftigen Schutzwürdigkeit jener Seinswerte, für die der Arzt verantwortlich ist.

Wo aber liegt dieser ethisch normative Bezugsrahmen einer ärztlichen Werthaltung? Kann diese dritte Sinnstufe ärztlicher Sorge, die die beiden anderen Elemente der Begegnung und der therapeutischen Technik durchdringt und begründet, noch aus der geistigen Tradition des Christentums hergeleitet werden, wie es Viktor von Gebsattel geglaubt hat? Kann dieser Sinnbezug in der jahrtausendealten, vergessenen Heilkultur der Diätetik wiedergefunden werden, in der noch ein Zusammenhang zwischen den Werten einer gesundheitlichen Lebensführung und einer ganzheitlichen Ordnung der Salus privata und der Salus publica bestand (Schmidt)? Läßt sich aus einer solchen Perspektive eine Lebensordnungslehre und eine Praxis der Gesundheitsbildung zurückgewinnen, die den Nöten und der Sprache unserer Zeit entspricht? Könnte ärztliches Sorgen in eine vorsorgende Heilkunde einmünden, die sich – wie es Schipperges formuliert – nicht nur im Vorfeld von Krankheiten, sondern auch im Vorfeld von Präventionsmaßnahmen und Früherkennungsstrategien abspielt? Würde sich dann Sorgen und Vorsorgen über eine „restitutio ad integrum" hinaus auf eine „restitutio ad integritatem" richten, und unmittelbar dort verortet sein, „wo jeder Mensch es mit seinem eigenen Gesundsein und Krankwerden zu tun hat"?

In einer sich wandelnden, pluralistischen Welt ist die Antwort auf diese Fragen mühsamer geworden und es müssen neue Wege hierfür gefunden werden. Aber wie diese Antwort auch ausfällt: Wichtig ist, daß das Fragen nach der rechten Verantwortung als anthropologisches Fundament psychiatrischen Sorgens hinter dem Vordergrund menschlicher Begegnung und ärztlicher Technik bedacht, erforscht und erlebt wird.

Literatur

Degkwitz R, Hoffmann SO, Kindt H (1982) Psychisch krank. Einführung in die Psychiatrie für das klinische Studium. Urban & Schwarzenberg, München Wien Baltimore
Dessauer F (1956) Streit um die Technik. Frankfurt
Gebsattel V von (1944) Not und Hilfe. Alsatia-Verlag, Colmar
Jaspers K (1931) Die geistige Situation der Zeit. Berlin
Magnus K (1982) Neue Gedanken im Streit um die Technik. Mitteilungen der Technischen Universität München 1:9–14
Schipperges H (1978) Wege zu neuer Heilkunst. Haug, Heidelberg
Schmidt W (1982) Das Regimen sanitatis des Mittelalters. In: Tellenbach H (Hrsg) Psychiatrische Therapie heute. Enke, Stuttgart, S. 51–63

Psychische Erkrankungen im Kindes- und Jugendalter – Risikofaktoren und protektive Faktoren

H. Remschmidt

1 Einleitung

Kinder und Jugendliche machen in unserem Lande rund 25% der Gesamtbevölkerung aus. Über die Quote der psychischen Störungen und Erkrankungen in dieser Altersgruppe liegen unterschiedliche Erhebungen vor. Die Zahlen aus epidemiologischen Erhebungen schwanken, je nach Schärfe der Definition, zwischen 7 und 25%. Unter Zugrundelegung eines relativ engen Maßstabes kommt man für die Altersgruppe der 3–15jährigen auf eine Quote von 7–15%. Diese Zahlen gelten sowohl für entwickelte wie für Entwicklungsländer. In Tab. 1 sind die Ergebnisse verschiedener epidemiologischer Untersuchungen zur Häufigkeit psychischer Störungen und Erkrankungen bei Kindern und Jugendlichen wiedergegeben.

Für die Beurteilung einer psychiatrischen Erkrankung im Kindesalter ist das Entwicklungsstadium des Kindes bzw. des Jugendlichen von entscheidender Bedeutung. Die Symptomatik variiert stark in Abhängigkeit von Entwicklungsfaktoren, manche Erkrankungen, wie der frühkindliche Autismus, manifestieren sich ausschließlich im frühen Kindesalter und nicht später, andere, wie z.B. eine endogenphasische Psychose, können sich erst manifestieren, wenn ein entsprechender Entwicklungsstand und damit verbundene Möglichkeiten, die eigene Symptomatik auszudrücken, gegeben sind.

In Abb. 1 ist eine Übersicht über Reifung und Entwicklung verschiedener Funktionen im Kindes- und Jugendalter wiedergegeben.

Wenn man von Entwicklung spricht, so müssen auch die verschiedenen Einflüsse auf Entwicklungsvorgänge berücksichtigt werden. Über sie ist folgendes bekannt (Hinde 1980):

- Kinder sind von Geburt an verschieden, genetisch sowie aus Gründen der pränatalen Entwicklung.
- Alle Verhaltensweisen unterliegen multiplen Einflüssen.
- Die multiplen Einflüsse stehen in gegenseitiger Wechselwirkung.

Tabelle 1. Häufigkeit psychischer Störungen im Schulalter aufgrund verschiedener epidemiologischer Untersuchungen

Shepherd, Oppenheim u. Mitchell (England, 5–15 Jahre, 1961)	19%
Rutter u. Graham (England, 10 u. 11 Jahre, 1966)	7%
Thalmann (Bundesrepublik Deutschland, 7–10 Jahre, 1971)	20%
Steuber (Bundesrepublik Deutschland, 6–10 Jahre, 1973)	25%

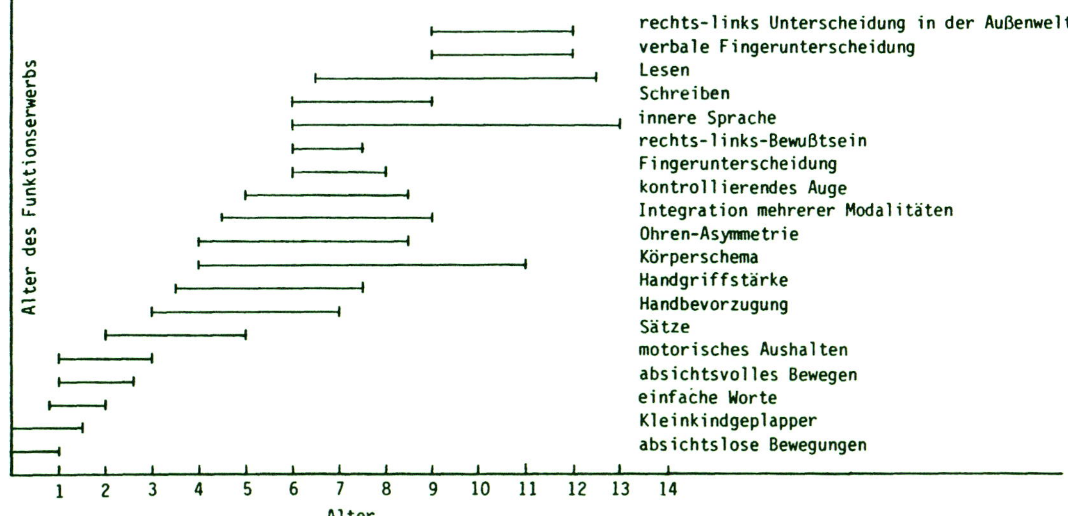

Abb. 1. Beispiel eines hierarchischen Entwicklungsmodells (nach Spreen: Neuropsychologische Störungen, in: Handb. Psychol., Bd. 8.1, Hogrefe, Göttingen-Toronto-Zürich 1977)

– Viele der bedeutsamen Einflußfaktoren beziehen sich auf familiäre Einflüsse.
– Alle Individuen und ihre Beziehungen ändern sich mit der Zeit, sowohl hinsichtlich ihrer Eigenarten als auch hinsichtlich ihrer Empfänglichkeit für „Einwirkungen".
– Alle Individuen und ihre Beziehungen unterliegen deutlichen externen Einflüssen.
– Einflüsse auf die Entwicklung können sehr unterschiedliche „Auswirkungen" haben und zwar aus folgenden Gründen:
Ihr Effekt kann mit anderen Faktoren kovariieren; Individuen reagieren nicht passiv, sondern selegieren Einflüsse oft aktiv. Viele Einflüsse haben keinen kontinuierlichen Einfluß, sondern wirken eher „altersspezifisch". Beziehungen haben selbstregulierende Eigenschaften. Dies trifft vor allem auf die Familie zu.

Diese knappe Aufzählung zeigt, wie schwierig und komplex unsere Thematik ist. Wir müssen uns ihr aber dennoch stellen.

2 Risikofaktoren

Wenn nun von Risikofaktoren die Rede sein soll, so bringt bereits die Definition oder Aufzählung solcher die Gefahr mit sich, *einzelne* Einflüsse für die Genese oder die Auslösung psychischer Störungen bei Kindern verantwortlich zu machen, obwohl stets von einer Wechselwirkung sehr verschiedener Faktoren ausgegangen werden muß. Obwohl diese Gefahr besteht, werden wir uns zunächst einzelnen Einflüssen zuwenden, um zuletzt ihre Wechselwirkungen zu betrachten.

2.1 Genetische Einflüsse

Es steht außer Frage, daß kindliches Erleben und Verhalten sowohl durch genetische Faktoren als auch durch Lernvorgänge und andere Umweltfaktoren beeinflußt wird.

Der Einfluß genetischer Faktoren auf die psychische Struktur sowie die Manifestationsbedingungen psychischer Erkrankungen wird immer wieder kontrovers diskutiert. Zahlreiche sorgfältige empirische Untersuchungen sprechen jedoch eindeutig dafür, daß genetische Einflüsse sowohl hinsichtlich der Intelligenz, der Persönlichkeitsstruktur als auch im Hinblick auf psychische Störungen eine wichtige Rolle spielen.

In der Praxis ist es aber sehr schwierig, genetische Einflüsse und Umwelteinflüsse voneinander abzugrenzen. Wir können aber davon ausgehen, daß bei vielen psychischen Störungen auch im Kindesalter Anlage- und Umweltfaktoren miteinander in Wechselwirkung stehen. Die genetische Disposition ist dabei nicht unabwendbares Schicksal, sondern bietet, nachdem man sie erkannt hat, gerade die Chance, diejenigen Einflüsse zu modifizieren, die sie zur Manifestation bringen können. Insofern ist es sehr wichtig, genetische und Umweltbedingungen im jeweiligen spezifischen Kontext zu psychischen Erkrankungen zu erforschen. Wir unterscheiden dabei monogene und polygene Einflüsse sowie Chromosomenanomalien. Da die monogenen Einflüsse sich hauptsächlich auf die Verursachung von Mißbildungssyndromen beziehen, von denen hier nicht die Rede sein soll, genügt es, wenn die polygenen Einflüsse hier besprochen werden. Auch auf die Chromosomenstörungen wollen wir hier nicht eingehen.

Sowohl die Intelligenz als auch die Persönlichkeit unterliegen auch genetischen Einflüssen. Viele Diskussionen hat die Frage auf sich gezogen, zu welchem *Anteil* die intellektuellen Fähigkeiten erblich bedingt sind. Hier spielt der Begriff der Heritabilität eine Rolle. Sie gibt an, zu welchem Prozentsatz der Gesamtvarianz ein Merkmal genetisch bedingt ist.

Allgemeingültige Aussagen sind diesbezüglich kaum zu erhalten, da das Ergebnis *auch* davon abhängt, wie stark ein Merkmal in der Bevölkerung variiert.

Was die Intelligenz betrifft, so hat sich gezeigt, daß die Heritabilität des Intelligenz-*Quotienten* größer ist als diejenige der erreichten Leistungshöhe (z. B. gemessen am Schulwissen). Dies bedeutet, daß die Intelligenz offenbar stärker genetisch, die Leistungshöhe stärker umweltabhängig ist.

Im Bereich der Persönlichkeit sind derartige Untersuchungen ungleich schwieriger. Immerhin läßt sich auch in diesem Bereich zeigen, daß bestimmte Persönlichkeitszüge bei eineiigen Zwillingen höher korrelieren als bei zweieiigen, wobei es offenbar je nach Persönlichkeitsmerkmal eine unterschiedlich starke genetische Determination gibt. So scheinen Merkmale wie Ängstlichkeit, motorische und soziale Aktivität relativ stark genetisch determiniert zu sein. Es sei auch darauf hingewiesen, daß Temperamentsunterschiede schon zwischen Neugeborenen vorhanden sind, d. h. bereits in diesem Alter gibt es recht erhebliche Unterschiede zwischen den Kindern. Dabei ist wissenswert, daß manche Persönlichkeits- und Temperamentseigenschaften lange Zeit stabil bleiben und für die Manifestation späterer psychischer Erkrankungen bedeutsam sind.

Im Hinblick auf psychische Störungen scheinen nach Shields (1954) polygene Einflüsse eher die Art der Störung zu bestimmen, Umweltbedingungen hingegen Schwere und Ausmaß. Das gilt z. B. für neurotische und emotionale Störungen im Kindesalter. Im Erwachsenenalter haben die Untersuchungen von Schepank (1974) den engen Zusammenhang zwischen genetischen und Umwelteinflüssen bei der Manifestation neurotischer Störungen bestätigt. Für Persönlichkeitsstörungen und Delinquenz hat sich ein genetischer Einfluß nachweisen lassen, wenngleich gerade diese Störungen in hohem Maße auch umweltabhängig sind.

Eine der gründlichsten Studien dieser Art ist diejenige von Schulsinger (1972). Dieser Autor verglich die biologischen Verwandten und die „Adoptiv-Verwandten" von 57 adoptierten Kindern mit einer Persönlichkeitsstörung und 57 unauffälligen adoptierten Kindern. Dabei zeigte sich, daß die Adoptierten mit auffälliger Persönlichkeit unter ihren biologischen Verwandten in 19% der Fälle psychische Störungen hatten, in 14,4% Störungen, die in den Bereich „psychopathischen Verhaltens" fielen und in 9,3% psychopathisches Verhalten der biologischen Väter. Bei den Verwandten aus den Adoptivfamilien betrugen diese Zahlen 13,7, 7,6 und 1,9%. Die entsprechenden Zahlen der Kontrollgruppe von adoptierten Kindern ohne psychische Auffälligkeiten entsprachen in etwa denen der „Adoptiv-Verwandten".

Genetische Einflüsse sind ferner bekannt bei der Dyslexie (Legasthenie) (Bakwin, 1973). In der Studie dieses Autors betrug die Konkordanz bei eineiigen Zwillingen hinsichtlich der Legasthenie 91%, bei zweieiigen nur 45%. Ferner wurden genetische Einflüsse gesichert bei der Enuresis (familiäre Belastung in 60% der Fälle), beim Stottern sowie auch bei schizophrenen und affektiven Psychosen.

2.2 Entwicklungsfaktoren

In den letzten Jahren wurde die Bedeutung von Entwicklungsfaktoren für die Manifestation psychischer Störungen im Kindesalter eingehender untersucht. Dabei kommt auch der Entwicklung der funktionellen Hemisphärenasymmetrie eine wichtige Bedeutung zu.

Bei der überwiegenden Mehrzahl aller Menschen sind die Sprachfunktionen in der linken Hemisphäre „lokalisiert". Hierfür gibt es auch anatomische Hinweise. So ist das linke Planum temporale bereits vor der Geburt und beim Neugeborenen größer und differenzierter als das der rechten Hemisphäre. Die funktionelle Aufgabenteilung zwischen den beiden Hemisphären entwickelt sich aber erst mit zunehmendem Älterwerden des Kindes und ist um die Pubertät weitgehend fixiert. Dies hat eine wichtige Bedeutung für die „Umpolung" von Funktionen nach Verletzungen oder anderen schädigenden Prozessen. Je jünger das Kind ist, um so eher kann bei einer umschriebenen Schädigung eine Funktion (am wichtigsten wohl die Sprachfunktion) von der linken in die rechte Hemisphäre „transponiert" werden.

Der Entwicklungsverlauf dieser fortschreitenden Hemisphärenspezialisierung wurde in den letzten Jahren eingehend untersucht. Ich kann hier auf Einzelheiten nicht eingehen. Wir wissen aber, daß Störungen der Hemisphärenausreifung gerade bei den sogenannten „psychischen Entwicklungsstörungen" (Dyslexie, Rechenstörungen, Sprachentwicklungsstörungen, Störungen der motorischen Entwicklung) eine wichtige Rolle spielen.

Risikofaktoren im Bereiche der Entwicklung sind alle Behinderungen oder Verzögerungen der normalen Entwicklung, sei es durch biologische, sei es durch Umweltbedingungen.

2.3 Hirnfunktionsstörungen

Hirnfunktionsstörungen stellen zweifellos bedeutsame Risikofaktoren für die Manifestation psychischer Störungen und Erkrankungen im Kindes- und Jugendalter dar. Wenn man von *lokalisierten* Hirnschädigungen absieht, so ist der Zusammenhang jedoch weniger direkt als indirekt. Die Zusammenhänge zwischen Hirnfunktionsstörungen und psychischen Erkrankungen möchte ich anhand einiger Fragestellungen untersuchen:

1. Sind Kinder mit Hirnschädigungen bzw. Hirnfunktionsstörungen psychiatrisch häufiger auffällig?

Diese Frage läßt sich recht eindeutig mit „Ja" beantworten. Dabei ist zu berücksichtigen, daß die Quote der psychiatrischen Auffälligkeiten um so höher ist, je schwerwiegender die cerebrale Schädigung ist.

Sehr sorgfältige Untersuchungen von Rutter und Mitarbeitern im Rahmen der Isle-of-Wight-Studie, in der die gesamte Kinderpopulation der Insel sorgfältig kinder- und jugendpsychiatrisch untersucht wurde, haben gezeigt, daß in einer unausgelesenen Population die Rate kinderpsychiatrischer Auffälligkeiten bei rund 7% liegt, bei Kindern mit organischen Erkrankungen, die nicht das ZNS berühren, steigt sie auf 12% (s. Tab. 2).

Dieses Ergebnis wird durch zahlreiche andere Untersuchungen gestützt. Wir konnten in unserem eigenen Arbeitskreis nachweisen, daß verschiedene Gruppen von Kindern mit hirnorganischen Schädigungen vermehrt psychisch auffällig waren. Dabei ist bemerkenswert, daß bei Kindern und Jugendlichen mit Zustand nach Schädel-Hirn-Traumen nicht nur verschiedene kognitive Störungen (Wahrnehmungs-, Konzentrations- und Leistungsstörungen) und emotionale Störungen auftraten, sondern auch eine eingeschränkte Fähigkeit zur Adaptation und Habituation, die sich bis in den Bereich der vegetativen Funktionen nachweisen ließ.

In einer weiteren Untersuchung (zusammen mit Schneider) konnten wir zeigen, daß Kinder mit einer sorgfältig diagnostizierten minimalen cerebralen Dysfunktion, verglichen mit gleich intelligenten gesunden Kindern, die nach sozialer Schichtzugehörigkeit parallelisiert waren, Einschränkungen hinsichtlich sozialer Wahrnehmungen sowie ihres Sozialverhaltens generell aufwiesen. Dabei ließ sich zeigen, daß diese Kinder (trotz gleicher Intelligenz mit den gesunden) nur sehr insuffizient in der Lage waren, Kategorisierungen unbestimmter Sachverhalte vorzunehmen. In psychologischer Terminologie heißt das, sie waren nicht in der Lage, stabile Invarianzen zu bilden. Wenn das einem Kind mit fortschreitender Entwicklung nicht ge-

Tabelle 2. Zusammenhang zwischen Hirnfunktionsstörung bzw. Hirnschädigung und der Häufigkeit (%) psychopathologischer Auffälligkeiten (n. Rutter 1977; Shaffer et al. 1975)

Gesunde Kinder	7%
Kinder mit körperlichen Erkrankungen ohne Beteiligung des Gehirns	12%
Kinder mit Epilepsie oder einer strukturellen Hirnschädigung	35%
Kinder mit gesicherten lokalisierten Hirnverletzungen	62%
Kinder mit lokalisierten Hirnverletzungen und Frühepilepsie	67%
Kinder mit lokalisierten Hirnverletzungen und Spätepilepsie	83%

lingt, so wird es unsicher in der Wahrnehmung und Einordnung seiner Umwelt, und zwar insbesondere in komplexen Situationen. Soziale Situationen sind aber stets komplexe Situationen. Insofern führt hier eine direkte Linie von der Hirnfunktionsstörung zum gestörten Sozialverhalten (Schneider und Remschmidt 1977).

2. Lassen sich bei Kindern mit psychiatrischen Erkrankungen gehäuft
Hirnschädigungen bzw. Hirnfunktionsstörungen feststellen?

Diese Frage ist die Umkehrung der zuerst genannten Problematik. Auch diese Frage läßt sich mit „Ja" beantworten, d.h., wir finden bei kinderpsychiatrischen Erkrankungen durchaus häufiger als in einer unselektierten Population Hirnfunktionsstörungen. Allerdings variiert die Quote an Hirnfunktionsstörungen sehr stark mit der Art der Erkrankung. So findet man z.B. beim frühkindlichen Autismus Raten von 50–60%, während die Prozentsätze bei der kindlichen Schizophrenie und bei neurotischen Störungen wesentlich geringer sind.

3. Gibt es einen Zusammenhang zwischen speziellen psychischen Störungen und
Schädigungen bzw. Funktionsstörungen umschriebener Hirnregionen?

Diese Frage läßt sich mit „Ja und Nein" beantworten. Mit „Ja" insofern, als umschriebene Hirnschädigungen zu recht eindeutigen psychischen Funktionsausfällen führen können, die wir als neuropsychologische Störungen bezeichnen (z.B. Aphasien oder Apraxien). Handelt es sich hingegen um *diffuse* Hirnfunktionsstörungen, so lassen sich klare Zuordnungen zwischen Lokalisation der Störung und Art der psychopathologischen Ausfälle nicht herstellen. Vielmehr scheint es so zu sein, daß eine diffuse Hirnschädigung (z.B. Sauerstoffmangel während der Geburt) ein Kind *vulnerabler* macht für schädigende Umwelteinflüsse jeder Art. Dies führt zur Beantwortung der vierten Frage:

4. Ist ein Zusammenhang zwischen Hirnschädigung und psychischer Erkrankung
direkt oder indirekt erklärbar?

Wenn man von den neuropsychologischen Störungen (z. B. Aphasien oder Apraxien) absieht, so spricht unser derzeitiges Wissen dafür, daß der Zusammenhang zwischen diffuser Hirnschädigung und psychiatrischer Auffälligkeit eher *indirekt* ist. Gehen wir von sorgfältig untersuchten Patienten aus, so steht der Hirnschädigung bzw. Hirnfunktionsstörung auf der einen Seite ein definiertes psychiatrisches Krankheitsbild auf der anderen Seite gegenüber. Zwischen beiden fehlt jedoch ein direktes Verbindungsglied. Wenn das so ist, so müssen wir aber nach den *Mechanismen* fragen, die geeignet sind, eine Verbindung zwischen beiden Phänomenen herzustellen. Das führt zur fünften Frage:

5. Welche Mechanismen sind i. S. eines indirekten Zusammenhanges zwischen
Hirnschädigung und kinderpsychiatrischen Erkrankungen denkbar?

Diese Frage wurde mehrfach sorgfältig untersucht. Nach Cantwell und Tarjan (1979) müssen wir dabei an eine Reihe von Faktoren denken. Sie sind in Tab. 3 wiedergegeben.

Auf alle diese Faktoren kann nicht in extenso eingegangen werden. Einige wenige Bemerkungen sollen genügen: Eine strikte Zuordnung zwischen Ätiologie einer Hirnschädigung und ihren psychopathologischen Auswirkungen hat sich im großen

Tabelle 3. Einflußfaktoren zum Zusammenhang von
Hirnschädigung und kinderpsychiatrischer Erkrankung

Ätiologie
Lokalisation der Läsion
Ausmaß der Hirnschädigung
Alter bei Schädigungseintritt
Vorhandensein einer Intelligenzminderung
Vorhandensein neurophysiologischer Veränderungen
Geschlecht

und ganzen als nicht zutreffend erwiesen. Es gibt natürlich gewisse Ausnahmen.
Hinzuweisen wäre z.B. auf die epidemische Encephalitis und ihre psychopathologischen Auswirkungen. Die These von der pathoklitischen Spezifität kann vorerst
nicht positiv beantwortet werden.

Der Sitz der Schädigung spielt natürlich eine Rolle, vor allem, wenn es sich um
einseitige oder ausgeprägte Hirnläsionen handelt. Auf die funktionelle Hemisphärenasymmetrie wurde bereits hingewiesen. Natürlich spielt auch das Ausmaß
der Schädigung eine Rolle, was bei Kindern mit hirntraumatischen Läsionen sehr
gut beobachtbar ist. Der Zusammenhang zwischen Hirnfunktionsstörung und intellektueller Beeinträchtigung ist vielfach nachgewiesen, so daß ich auf ihn nicht näher
eingehen muß. Aber auch Vorschädigungen des Gehirns sind nicht selten wesentliche Voraussetzung für die gravierenden Auswirkungen einer *zweiten* Schädigung. So
muß man bei Kindern, die ein Schädel-Hirn-Trauma erleiden, damit rechnen, daß
bis zu 33% dieser Kinder bereits vor dem Hirntrauma eine cerebrale Vorschädigung
aufweisen, die wiederum mitverursachend für das zweite Schädel-Hirn-Trauma war.

Während allgemein feststeht, daß Jungen vor der Pubertät häufiger an psychischen Auffälligkeiten leiden als Mädchen (Relation 3 : 1 bzw. 3 : 2), die Zugehörigkeit zum weiblichen Geschlecht also ein protektiver Faktor ist, trifft dies für Hirnschädigungen nicht zu. D.h., diffuse und ausgeprägte Hirnschädigungen führen bei
Jungen und Mädchen in einem gleich hohen Prozentsatz zu psychiatrischen Auffälligkeiten.

Die zuletzt angeführten Umgebungseinflüsse, insbesondere die familiären Faktoren, geben mir Gelegenheit zum Übergang auf Risikofaktoren aus dem psychosozialen und biographischen Bereich.

2.4 Psychosoziale und biographische Risikofaktoren

Vielfältige Untersuchungen existieren über den Einfluß psychosozialer und biographischer Belastungsfaktoren auf die Manifestation psychischer Störungen und Erkrankungen. Der Einfluß ungünstiger familiärer und sozialer Bedingungen ist hinsichtlich der Manifestation einer Vielzahl psychischer Störungen im Kindes- und Jugendalter bedeutsam.

Zu ihnen gehören: Dissozialität und Delinquenz, Persönlichkeitsstörungen,
emotionale Störungen (insbesondere Depression, Deprivation, Lern- und Leistungs-

Tabelle 4. Die wichtigsten Verlust- und Trennungserlebnisse im Kindesalter. Frühe Verluste = Vorschulalter bis zum 11. Lebensjahr; Rezente Verluste = in den letzten 2 Jahren

- Tod eines Elternteils (durch Unfall, körperl. Erkrankung, Suizid, Mord)
- Trennung von einem Elternteil (durch Scheidung, Krankheit, Heimunterbringung)
- Persönlichkeitsverändernde Erkrankung eines Elternteils (z. B. schizophrene Psychose, schweres hirnorgan. Psychosyndrom)
- Deprivation und Vernachlässigung

störungen, neurotische Störungen). Sie spielen auch bei Psychosen eine nicht geringe Rolle.

Der Einfluß psychosozialer und biographischer Faktoren soll an 2 Beispielen untersucht werden: am Beispiel der Entwicklung delinquenten und dissozialen Verhaltens und am Beispiel der Manifestation von Depressionen.

Nachgewiesene Risikofaktoren für die Entwicklung delinquenten Verhaltens bei Kindern und Jugendlichen sind: ungünstige Sozialisationsbedingungen, Streit und Auseinandersetzungen zwischen den Eltern, psychische Erkrankungen, Alkoholismus oder Delinquenz eines Elternteils, frühzeitige Institutionalisierung usw. Wir sind in einer eigenen Untersuchung zur Kinderdelinquenz (Remschmidt et al. 1983) zu recht ähnlichen Ergebnissen gekommen. Folgende Einflüsse waren für die Entwicklung delinquenten Verhaltens nach dem 14. Lj. von großer Bedeutung: Institutionalisierung vor dem 6. Lj., Rückstellung von der Einschulung, bemerkenswerte Schulschwierigkeiten, inkomplette Familie und Alkoholismus oder psychiatrische Erkrankung eines Elternteils.

Unter den biographischen Faktoren ist die Bedeutung von Verlust- und Trennungserlebnissen näher untersucht worden. In Tab. 4 sind die wichtigsten dieser Trennungserlebnisse im Kindesalter wiedergegeben.

Sie haben vor allem für die Manifestation depressiver Erkrankungen eine große Bedeutung. Dabei ist aber nicht das Trennungserlebnis als solches ausschließlich maßgebend, sondern zugleich auch jene Einflüsse, die im Gefolge des Verlust- und Trennungserlebnisses von Bedeutung waren.

George Brown et al. (1977) haben den Einfluß dieser Faktoren für die Manifestation von Depressionen im Erwachsenenalter näher untersucht. Sie kamen zu dem Ergebnis, daß auch die Qualität der Verlust- und Trennungserlebnisse von Bedeutung ist. Wenn man den Ergebnissen glauben darf (sie sind noch nicht reproduziert worden), so spielen Verlusterlebnisse durch Tod eher bei den psychotischen Depressionen des Erwachsenenalters eine Rolle, während andere Verlust- und Trennungserlebnisse (nicht durch Tod verursacht) eher bei den neurotischen Depressionen bedeutsam sind.

2.5 Wechselwirkungen

Bislang haben wir verschiedene Risikofaktoren *einzeln* analysiert. Es ist aber keine Frage, daß ihre Wirkung nur im Kontext und in der gegenseitigen Wechselwirkung denkbar ist. Wechselwirkungen sind natürlich nicht leicht untersuchbar. Es gibt aber gar keinen Zweifel, daß gerade derartige Wechselwirkungen die entscheidenden Einflüsse sind.

Im Kindesalter kommt zur Wechselwirkung der verschiedenen Faktoren noch die Dimension der *Entwicklung* hinzu.

Die Bedeutsamkeit dieser Vorgänge möchte ich an zwei Beispielen untersuchen:

Die *Entwicklung der Mutter-Kind-Beziehung* ist eines der faszinierendsten Phänomene. Wir wissen heute, daß dies von Anfang an ein dialogischer Prozeß ist, in dem Mutter und Kind wechselseitig aufeinander eingehen und das gegenseitige Verhalten schrittweise und kontinuierlich weiterentwickeln. Dabei ist jeder ein echter Partner, der auf den anderen, gemäß dessen Bedürfnissen, eingeht. Alles ist aufeinander abgestimmt. Wenn das Kind lallt, schweigt die Mutter. Tritt beim Kind eine Pause ein, so paßt sich die Mutter mit ihren Reaktionen an. Die Wortsequenzen der Mutter sind dem Verständnis des Kindes angepaßt. Es gibt einen genauen Zeitplan. Es ist nachgewiesen, daß z. B. vierjährige Kinder im Umgang mit zweijährigen die gleichen Regeln befolgen wie die Mutter.

Nun gibt es hierbei Störungen: Es kann das Kind nicht adäquat reagieren (das ist beim frühkindlichen Autismus der Fall), oder es kann auch die Mutter nicht in der Lage sein, entsprechend auf das Kind einzugehen (z. B. bei einer Depression oder einer Schizophrenie). Die Folge ist, daß sich der Dialog nicht entwickeln kann und daß entsprechende Störungen beim Kind entstehen. Auf diese Aspekte kann hier nicht näher eingegangen werden, jedoch ist gerade die Entwicklung dieses Dialogs in den letzten Jahren sehr detailliert untersucht worden.

Untersuchen wir nun im zweiten Beispiel einen anderen Bereich, der Erwachsenenpsychiater wie Kinderpsychiater gleichermaßen interessiert, nämlich die *Kinder psychotischer Eltern*, so kommen wir, ebenfalls unter dem Aspekt der Wechselwirkung und der Entwicklung, zu interessanten Einsichten.

Einen psychisch kranken Elternteil zu haben, ist ein ausgeprägter Risikofaktor für die Manifestation einer psychischen Erkrankung. Wir wissen, daß rund 10–15% der Kinder schizophrener und manisch-depressiver Eltern wiederum einschlägig erkranken, ein noch größerer Prozentsatz leidet an reaktiven oder neurotischen Störungen, die durch die Erkrankung eines Elternteils hervorgerufen werden. Dabei ist nun keineswegs nur die Gruppe der erkrankten Kinder und ihr Verlauf interessant, sondern vielleicht noch mehr diejenige, die nicht erkrankt. Gerade das Beispiel „Kinder psychotischer Eltern" zeigt, daß genetische Einflüsse und familiäre bzw. psychosoziale Einflüsse kaum voneinander zu trennen sind.

Wir haben in den letzten Jahren eine größere Stichprobe von Kindern endogen depressiver und schizophrener Eltern untersucht, und es sollen hier nur zwei kurze Ergebnisse dieser Untersuchungen vorgestellt werden. Nähere Ausführungen hierzu finden sich bei Remschmidt et al. (1973) und Remschmidt (1980). Das eine Ergebnis betrifft die Intelligenz, das andere das Identifikationsverhalten der Kinder.

Abbildung 2 zeigt die Intelligenzquotienten zweier Stichproben von Kindern endogen-depressiver und Kindern schizophrener Eltern. Angegeben ist jeweils die Art der Erkrankung und ob der Vater oder die Mutter erkrankt ist, ob das Kind ein Junge oder ein Mädchen war. Man sieht, daß sich die Intelligenzquotienten der verschiedenen Gruppen unterscheiden. Der Unterschied ist am deutlichsten zwischen den Kindern schizophrener Mütter und den Kindern depressiver Väter. Es sind aber noch andere Unterschiede auf dieser Abbildung zu sehen. Ich will die Frage offen-

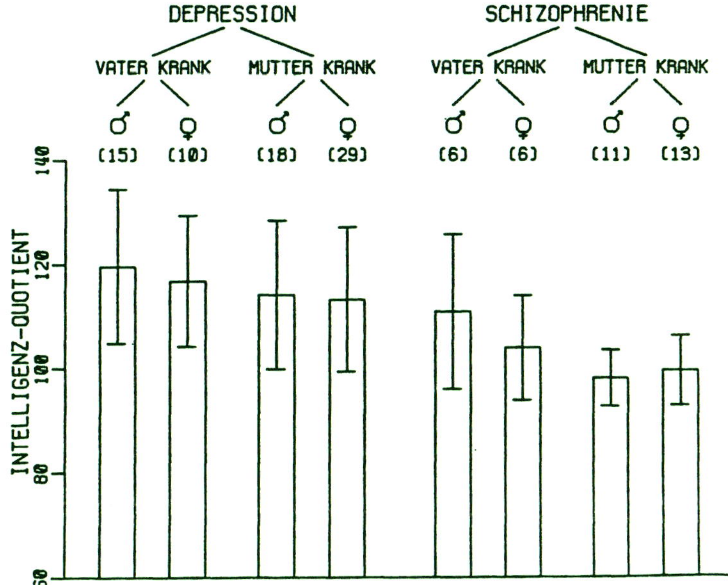

Abb. 2. Intelligenzquotienten einer Gruppe von Kindern endogen-depressiver Eltern (n = 74) und einer Gruppe von Kindern schizophrener Eltern (n = 36) im Hamburg-Wechsler-Intelligenz-Test nach Dahl (Wip)

lassen, ob diese Unterschiede mehr auf genetische Ursachen oder auf Einflüsse in der Familie zurückgehen. An ihrer Tatsache ist aber kein Zweifel.

Nun haben wir mit einer besonderen Methode auch bei den Kindern das Identifikationsverhalten untersucht; dabei sollten die Kinder nach Vorgabe bestimmter Eigenschaften Rangreihen bezüglich der eigenen Person, der Einschätzung des Vaters und der Einschätzung der Mutter legen. Diese Methode erlaubt es, Korrelationen herzustellen zwischen der Selbsteinschätzung und der Einschätzung des jeweiligen Elternteils, wobei unterschieden wurde nach zwei Bildern: so, wie der Vater oder die Mutter ist (reale Einschätzung) oder so, wie der Vater und die Mutter sein sollte (ideale Einschätzung). Die Ergebnisse sind in Abb. 3 wiedergegeben.

Wiederum zeigt sich, daß sich die Kinder der schizophrenen Mütter weniger mit ihren Eltern identifizieren konnten, und zwar sowohl mit dem Vater als auch mit der Mutter. Im Gegensatz dazu ist das bei den Kindern depressiver Väter wesentlich günstiger.

Die Auswirkungen dieser Erkrankungen auf die Kinder lassen sich also sowohl hinsichtlich der Intelligenz als auch hinsichtlich der intrafamiliären Beziehungen recht klar nachweisen. Nun konnten wir zeigen, daß aber neben diesen globalen Ergebnissen zahlreiche Varianten existieren. Die Auswirkung einer schizophrenen Erkrankung der Mutter war um so bedeutsamer, je weniger der andere Elternteil (hier der Vater) in der Lage war, die Funktion der Mutter zu übernehmen bzw. zu kompensieren. Wir sehen also auch hier das Wechselwirkungsproblem und die Bedeutung kompensatorischer Einflüsse.

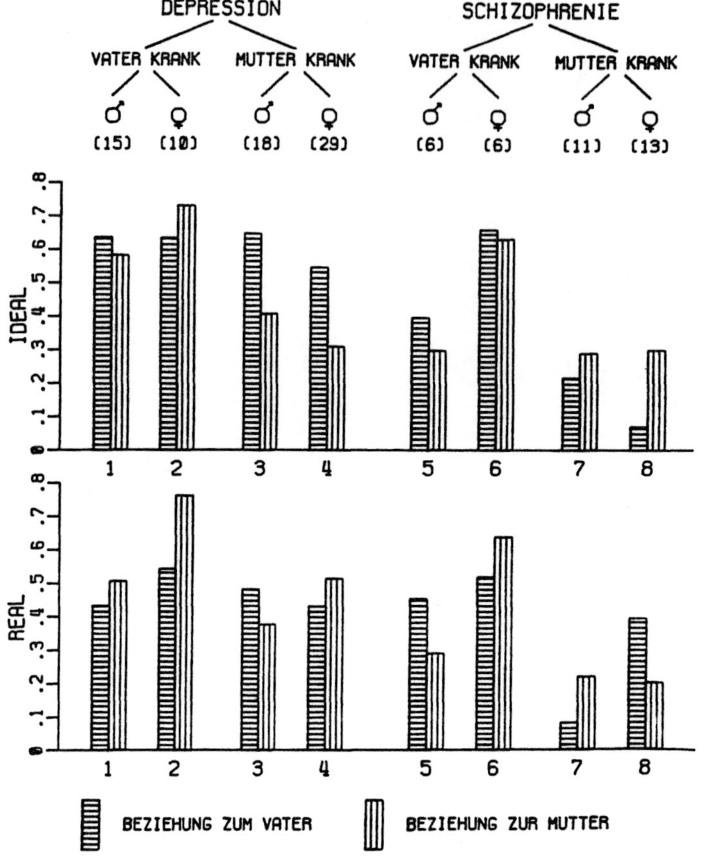

Abb. 3. „Identifikationsverhalten" einer Gruppe von Kindern endogen depressiver (n = 74) und einer Gruppe von Kindern schizophrener Eltern (n = 36). Angegeben sind die Korrelationen zwischen der Einschätzung der eigenen Person und der Einschätzung des Vaters bzw. der Mutter. Obere Hälfte: Korrelation zwischen eigener Einschätzung und „Ideal-Bild" der Eltern. Unterer Teil: Korrelation zwischen eigener Einschätzung und dem „Real-Bild" der Eltern

3 Protektive Faktoren

Bislang wurde von verschiedenen Einflüssen gesprochen, die als Ursache oder Auslöser psychischer Störungen im Kindesalter wirksam werden können. Es ist aber seit langem bekannt, daß gleiche Einflüsse bei unterschiedlichen Individuen zu unterschiedlichen Folgen führen können. Das bedeutet natürlich, daß es Faktoren geben muß, die das Auftreten psychischer Störungen partiell oder gänzlich verhindern können. Erstaunlich ist, daß diesen Einflüssen bislang wenig Aufmerksamkeit gewidmet wurde, obwohl aus ihrer detaillierten Kenntnis die besten Präventionsmaßnahmen abgeleitet werden könnten. Nach den Ergebnissen der bisher spärlichen Forschung lassen sich folgende protektive Einflüsse unterscheiden:

1. Geschlecht
Es ist bekannt, daß die meisten psychischen Störungen ein knabenwendiges Auftreten zeigen. Dementsprechend beträgt die Relation zwischen Jungen und Mädchen in kinder- und jugendpsychiatrischen Populationen stets 2 : 1 bzw. 3 : 1. Es ist noch nicht klar, aus welchen Gründen dies so ist. Es werden sowohl biologische als auch psychosoziale Einflüsse hierfür geltend gemacht.

2. Temperament
Kinder, die frühzeitig adaptives Verhalten zeigen, sind eher gefeit gegenüber ungünstigen und schädigenden Einflüssen. Die Temperamentseigenschaften sind vorwiegend konstitutionell verankert. Das Auftreten von bestimmten Verhaltensstörungen läßt sich durch manche Temperamentseigenschaften voraussagen (Rutter et al. 1964). So zeigen Säuglinge und Kleinkinder mit sehr irregulären frühen Verhaltensstörungen (Schlafstörungen, übermäßig leichte Irritation, unausgeglichene Stimmung und Unzufriedenheit) später häufig Verhaltensauffälligkeiten. Bei über 2/3 der Kinder mit diesen Merkmalen ist dies der Fall. In einer weiteren Studie haben Rutter und Mitarbeiter (1977) einen Temperamentsindex mit ungünstigen Eigenschaften zusammengestellt, mit dessen Hilfe später auftretende Verhaltensstörungen vorausgesagt werden können.

3. Fähigkeit zu Konfliktbewältigung
Es gibt Hinweise dafür, daß die Mechanismen der Auseinandersetzung mit Belastungssituationen bei verschiedenen Kindern unterschiedlich ausgebildet sind. Z. B. konnte festgestellt werden, daß Kinder, die (allerdings unter sonst günstigen Bedingungen) kurzen, jedoch unbelasteten Trennungserlebnissen ausgesetzt wurden, auch besser mit später eingetretenen (ungünstigen) Trennungserlebnissen fertig werden. Daraus läßt sich u. U. ableiten, daß man Kindern auch dazu verhelfen kann, Möglichkeiten der Auseinandersetzung auszubilden, die sie dann in die Lage versetzen, mit Belastungssituationen im Ernstfall besser fertig zu werden.

4. Gute Beziehungen zu mindestens einem Elternteil
Die Ergebnisse zahlreicher Studien weisen klar darauf hin, daß ungünstige, spannungsreiche und belastende Familienverhältnisse das Risiko für das Auftreten seelischer Störungen und Erkrankungen erheblich erhöhen. Umgekehrt konnte gezeigt werden, daß eine tragfähige und vertrauensvolle Beziehung zu einem Elternteil einen erheblichen protektiven Einfluß ausüben kann. Dies gilt wahrscheinlich auch für Beziehungen ähnlicher Art zu Personen, die nicht der engeren Familie angehören.

5. Erfolge und günstige Erfahrungen außerhalb des familiären Kreises (z. B. in der Schule) können sich ebenfalls begünstigend auf die Entwicklung des Kindes auswirken und in manchen Fällen die ungünstigen häuslichen Einflüsse neutralisieren. Leider sind derartige günstige Einflüsse jedoch selten.

6. Verbesserung der familiären Situation
Wenngleich das Risiko für das Auftreten einer psychischen Erkrankung im Kindesalter in gestörten Familien außerordentlich hoch ist, so läßt es sich andererseits rasch reduzieren, sofern es gelingt, die Familiensituation relativ schnell und grundlegend zu verändern. Diese Erfahrung spricht z. T. etwas gegen die These, wonach alles, was in den ersten Lebensjahren entsteht, irreversibel festgelegt ist.

Es muß darauf hingewiesen werden, daß die Forschung auf diesem Gebiet noch in den Anfängen steckt. Zum anderen sind aber die bisherigen Erkenntnisse noch keineswegs ausgeschöpft und haben noch nicht Eingang in Beratungspraxis und Prävention gefunden.

Aus diesen Risikofaktoren und protektiven Faktoren lassen sich durchaus präventive Maßnahmen ableiten: manche direkt, manche eher indirekt. Dabei liegt vieles auf der Hand, ist aber schwer umsetzbar. Unser Land gehört zu jenen mit der höchsten Kinder-Unfallquote. Ihre drastische Reduktion bedeutete zugleich eine Verringerung zahlreicher neurologischer *und* psychiatrischer Störungen. Die ernsthafte Bekämpfung des Alkoholismus würde die Quote psychischer Störungen bei Kindern drastisch reduzieren und die Rate der Kindesmißhandlungen halbieren. Eine frühzeitige Diagnostik der Legasthenie und ihre Behandlung wäre von hoher Präventivwirkung für sekundäre neurotische Fehlentwicklungen, und eine Frühadoption würde das Schicksal zahlreicher Kinder, die von Deprivation bedroht sind, zum Besseren wenden.

Es wäre an der Zeit, daß diese Maßnahmen, deren Wert erwiesen ist, auch in die Praxis umgesetzt werden.

Diese Arbeit ist Herrn Prof. Dr. Hans Jacob zum 75. Geburtstag gewidmet.

Literatur

Bakwin H (1973) Reading disability in twins. Dev Med Child Neurol 15:184–187
Brown G, Tirill H, Copeland JR (1977) Depression and loss. Brit J Psychiatry 130:1–18
Cantwell DP, Tarjan G (1979) Constitutional-organic factors in etiology. In: Noshpitz, JD (ed) Basic handbook of child psychiatry, vol 2. Basic Books Inc. Publishers, New York
Hinde RA (1980) Family influences. In: Rutter M (ed) Developmental psychiatry. Heimann Medical Books, London
Remschmidt H (Hrsg) (1980) Psychopathologie der Familie und kinderpsychiatrische Erkrankungen. Huber, Bern Stuttgart Wien
Remschmidt H, Strunk P, Methner Chr, Tegeler E (1973) Kinder endogen-depressiver Eltern – Untersuchungen zur Häufigkeit von Verhaltensstörungen und zur Persönlichkeitsstruktur. Fortschr Neurol Psychiat 41:328–340
Remschmidt H, Höner G, Walter R (1983) The late development of delinquent children. In: Schmidt MH, Remschmidt H (eds) Epidemiological approaches in child psychiatry II. Thieme, Stuttgart New York
Rutter M (1977) Individual differences. In: Rutter M, Hersov L (eds) Child psychiatry. Blackwell, Oxford London
Rutter M (1977) Brain damage syndromes in children: Concepts and findings. J Child Psychol Psychiatry 18:1–21
Rutter M, Graham P (1966) Proc Soc Med 59:382
Rutter M, Birch H, Thomas A, Chess S (1964) Temperamental characteristics and the later development of behaviour disorders. Br J Psychiatry 110:651–661
Schepank H (1974) Erb- und Umweltfaktoren bei Neurosen. Springer, Berlin Heidelberg New York
Schneider R, Remschmidt H (1977) Der Einfluß des Schädigungszeitpunkts auf Wahrnehmung, kognitive und soziale Entwicklung hirngeschädigter Kinder. Z Kinder-Jugendpsychiatr 5:317–354
Schulsinger F (1972) Psychopathy: heredity and environment. Int J Ment Health 1:190–206

Shaffer D, Chadwick O, Rutter M (1975) Psychiatric outcome of localized head injury in children. Ciba Foundation Symposium 34:191–213. Elsevier, Amsterdam
Shepherd M, Oppenheim AN, Mitchell S (1971) Child behaviour and mental health. Univ. of London Press, London
Shields J (1954) Personality differences and neurotic traits in normal twin schoolchildren. Eugenics Rev 45:213–246
Spreen D (1977) Neuropsychologische Störungen. In: Pongratz W (Hrsg) Handbuch Psychol. Bd. 8, 1. Hogrefe, Göttingen
Steuber H (1973) Prax Kinderpsychol Kinderpsychiatr 22:246–250
Thalmann H-Ch (1974) Verhaltensstörungen bei Kindern im Grundschulalter. Eine Untersuchung über die Verbreitung und die sozialen und emotionalen Hintergrundfaktoren. Klett, Stuttgart

Alter und Lebensphasenkonzept aus präventiv-psychiatrischer Sicht

S. Kanowski

> "By their attitudes and practices physicians influence their patient's beliefs about aging. Reassurance should be offered if the symptom is of little consequence, but never brush it aside as due to 'getting old'".
>
> (Leopold Bellak)

1 Primäre Prävention

Wenn unsere Zeit als eine Zeit revolutionärer Veränderungen zu bezeichnen ist, tragen die explosionsartige Zunahme der Weltbevölkerung insgesamt und die dramatischen Veränderungen in der Altersstruktur der Bevölkerung vieler Länder zu dieser Charakterisierung sicher mit bei. Die Veränderungen in der Altersstruktur sind in den entwickelten Ländern durch eine Zunahme der allgemeinen durchschnittlichen Lebenserwartung und die auch für die Zukunft noch zu erwartende weitere Zunahme des Anteils der Höchstaltrigen zu kennzeichnen.

Hiermit sind eine Reihe von gesellschaftlichen Problemen verknüpft, die noch längst nicht bewältigt sind. Sie reichen von sozialpsychologischen Generationskonflikten über Probleme der Arbeits- und Einkommensverteilung bis zur Konkurrenz um die gesundheitliche Versorgung unterschiedlicher Altersgruppen. Für die Gruppe der älteren Mitbürger sind Fragen der sozialen Rollenzuweisung, der Sicherung von Einkommen und Gesundheit und damit der eigenen Unabhängigkeit von zentraler Bedeutung.

Zahlreiche Untersuchungen zu den Bedingungen kognitiver Leistungsfähigkeit und der Lebenszufriedenheit im Alter haben gezeigt, daß Krankheit ein wesentlicher, wenn nicht sogar der wesentliche konstellative Faktor ist, der den individuellen Alternsprozeß negativ begrenzt und dem Alter generell negative Stigmata setzt. Dabei sind es in der Regel mehrere gleichzeitig bestehende chronische Krankheitsprozesse im Sinne der Multimorbidität, die das subjektive Lebensgefühl, Leistungsfähigkeit und Anpassungsfähigkeit des älteren Menschen mindern. Gleichzeitig besteht ein enger Zusammenhang zwischen körperlicher und seelischer Gesundheit (s. Abb. 1), der, wie die Untersuchungen der Arbeitsgruppe in Newcastle zeigten (Übersicht s. Roth 1971), besonders deutlich bei affektiven Störungen des höheren Lebensalters hervortritt. Bekannt ist seit langem aus klinischer Erfahrung die relativ häufige Verknüpfung cerebrovaskulärer Störungen mit depressiven Syndromen. Jedoch spielen auch extracerebrale Erkrankungen im Zusammenhang mit affektiven Erkrankungen im höheren Lebensalter eine wesentliche Rolle, ohne daß die pathogenetischen Mechanismen im einzelnen bisher klar verständlich sind (Roth 1971). Die Multimorbidität des älteren Menschen manifestiert sich am häufigsten am kardiovaskulären System, an den Atmungsorganen und am Bewegungsapparat. Ferner

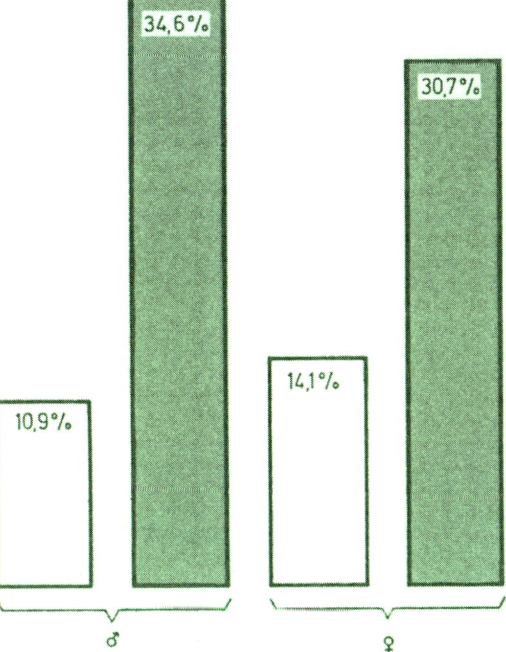

Abb. 1. Häufigkeit psychischer Störungen im höheren Lebensalter bei Männern und Frauen in gutem (☐) und schlechtem (▨) körperlichen Gesundheitszustand. (Nach Bellin u. Hardt, 1958). Aus: Lauter, H.: Organisch bedingte Alterspsychosen. In: Psychiatrie der Gegenwart. Kisker KP, Meyer J-E, Müller M, Strömgren E (eds), pp 1103–1142, Springer-Verlag, Berlin Heidelberg New York 1972

spielt der Diabetes mellitus eine wichtige Rolle. Chronische kardiovaskuläre und pulmonale Erkrankungen ebenso wie der Diabetes mellitus können den cerebralen Metabolismus selbstverständlich beeinträchtigen und damit einen direkten pathogenetischen Zusammenhang zwischen extracerebraler körperlicher und psychischer Erkrankung plausibel machen. Erkrankungen des Bewegungsapparates mit der Folge chronischer Schmerzen und Mobilitätsbehinderung lösen wahrscheinlich eher psychoreaktive-psychosomatische Mechanismen aus.

Aus all dem folgt, daß primäre und sekundäre Prävention körperlicher Erkrankungen in der ersten Lebenshälfte gleichzeitig primäre Prävention psychischer Erkrankungen im höheren Lebensalter ist oder anders ausgedrückt: Je besser der körperliche Gesundheitszustand ist, um so geringer die Erwartungswahrscheinlichkeit, im Alter psychisch krank zu werden. Damit wird optimale körperliche Gesundheitsvorsorge und rechtzeitige optimale Behandlung zur Chronizität neigender Erkrankungen, vor allem des Herz-Kreislauf- und Atemwegssystems zu einem wesentlichen Bestandteil psychiatrischer Primärprävention aus gerontopsychiatrischer Sicht.

Es kann an dieser Stelle verständlicherweise weder auf die Problematik einer möglichst früh im Leben einsetzenden Gesundheitserziehung und -beratung mit dem Ziel der Eliminierung somato-pathogener Risikofaktoren, z.B. im Hinblick auf Arteriosklerose und Hypertonie noch auf jene der Früherkennung spezieller körperlicher Erkrankungen eingegangen werden. Immerhin bietet hier die Weiterentwicklung arbeitsmedizinischer und betriebsärztlicher Einrichtungen konkrete Ansätze zur allgemeinen Gesundheitsberatung und Vermeidung von Berufserkrankungen.

Obwohl für die artspezifische Begrenzung der maximalen Lebensspanne ebenso wie auch für die durchschnittliche individuelle Lebenszeit genetische Faktoren von

Bedeutung sind, ist über deren Realisierung nichts bekannt. Die Begrenzung der individuellen Lebenserwartung könnte z. B. über genetische Prädispositionen zu bestimmten Erkrankungen im Alter vermittelt werden. Jedoch ist auch dies eine weitgehend hypothetische Annahme.

Faßt man die von Zerbin-Rüdin (1972) in ihrem Handbuchbeitrag zusammengestellten Ergebnisse über genetische Einflüsse bei psychischen Erkrankungen des höheren Lebensalters zusammen, so kommt man zu der aus klinischer Sicht längst bekannten Erfahrung, daß hier Umwelteinflüsse selbst bei Demenzen, späten Schizophrenien und Depressionen die Bedeutung genetischer Faktoren eher überwiegen. So wird selbst bei nachweisbarer genetischer Belastung die Tatsache der späten Manifestation des Leidens als Ausdruck geringer genetischer Penetranz und überwiegenden Stellenwertes alterstypischer Belastungssituationen angesehen.

Genetische Beratung als Mittel der Prävention von exogenen und endogenen Psychosen im Alter scheint also eher einen noch geringeren Stellenwert zu besitzen als im Zusammenhang mit der Prävention von Psychosen im jüngeren Lebensalter.

Zu der eben zitierten klinischen Erfahrung des Stellenwertes von Umwelteinflüssen für die Manifestation psychischer Erkrankungen im Alter paßt, daß eine Fülle gerontologischer Querschnitt- und Längsschnittstudien zur Frage psychosozialer Bedingungen erfolgreichen und zufriedenen Alterns vorliegen. Das Interesse reicht hierbei von der individualpsychologischen bis zur soziokulturellen und historisch-vergleichenden Perspektive, von denen zwei unterschiedliche im Lichte der primären Prävention im Folgenden kurz diskutiert werden sollen: die Bedeutung von Altersstereotypen und das Lebensphasenkonzept.

Wie ein Mensch alt wird, hängt nicht zum geringen Teil von zwei polaren und doch miteinander verknüpften Erwartungshaltungen ab: den eigenen Ängsten und Hoffnungen dem Altern gegenüber (Autostereotyp) und den normativen Erwartungen und Forderungen, deren Erfüllung die Gesellschaft vom Alternden verlangt (Heterostereotyp). Das Alternsautostereotyp entstammt zum großen Teil introjezierten Heterostereotypen und früh erworbenen Erfahrungen mit alten Menschen. Es ist einleuchtend, daß stark negativ getönte Altersstereotype – und sie sind in unserer Gesellschaft die vorherrschenden – den Alternsprozeß kritisch, ja krisenhaft z. B. im Sinne der self fulfilling prophecy gestalten können. Ängstlich-depressiv-hypochondrische Erwartung dem eigenen Alter gegenüber, die sich bis zur Gerontophobie steigern kann und die klischeehafte Zuschreibung von Leistungsverlust, Hilflosigkeit und sozialer Nutzlosigkeit seitens der Gesellschaft, Attribute, die die Alten als lästig, überflüssig, im Extrem sogar hassenswert erscheinen lassen können, vermögen in gegenseitiger Wechselwirkung Altwerden schließlich zu einer Horrorphase des Lebens zu verzerren, deren einzige Hoffnung der Tod ist. Der Abbau unangemessener Auto- und Heterostereotype über das Altwerden, so wird sichtbar, hat auf diese Weise unmittelbar psychohygienische Konsequenzen im Sinne der Primärprävention. Spätestens in der Schulzeit beginnender Informations- und Bildungsprozeß mit dem Ziel ein realitätsgerechtes Bild vom Alternsprozeß zu vermitteln, ist hierfür eine ebenso wichtige Voraussetzung wie die positive Akzeptanz der Alten in Familie und Gesellschaft. Die alten Menschen selbst haben hier eine wichtige Vorbildfunktion. Nicht weniger bedeutsam ist der Einfluß der Ärzte als peer group. Leider zeichnen sie sich, wie Untersuchungen ergeben haben, durch besonders negative Vorstellungen über das Altern aus und tragen damit keineswegs zur primären Prävention psychischer Erkrankungen bei sich selbst, ihren Patienten und der Gesellschaft bei. In diesem Zusammenhang sei noch einmal an das diesem Beitrag vorangestellte Zitat von Bellak erinnert.

Kindheit und Alter – Ontogenese und Involution – haben als besonders kritische und markante Lebensphasen zuerst das spezielle Interesse medizinischer und psychologischer Forschung wachgerufen. Von diesem Anfangs- und Endpunkt der Individualentwicklung ausgehend, hat sich in den Sechzigerjahren eine ganzheitliche Betrachtung des menschlichen Lebenszyklus etabliert, die international als „lifespan developmental psychology" firmiert. Sie läßt sich so definieren: „Human lifespan developmental psychology is concerned with the description and explication of ontogenetic (age-related) behavioral change from birth to dead". Sie wird getragen von einem „... increased interest in age-related behavior associated with all segments of the age span" (Baltes et al. 1970). Damit rückt die Kontinuität lebenslangen Gestaltwandels, die M. Bürger schon lange vorher für das biologische Geschehen mit dem Begriff der Biomorphose charakterisiert hat, auch in das Zentrum psychologischer und soziologischer Forschung, so daß man den Bürgerschen Begriff durch das Begriffspaar Psychomorphose und Soziomorphose ergänzen sollte. Das Altern verliert damit seine schreckerregende Sonderposition und wird Teil eines kontinuierlichen Geschehens. Damit verblaßt auch die Bedeutung der Frage, ab wann man eigentlich alt ist.

Die Lebensspannen-Psychologie führt von einem eher statischen, an Jahresgrenzen gebundenen Lebensphasenkonzept zu einer stärker dynamisch orientierten Betrachtungsweise. Sie sucht nach phasentypischen, für das Individuum wichtigen Rollenveränderungen (role transition), hiermit verknüpften psychischen Reaktionsmustern und fragt nach der „Rechtzeitigkeit" eingetretener Veränderungen. „Rechtzeitigkeit" hat hierbei eine individualspezifische und sozialnormative Dimension. B. Neugarten (1979) hat darauf hingewiesen, wie bedeutsam es für ein Individuum ist, „on time" oder „off time" zu sein. Sie hat außerdem an verschiedenen Beispielen deutlich gemacht, welche dramatischen Veränderungen sich in der modernen Gesellschaft hinsichtlich der „Rechtzeitigkeit" bestimmter Rollenübergänge ergeben haben. Sie können für den einzelnen so verwirrend sein, daß es ihm schwer oder unmöglich wird, seine „Ich-Identität" im Sinne Eriksons (1959) aufrecht zu erhalten.

Aus der Sicht der Gerontologie und Gerontopsychiatrie muß nun „das Alter" als eine hochdynamische Lebensphase betrachtet werden, die erhebliche individuelle Anpassungsleistungen zu einem Zeitpunkt fordert, zu dem Flexibilität und Anpassungsfähigkeit aus sehr verschiedenen Gründen eher geringer ausgeprägt sind. Damit wird das Alter zu einer krisengefährdeten Lebensphase, ähnlich der Pubertät, beladen mit den Problemen der „Rechtzeitigkeit" von Rollenveränderungen, respektive -übergängen und der Aufrechterhaltung der „Ich-Identität" im Sinne eines neu zu erzielenden inneren Gleichgewichtes.

Folgende, für die zweite Lebenshälfte typische krisenbergende Konfliktfelder lassen sich benennen, wobei die Reihenfolge ungefähr der Folge ihrer zeitlichen Manifestation entspricht, breite Überlappungen selbstverständlich eingeschlossen:

1. Aus-dem-Haus-gehen der Kinder, 2. Berufsaufgabe, 3. Minderung der finanziellen Lebensbasis, 4. Späte Partnerprobleme, 5. Krankheit, 6. Partnerverlust, 7. Isolation.

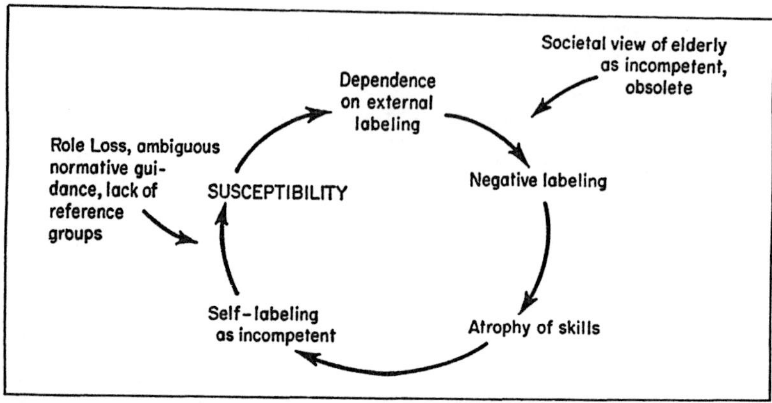

Abb. 2. Bedingungen des „social breakdown syndromes" im Alter. Aus: Kuypers and Bengtson (1973)

Die meisten der Patienten der Berliner Abteilung für Gerontopsychiatrie lassen sich zwanglos einem oder mehreren dieser Konfliktfelder zuordnen, d.h. sie besitzen potentiell pathogenetische Bedeutung und können ein „malignes" social breakdown syndrom im Sinne von Kuypers und Bengston (1973) auslösen (s. Abb. 2).

Primär präventive Bemühungen müssen daher versuchen, diese Konfliktfelder zu entschärfen und für Risikopopulationen rechtzeitig Beratungs- und Hilfsmöglichkeiten bereitstellen.

Eine wichtige und wenigstens partiell erfolgreiche, von der Gerontologie entwikkelte Interventionsstrategie, stellen die in der Bundesrepublik Deutschland noch wenig praktizierten Vorbereitungskurse auf das Altern dar, die am effektivsten in der Zeit vor der Berentung/Pensionierung angeboten werden können. Mindestens ebenso wichtig wäre aber wohl eine wirksame „Gerontologisierung" aller in Medizinal- und Sozialwesen Tätigen.

Abgesehen von diesen Ansätzen ist das „Auffinden" und „Ansprechen" von „high risk"-Individuen im Alter ein schwierig zu lösendes Problem, wie sich leicht am Beispiel der „Isolierten" deutlich machen läßt. Vielleicht ist hierin auch die Erklärung dafür zu suchen, daß alle von den Kommunen vorgelegten Seniorenpläne in dieser Hinsicht jeden Ansatz vermissen lassen. Ihnen ist der Vorwurf zu machen, daß sie sich z.T. mit großem Aufwand überwiegend an diejenigen wenden, die Hilfe und Aktivierung gar nicht nötig haben.

2 Sekundäre Prävention

In gleichem Maße schwierig ist allerdings auch Frühdiagnostik und -behandlung in der Geriatrie zu verwirklichen. Zahlreiche Untersuchungen, vor allem aus England, haben gezeigt, daß ein großer Teil dringend der Behandlung und Hilfe bedürftiger älterer Patienten zu lange unbekannt und „unentdeckt" bleibt, so daß therapeutische Angebote oft zu spät kommen. Diese Tatsache wirft gleichermaßen die Frage nach dem Gesundheitsverhalten der Älteren, dem „Service"-Verhalten medizinischer Dienste und dem „Gleichgültigkeits"- Verhalten der Gemeinschaft gegenüber älteren kranken Menschen auf.

Besondere Risikogruppen im Hinblick auf behandlungsbedürftige psychische Störungen sind:

1. Patienten mit chronisch-körperlichen Erkrankungen einschließlich gravierender Hör- und Sehstörungen,
2. Patienten mit schweren akuten körperlichen Erkrankungen, die zu einer Klinikaufnahme führen,
3. beide Gruppen, wenn sie aus klinischer Behandlung entlassen werden,
4. Patienten mit früheren psychischen Erkrankungen.

Das häufigste Manifestationsrisiko der genannten Patienten sind depressive Syndrome und verbunden damit das besondere Risiko erhöhter Suizidgefahr im Alter.

Da, wie aus vielen Untersuchungen hervorgeht, psychisch kranke ältere Menschen generell, und depressive, suizidgefährdete im besonderen nur in geringer Zahl primär mit ambulanten psychiatrischen Versorgungseinrichtungen in Berührung kommen, ruht die Verantwortung für Frühdiagnostik und -therapie weitgehend auf den Schultern von praktischen Ärzten, Internisten und anderen nicht psychiatrischen Fachkollegen. Barraclough (1971) konnte das besonders eindringlich am Beispiel der Suizide zeigen. Ein großer Teil älterer Patienten, die sich suizidiert hatten, hatte kurz zuvor ihren praktischen Arzt aufgesucht. Jedoch wurde gerade bei älteren Patienten von diesen die Suizidalität nicht erkannt und sehr viel seltener eine Überweisung zur psychiatrischen Mitbehandlung eingeleitet als bei jüngeren. Dies bewertet der Autor als besonders bedauerlich, weil es sich häufig um depressive Ersterkrankungen mit günstiger Prognose und Behandlungsaussicht handelte, antidepressive Behandlung jedoch unterblieb.

Ähnlich bedeutsam ist sicherlich die Früherkennung und -behandlung beginnender hirnorganischer Erkrankungen, auch im Zusammenhang mit o.g. Risikogruppen. Rechtzeitige Behandlung vermag auch hier die Progredienz bedingt zu verhindern und die Stabilisierung der Patienten in ambulanter Betreuung über längere Zeit zu fördern, wenn alle verfügbaren psychosozialen Hilfen mobilisiert werden können. Hierzu gehört ganz unbedingt neben der medikamentösen Behandlung die psychotherapeutische Führung des Patienten selbst und die Beratung von Angehörigen und Betreuungspersonen. Abgesehen von der zuvörderst wichtigen humanen Notwendigkeit eines solchen Therapieeinsatzes, ist bei der Abwägung von Aufwand und Nutzen die Hinausschiebung eventuell notwendig werdender und heute so kostspieliger Betreuung in Pflegeheimen für diese Patientengruppe zu bedenken. Solche Überlegungen sind selbst bei der kritischen Bewertung des Nutzens von Nootropika zu berücksichtigen (Coper und Kanowski 1983).

Wichtige Voraussetzungen für eine wirksamere sekundäre Prävention psychischer Alterserkrankungen sind demnach verbesserte geriatrische und gerontopsychiatrische Aus- und Weiterbildung der Ärzte und anderer medizinischer Berufe und Intensivierung der gerontopsychiatrisch-konsiliarischen Versorgung auf gemeindenaher Ebene und unter Einbeziehung für ältere Menschen bedeutsamer Dienste wie z.B. der Sozialämter und der Einrichtungen der offenen Altenhilfe frei gemeinnütziger und staatlicher Trägerschaft.

3 Tertiäre Prävention

Rehabilitation in der Gerontopsychiatrie verfolgt in der Regel nicht das Ziel der beruflichen Wiedereingliederung, obwohl häufig genug die Vermittlung einer sinnvollen Tätigkeit auch für den älteren Menschen zu einem wichtigen Mittel der Rückgewinnung von Ich-Identität und Selbständigkeit werden kann, im Sinne einer vom Patienten akzeptierten und der Außenwelt anerkannten sozialen Rollenfunktion. Primäre Ziele gerontopsychiatrischer Rehabilitation sind Rückgewinnung von Selbständigkeit, Selbstwertgefühl und Vermeidung von Institutionalisierung und deren zwangsweiser Folge eines weitgehenden Autonomieverlustes und der Anomie. Die hierfür notwendigen Anstrengungen fassen Kuypers et al. im social reconstruction syndrome anschaulich zusammen (s. Abb. 3). Voraussetzungen hierfür sind eine bessere Koordination vorhandener gemeindenaher Einrichtungen medizinischer Versorgung und der Altenhilfe sowie die Schließung vorhandener Versorgungslükken, z. B. durch Gründung der von der Enquête-Kommission empfohlenen gerontopsychiatrischen Zentren, die eine Kombination ambulanter, teilstationärer und stationärer Versorgung sein sollten. Der stationäre Versorgungsanteil ist hierbei im Sinne der „assessment units" im englischen Sprachbereich gedacht.

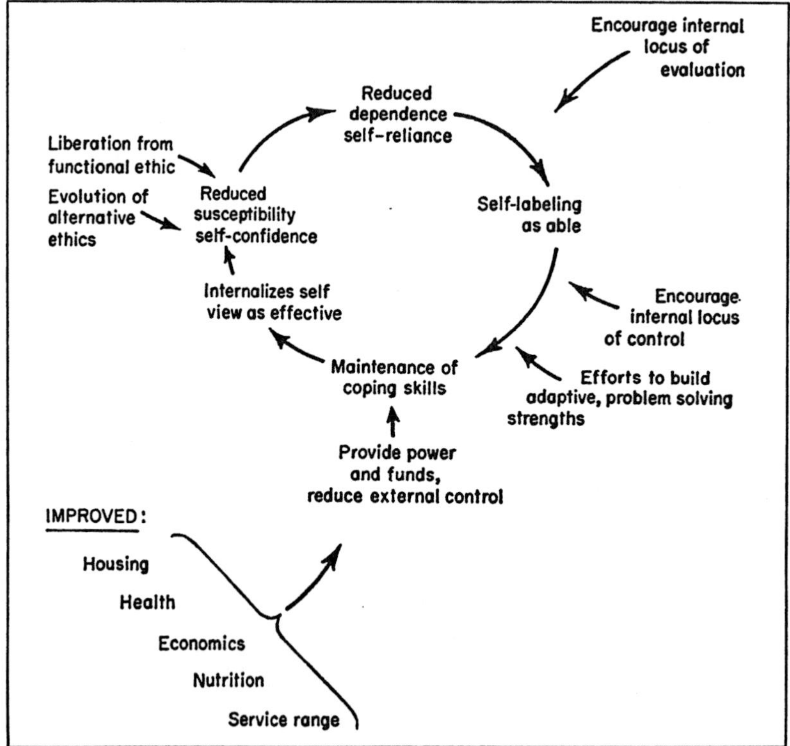

Abb. 3. Bedingungen des „social reconstruction syndromes". Aus: Kuypers and Bengtson (1973)

4 Schlußbetrachtung

Primäre Prävention ist aus der Sicht der Psychiatrie kritisch zu betrachten. Zum einen wegen noch geringer Kenntnisse über zuverlässige Ansatzpunkte und die Wirksamkeit propagierter Maßnahmen. Deshalb müßte zunächst einmal primär-präventive Forschung gefördert werden, zum anderen, weil auf dem Hintergrund dieser gegebenen Situation primäre Prävention in der Psychiatrie allzu leicht in Gefahr gerät, zu „kritischer Gesellschaftspolitik" zu entarten und damit ideologieabhängig zu werden. Schließlich muß die Psychiatrie darauf achten, daß bei allgemeiner Mittelverknappung nicht zuviel Geld in wissenschaftlich ungesicherte Primärprävention fließt und der kurativen Medizin und damit denjenigen, die schon krank sind und intensiver Hilfe bedürfen, entzogen wird, deren Heil- und Rehabilitationschancen sich also verringern.

Aus der Sicht der Gerontologie ist zu bedenken, daß lebenslanges Vermeidungsverhalten im Hinblick auf Krankheitsrisiken und Risiken der Lebenssituation undurchführbar erscheint, weil entweder die Wahlfreiheit individueller Lebensführung ganz unzumutbar eingeengt werden müßte oder die Risiken außerhalb der Einfluß- und Entscheidungsmöglichkeit, ja auch des Rahmens des Vorhersehbaren für den einzelnen liegen.

Ein nicht unwichtiger Aspekt primärer Prävention aus der Sicht der Gerontopsychiatrie darf aber nicht unerwähnt bleiben. Erfolgreiche Diagnostik und Behandlung psychischer Erkrankungen im Alter kann ein wichtiger Beitrag zur primären Prävention psychischer Erkrankungen bei jüngeren Familienmitgliedern sein. Dies geht vor allem aus Untersuchungen zur Belastung von Angehörigen älterer Patienten mit dementiellen Erkrankungen hervor (Bruder et al. 1979).

Sekundäre und tertiäre Prävention in der Gerontopsychiatrie sind in unserem Lande bei weitem noch nicht so wirksam entwickelt, wie es möglich wäre. Die wesentlichen Voraussetzungen hierzu liegen in einer Verbesserung der ambulanten Diagnostik und Behandlung, verbesserter gerontologischer und geriatrischer Ausbildung der im Gesundheitswesen und in der Altenhilfe tätigen Berufsgruppen und besseren Information der Öffentlichkeit.

Literatur

Baltes PB, Goulet LR (1970) Status and issues of a life-span development psychology. In: Goulet LR, Baltes PB (eds) Life-span developmental psychology. Academic Press, New York London, pp 3–21

Barraclough BM (1971) Suicide in the elderly. In: Kay DWK, Walk A (eds) Recent developments in psychogeriatrics. Headley Brothers Ltd., Ashford, Kent, pp. 87–97

Bellak L (1976) Geriatric psychiatry as comprehensive health care. In: Bellak L, Karasu TB (eds) Geriatric psychiatry. Grune & Stratton, New York San Francisco London, pp 3–36

Bruder J, Klusmann D, Lauter H, Lüders I (1979) Zur Betreuung kranker alter Menschen im Mehrgenerationenhaushalt. Z Gerontologie 12:319–327

Coper H, Kanowski S (1983) Nootropika: Grundlagen und Therapie. In: Langer G, Heimann H (Hrsg) Psychopharmaka – Grundlagen und Therapie. Springer, Berlin Heidelberg New York Tokyo,

Erikson EH (1959) Identity and the life cycle: Selected papers. Psychol Issues 1:50–100

Kuypers JA, Bengston VL (1973) Social breakdown and competence. Hum Dev 16:181–201

Neugarten BL (1979) Time, age, and the life cycle. Am J Psychiatry 136:887–894

Roth M (1971) Classification and aetiology in mental disorders of old age: some recent developments. In: Kay DWK, Walk A (eds) Recent developments in psychogeriatrics. Headley Brothers Ltd., Ashford, Kent, pp 1–18

Zerbin-Rüdin E (1972) Genetische Aspekte der psychiatrischen Erkrankungen des höheren Lebensalters. In: Kisker KP, Meyer J-E, Müller M, Strömgren E (eds) Psychiatrie der Gegenwart. Springer, Berlin Heidelberg New York, pp 1037–1054

Die Angst des Psychiaters vor der Familie seines Patienten: Hindernis oder Ausgangspunkt für eine Zusammenarbeit?

C. Buddeberg

Angst ist ein zentrales Symptom psychischer Krankheiten. Daß viele Patienten über Ängste berichten, ist jedem Psychiater bekannt und vertraut. Wie steht es aber mit den Ängsten der Psychiater? Sind Psychiater besonders unerschrocken und frei von eigener Angst? – Sowohl in der psychiatrischen wie auch der psychoanalytischen Literatur wurde der Bedeutung der Angst des Therapeuten vor seinen Patienten bisher nur vereinzelt Beachtung geschenkt [3]. Dabei kennt wohl jeder Psychiater seine Angst vor unberechenbaren oder aggressiven Psychotikern oder vor Suicidäußerungen depressiver Patienten. Der Umgang mit eigenen Unsicherheiten und Ängsten spielt für den Psychiater in seiner beruflichen Tätigkeit eine wichtige Rolle. Angst gegenüber Patienten ist uns vielleicht ein noch vertrautes Phänomen, aber Angst vor den Familienangehörigen unserer Patienten: Handelt es sich dabei um ein wirkliches oder um ein Scheinproblem?

Vor einigen Monaten wurde mir von einem Neurologen eine 58jährige Patientin zugewiesen, für deren Lagerungsschwindel sich keine organische Ursache hatte finden lassen. Schon nach wenigen Sätzen kam die Patientin auf ein sie seit Jahren beschäftigendes Problem zu sprechen: Ihr Mann hatte seit 3 Jahren eine geladene Pistole in seinem Nachttisch und drohte, den ältesten Sohn zu erschießen, sobald dieser noch einmal die Wohnung betreten sollte. Anlaß für diese Drohung war der Entschluß des Sohnes, katholische Theologie zu studieren und keinen Dienst in der Schweizer Armee zu leisten. Der Mann, ein kaufmännischer Angestellter und Major der Schweizer Armee, der streng reformiert erzogen worden war, sah darin einen Bruch eines bei der Heirat mit seiner katholischen Frau geschlossenen Vertrages, demzufolge die Kinder zwar katholisch erzogen werden durften, jedoch auf keinen Fall Priester werden sollten. Nach einer Auseinandersetzung hatte der Vater den Sohn aus dem Hause gewiesen und seither jeglichen Kontakt mit ihm abgelehnt. Seine Frau versuchte vergeblich, zwischen ihm und dem Sohn zu vermitteln, fühlte sich aber zunehmend durch ihren Mann selbst bedroht.

Was konnte ich in dieser Situation tun, was sollte ich der Frau empfehlen, und wie sollte ich mich ihrem Mann gegenüber verhalten? Die Aussage der Frau, ihr Mann dürfe auf keinen Fall erfahren, daß sie mit einem Psychiater gesprochen habe, machte mich unsicher. Ich war ratlos und bestellte die Frau eine Woche später zu einem zweiten Gespräch ein. Schon kurz, nachdem sie das Zimmer verlassen hatte, spürte ich, daß ich angesichts dieser spannungsgeladenen und gefährlichen Situation selbst Angst hatte. Ganz offensichtlich war der schwer gekränkte und unberechenbare Mann die „Ursache" für die Beschwerden der Patientin. War diese naheliegende Folgerung richtig?

Die eindimensionale Verursachungsperspektive

Das Kausaldenken nach dem Motto: Ursache = Familie, Wirkung = der psychisch
kranke Patient spielt in den psychiatrischen Krankheitskonzepten eine zentrale Rolle. Sofern der familiären Umwelt des Patienten eine Bedeutung beigemessen wird,
dann überwiegend im Sinne einer *pathogenen Einwirkung* auf den Patienten. Die
Angehörigen als mehr oder weniger bedeutsame „Ungehörige" [2] und den Patienten als Opfer der krankmachenden Familienatmosphäre. Diese Vorstellung findet
sich in allen Krankheitsmodellen von sozialpsychiatrischen Konzepten über die
Psychoanalyse bis hin zu frühen analytisch orientierten familiendynamischen Konzepten. Als Beispiel sei nur der Begriff der „schizophrenogenen Mutter" [5] erwähnt,
der in den 60er Jahren in der Schizophreniebehandlung eine wichtige Rolle spielte
und als Schlagwort für alle möglichen Verhaltensweisen von Müttern Schizophrener
verwendet wurde [1].

Wenn Psychiater mit Angehörigen von Patienten sprechen, dann stellen sie
meist Fragen wie: Wann sind die Krankheitssymptome erstmals aufgetreten? Wann
ist Ihnen im Verhalten des Patienten etwas aufgefallen? Gibt es noch andere psychische Krankheiten in der Familie? Wie haben Sie sich dem Patienten gegenüber
verhalten? Mit diesen Fragen versucht der Psychiater mögliche *Ursachen* der jetzigen psychischen Erkrankung zu klären. Dabei wird allzu leicht übersehen, daß
durch solche Fragen den Angehörigen *unausgesprochen der Eindruck vermittelt wird,*
daß sie mit ihrem Verhalten für die Entwicklung der psychischen Erkrankung eine
wichtige Rolle gespielt haben. Hinter Fragen nach der Entstehung und Entwicklung
einer Krankheit steht für die Angehörigen immer die Frage nach ihrer Schuld an
der jetzigen Erkrankung, ob dies vom Arzt beabsichtigt ist oder nicht. Uchtenhagen [6] ist zuzustimmen, wenn er selbstkritisch formuliert, daß es „beinahe zur Regel geworden (ist), daß die Angehörigen eines psychisch Kranken dem Psychiater
dermaßen mit eingestandenen oder uneingestandenen Schuldgefühlen begegnen,
daß zunächst eine Entkrampfung der Situation erforderlich" ist, um mit ihnen überhaupt zusammenarbeiten zu können. Selbst wenn der Psychiater diese *einseitige
Verursachungsperspektive* nicht hat, so muß er davon ausgehen, daß der Auffassung
der meisten Menschen über die Entstehung von Krankheiten ein eindimensionales
kausales Denken zugrunde liegt und Fragen des Arztes zunächst einmal als Fragen
nach *Ursache* und *Schuld* verstanden werden. Es wäre einseitig und falsch, den
Grund für die Schwierigkeiten im Kontakt mit Angehörigen von psychisch Kranken
einseitig bei den Psychiatern zu suchen. Aber vielleicht spielt die Frage, wer der
Hauptschuldige ist, der Patient, seine Angehörigen oder der Psychiater, der dem Patienten eine Diagnose gibt, eine zentrale Rolle in der Behandlung psychisch Kranker. Die Angst vor der *Aufdeckung und Zuschreibung von Schuld* ist eine grundlegende Komponente für die Beziehungsdynamik im therapeutischen Dreieck
Arzt–Patient–Familie.

Wissensdrang und Kontaktvermeidung als Angstabwehr

Während psychisch Kranke über ihre Ängste häufig recht offen sprechen, haben Ärzte nicht selten Mühe im Umgang mit ihrer Angst. Sie versuchen diese zu überspielen, zu bagatellisieren oder zu verleugnen und denken, damit könnten sie ihren Patienten und deren Familien am besten helfen. Seit der Erfahrung mit der geschilderten schwierigen Familiensituation wurde mir deutlich, auf welche Weise ich bisweilen meine Ängste zu bewältigen versuche. Am geläufigsten ist mir das Informationssammeln, das In-Erfahrung-bringen-Wollen aller möglichen Einzelheiten zur Beurteilung und Erklärung einer psychischen Erkrankung. *Wissensdrang zum vermeintlichen Wohle des Patienten* ist wohl die häufigste Form der Angstabwehr vieler Psychiater. Damit keine Mißverständnisse entstehen: Eine genaue psychiatrische Untersuchung und Abklärung halte ich nicht für überflüssig: Bisweilen ertappe ich mich jedoch dabei, wie ich Daten sammle, die für die Behandlung eines Patienten weder notwendig noch hilfreich sind. Im Kontakt mit Angehörigen äußert sich der Wissensdrang in Fragen nach der Entstehung der Krankheit und führt bei Ehepartnern oder Eltern der Patienten unweigerlich zu den geschilderten Schuldgefühlen.

Komplementär zum kontraphobischen Wissensdrang ist das phobische *Vermeiden oder Ignorieren der Familienangehörigen*. Das Unterlassen von Kontakten mit Angehörigen psychisch Kranker ist eine weitere Möglichkeit, diese auf indirekte Weise zu Sündenböcken zu stempeln und sich von eigenen Angstgefühlen zu entlasten. Sicherlich gibt es viele einleuchtende Gründe, weshalb man nicht bei jedem Patienten Kontakt mit seiner Familie aufnimmt: die fehlende Zeit, Widerstände der Angehörigen oder Forderungen des Patienten, mit den Angehörigen nicht zu sprechen. Solche Gespräche sind häufig schwierig, da die Angehörigen den Psychiater mit Fragen und Erwartungen bedrängen, die er nicht leicht beantworten und erfüllen kann. Den Kontakt mit ihnen zu meiden, mag den Arzt kurzfristig zeitlich und emotional entlasten. Längerfristig erweist es sich aber meist als ein Nachteil für den Patienten, da er den Kontakt mit seiner Familie schließlich nicht völlig vermeiden kann.

Die zirkuläre Interaktionsperspektive

Noch einmal möchte ich auf das eingangs geschilderte Fallbeispiel zurückkommen. Bei der zweiten Konsultation empfahl ich der Frau, die Vermittlungsversuche zwischen ihrem Mann und ihrem Sohn zu unterlassen und sich stärker ihrem Mann zuzuwenden. Entgegen meinen Erwartungen nahm die Patientin diese Empfehlung dankbar auf. Gleichzeitig bat ich sie, ihren Mann zur nächsten Konsultation in meine psychosomatische Sprechstunde an der Neurologischen Poliklinik mitzubringen. Beim ersten Gespräch mit dem Ehepaar berichtete der Mann über eigene Schwindel- und Herzbeschwerden und fühlte sich durch meine Äußerungen, jeder der beiden Partner würde sich um den andern Sorgen machen, sehr verstanden. Inzwischen habe ich mit dem Ehepaar drei Gespräche in mehrwöchigen Abständen geführt, wobei ich beim letzten den Familienkonflikt erstmals ansprach. Der Ehemann war bisher noch nicht zu einem gemeinsamen Gespräch mit seinem Sohn bereit. Die Behandlung ist noch nicht abgeschlossen. Seit die Pistole wieder ihren üblichen Platz bei der militärischen Ausrüstung des Mannes im Kleiderschrank gefunden hat – diese Mitteilung machte mir die Frau am Telefon nach dem zweiten Paargespräch –, fühle ich mich in meiner Therapeutenrolle erleichtert und habe den Eindruck, einen größeren Spielraum zur Lösung des Konfliktes zu haben.

Worin lag das Wesentliche meines Vorgehens zur Entschärfung der Situation? Ich vermute, daß es mir gelungen ist, den Mann der Patientin als *Mitbetroffenen der Beschwerden seiner Frau anzusprechen.* Fragen nach der Bedeutung der Beschwerden seiner Frau für ihn – wie sehen Sie die Schwindelbeschwerden Ihrer Frau?, welche Auswirkungen haben diese auf Ihr Zusammenleben als Ehepaar?, wie haben Sie Ihrer Frau zu helfen versucht? – ermöglichten es dem Mann, seine eigenen Beschwerden zu schildern. Die beim letzten Gespräch von mir vorsichtig geäußerte Vermutung, die Spannungen in der Familie seien für alle Beteiligten nicht leicht zu ertragen, wurde von beiden Ehepartnern zustimmend aufgenommen. Wie mir der Sohn des Ehepaares am Telefon sagte, leidet er an häufigen kurzdauernden depressiven Verstimmungen. Hätte ich diese Sicht des Problems, ein Familienkonflikt mit Symptombildungen aller Beteiligten, auch mit einem anderen Vorgehen erhalten? Wahrscheinlich nicht. Die Beschränkung der Behandlung auf die Frau allein hätte wohl an der Situation wenig geändert. Ein Gespräch mit dem Mann über die Entstehung der Beschwerden seiner Frau und deren Verhalten während der letzten Jahre hätte bei ihm wahrscheinlich Mißtrauen und Schuldgefühle geweckt und die Situation weiter verschärft.

Krankheiten lassen sich aus verschiedenen Perspektiven untersuchen und behandeln. Vertraut ist den Ärzten, Psychiatern wie Somatikern, vor allem die *lineare Betrachtungsweise,* bei der Krankheiten auf ihre Ursachen hin untersucht werden und die Behandlung in der Beseitigung der krankheitsauslösenden bzw. -fördernden Faktoren besteht. Diese Perspektive hat ohne Zweifel ihre Berechtigung. Neben dieser Sichtweise sollten Psychiater psychische Krankheiten aber auch unter einer *zirkulären Perspektive* zu sehen versuchen. Unter dieser Perspektive ist Krankheit ein Zustand, bei dem es verschiedene Möglichkeiten des Betroffenseins gibt. Man kann entweder direkt als Symptomträger oder indirekt als Ehepartner, Elternteil oder Kind betroffen sein. Die Betonung der *Betroffenheit aller Familienmitglieder* schafft für therapeutische Bemühungen eine wesentlich bessere Ausgangslage als eine genaue Analyse, wen welche Schuld an welcher Entwicklung trifft. Eine Familie, in der sich alle Mitglieder durch die psychische Erkrankung eines einzelnen betroffen fühlen, wird eher bereit sein, mit Hilfe des Therapeuten nach Möglichkeiten der Veränderung in ihren Beziehungen zu suchen als eine Familie, in welcher sich die einen als *schuldige Urheber,* die anderen als *hilflose Opfer* fühlen.

Welche Rolle spielt die Beziehung des Psychiaters zu den Angehörigen seiner Patienten für die *Prävention psychischer Krankheiten?* Untersuchungen zur Frage, welche Faktoren im Verlauf einer Schizophrenie die Auslösung einer erneuten psychotischen Phase begünstigen, haben gezeigt, daß die emotionale Einstellung der Familienangehörigen dem Schizophrenen gegenüber die Rückfallhäufigkeit wesentlich beeinflußt [4]. Emotionales Überengagement, Feindseligkeit und gehäufte kritische Bemerkungen dem Patienten gegenüber begünstigen in hohem Maße das Auftreten eines Rückfalles. Für die Einstellung der Angehörigen einem psychisch Kranken gegenüber spielen viele Faktoren eine Rolle. Ihr Verhalten und ihre Gefühle werden aber nicht zuletzt durch die Einstellung des Psychiaters ihnen gegenüber beeinflußt. Direkte oder indirekte Beschuldigungen oder kritische Bemerkungen des Psychiaters führen dazu, daß die Angehörigen die ihnen gegenüber geäußerten Vorwürfe an den Patienten weitergeben. In der Familie entsteht dadurch eine emotional gespannte Atmosphäre gegenseitiger Kritik und Schuldzuweisung.

Prävention in der Psychiatrie darf sich nicht auf den Patienten allein beschränken, sondern muß das familiäre Umfeld, in dem der Patient lebt, mit einbeziehen. Die emotionale Einstellung des Psychiaters den Angehörigen seiner Patienten gegenüber spielt in diesem Zusammenhang eine wichtige Rolle und hat indirekt Auswirkungen auf den Verlauf psychischer Erkrankungen.

Der Psychiater muß mit der Unsicherheit und Angst leben, daß er häufig nur wenig, manchmal sogar kaum oder gar nicht helfen kann. Die Versuchung liegt nahe, daß er für diese Beschränkung seiner therapeutischen Möglichkeiten einen Schuldigen – den therapieunwilligen Patienten oder die seine Behandlung sabotierenden Angehörigen – sucht. Die Beziehung zu unseren Patienten und ihren Angehörigen wäre wahrscheinlich entspannter und unsere therapeutischen Bemühungen erfolgreicher, wenn wir sie weniger nach dem *Woher* und *Warum* psychischer Krankheiten und mehr nach dem *Wie* ihres Betroffenseins und ihrer eigenen Hilflosigkeit fragen würden. Angst des Psychiaters vor seinen Patienten und ihren Angehörigen ist kein Hindernis für eine Zusammenarbeit. Ich vermute aber, daß wir unsere Ängste nur allzu gerne überspielen und verdrängen und uns damit die Beziehung zu unseren Patienten und ihren Angehörigen selbst erschweren.

Literatur

1. Angermeyer MC (1982) Der theorie-graue Star im Auge des Psychiaters. Medizin Mensch Gesellschaft 7:55–60
2. Finzen A (1979) Familientherapie – Begegnung mit einer therapeutischen Mode? Psychiatr Prax 6:100–106
3. Haldipur CV, Dewan M, Beal M (1982) On fear in countertransference. Am J Psychother 36:240–247
4. Leff JP (1977) Die Angehörigen und die Verhütung des Rückfalls. In: Katschnig H (Hrsg) Die andere Seite der Schizophrenie – Patienten zu Hause. Urban & Schwarzenberg, München
5. Tietze T (1949) A study of mothers of schizophrenic patients. Psychiatry 12:55–65
6. Uchtenhagen A (1976) Familiendynamische Aspekte in der Rehabilitation psychisch Kranker. In: Richter HE u. Mitarb. (Hrsg) Familie und seelische Krankheit. Rowohlt, Reinbek, S. 256

Depressionen

Die Prävention depressiver Erkrankungen

G. Irle

Immer wieder, wenn sich im Leben von Virginia Woolf eine neue Phase ihrer psychischen Krankheit abzeichnete, stand ihr Ehemann Leonard auf dem Plan und verfügte das, was ihm aus der Erfahrung hilfreich schien. Er verbot ihr die prickelnden Kontakte mit den Freunden, die Parties, die Theater- und Konzertbesuche, die langen Abende und steckte sie in einem abgedunkelten Zimmer ins Bett, versuchte, eine reizarme Atmosphäre zu schaffen, veranlaßte sie, nahrhaft zu essen, Milch zu trinken und schien manches Mal damit Erfolg zu haben, einen neuen Zusammenbruch schon im Beginn aufzufangen. Wir wissen von ihrem Suicid 1941, in dem die Krankheit endgültig Sieger wurde. Ich will hier nicht zur Diskussion beitragen, wie das Krankheitsbild Virginia Woolfs diagnostisch einzuordnen ist. Genug, daß es zu phasenhaften depressiven Dekompensationen führte, die in eine Cyclothymie passen könnten. Leonard Woolf war von der Effektivität seiner präventiven Maßnahmen überzeugt.

Die Nervenspezialisten seiner Zeit schworen darauf, doch wir mit unseren vielfachen praktischen Erfahrungen wagen es kaum noch, mit Überzeugungskraft Maßnahmen der Prävention zu empfehlen. Bedrängt uns einer mit der Frage, was er denn tun könne, um eine neue Krankheitsphase zu vermeiden, so haben wir zwar diese und jene Rezepte, doch am Ende behalten wir ein schales Gefühl und sind unsicher, ob wir nicht suggestive Therapie treiben. Wir ziehen uns lieber auf Antidepressiva und Lithium zurück und behalten doch bei den vielen Enttäuschungen des Wiedererkrankens und Chronischwerdens depressiver Verstimmungen die nagenden Selbstvorwürfe, ob wir denn nicht imstande seien, im psychischen wie im sozialen Bereich ernsthafte Ansatzpunkte zu finden, die uns weiterhelfen, die zur Therapie im Sinn der Prävention beitragen können.

Da mutet es uns erfrischend an, wenn Dörner und Plog in „Irren ist menschlich" so positive Aussagen wagen: „Prävention ist angewandte, wahrgemachte Epidemiologie ... Es gibt eine Menge Bedingungen, aus denen man geradezu eine Risikogruppe konstruieren könnte. Dazu würde jemand gehören, der selbst verbietend mit sich umgeht, sich in Schwierigkeiten kleiner macht als er ist, der Leistungsehrgeiz und Unabhängigkeitskampf mit Versagensangst und Neigung, sich abhängig zu machen, kombiniert, der alles sehr genau nimmt, und der die Abhängigkeitsneigung wie die Unfähigkeit, Trauer, Schmerz, Trennung und Aggression zu leben, in seinen Beziehungen zu anderen sich auswirken läßt. Wenn dieser Mensch ferner depressive Verwandte hätte und eine unzufriedene Hausfrau wäre (mit sich verselbständigenden Kindern und einem vitalen Ehemann, „der alles kann") oder sich mit dem eigenen Älterwerden nicht anfreunden könnte, wäre er hochgradig depressiv gefährdet. Präventive Maßnahmen ergeben sich aus der Beschreibung.

Entsprechend ist alles primär präventiv wirksam, was gesamtgesellschaftlich depressive Handlungsweisen weniger wahrscheinlich und nötig macht. Dazu gehören alle Bemühungen, die das pflichtbewußt-selbstüberfordernde Leistungsstreben ... als Wert in Frage stellen und Untätigkeit moralisch wieder erlaubt sein lassen ... Ferner sind alle Lebensformen wirksam, die den Typ der kleinfamilialen-frustrierten Hausfrau, der sich selbst isolierenden Zweierbeziehung und des abgeschobenen alten Menschen verhindern ...“

Sieht man allerdings genauer hin, bleiben doch starke Unsicherheiten. Die Darstellung einer Risikogruppe bringt für die, die dazu gehören, zunächst keinen Wandel. Ist man eine unzufriedene Hausfrau mit sich verselbständigenden Kindern und vitalem, alleskönnendem Ehemann, so bedarf es schon eher des Schwertes, die gordischen Knoten zu zerhauen als der geduldigen Psychotherapie. Will man in der Leistungsgesellschaft Freiraum für Untätigseindürfen vermehren, muß man schon Politiker werden. Es bleibt bei solchen erfrischenden Sätzen zur Prävention die große Frage, einmal, ob die angegebenen Rezepte tatsächlich wirksam sind, und zum anderen, ob sie in der Realität eingelöst werden können.

Prävention, das leuchtet ein, ist nur möglich auf der Basis von *Ursachenkenntnis.* Es mag sein, daß dieser Satz nicht umfassend gilt, daß selbst bei unsicherer Kenntnis der grundlegenden Ursachen der Krankheit die Prävention ansetzen kann bei Erfahrungen über den modus des neuerlichen Ingangkommens, den modus des Herausgeratens oder des Sicheinschleifens von bestimmtem Verhalten. Immerhin müßten dann diese Erfahrungen so weit in ihrer Allgemeingültigkeit abgesichert sein, daß man sein Handeln darauf aufbauen kann. Auch wenn man die Ursachen psychischen, hier depressiven Krankseins multikonditional sieht, wird man einräumen, daß im je bestimmten Fall aus dem Bündel der Entstehungsursachen gravierendere und weniger gravierende Faktoren beteiligt sind. Es gibt Faktoren dabei, wie den genetischen oder den die circadianen Rhythmen verschiebenden, die man über die Psyche kaum beeinflussen kann. Andere Faktoren sind angehbar, wie zum Beispiel die sich einschleifenden pathologischen Lernvorgänge. Diese Aussage enthält die Feststellung, daß im Bereich der Palette der Diagnosen Depression von der endogenen über die neurotische Depression bis zur depressiven Reaktion keine grundsätzlichen Unterschiede des präventiven Intervenierens gemacht zu werden brauchen.

Unterstellen wir das allenthalben häufige Vorkommen persönlichkeitsbestimmter Züge im Sinne einer charakteristischen *Persönlichkeitsstruktur,* so ergeben sich daraus Ansatzpunkte präventiven Handelns. Das mag zum einen in eine psychoanalytische Therapie münden mit all den bekannten Schwierigkeiten, sei es der relativ geringen Bereitschaft endogen Depressiver für solch eine Zusammenarbeit, sei es der relativ geringen Verfügbarkeit solcher Therapie für einen so großen Personenkreis, um den es sich hier handelt. Das mag zum anderen ein stützendes psychotherapeutisches Vorgehen beinhalten, von dem etwa Kisker aus der gemeindenahen sektorisierten Behandlung depressiver Patienten berichtet. Das mag sich in den vielen Versuchen der Kollegen landauf, landab darstellen, die mit ihren Patienten kritische Stellen auf dem Lebensweg, die dekompensationsträchtig zu sein scheinen, besprechen und einsichtig zu machen suchen. Mir scheint, daß der Aspekt von *Kompensation und Dekompensation,* den Weitbrecht in die Diskussion eingebracht hat, für die Prävention ein wichtiger Gedankengang ist. Unabhängig vom morbus ergeben sich ja verschränkt mit Persönlichkeitsstruktur und Rollenverhalten immer deutlicher Gefahrenstellen für eine pathologische Dekompensation auf dem Lebensweg, die den durch den morbus verwundbaren, den zur Depression gestimmten drohen, in den Strudel hineinzureißen. Zu lernen, an solchen Gefahrenstellen in ein Gleichgewicht zurückzugelangen heißt, Trauerarbeit leisten zu lernen, zu erreichen, Trennung zu bestehen, Verluste zu ertragen. Es heißt, zu lernen, sich mit Rollen nicht zu überidentifizieren. Es heißt, zu lernen, sich selbst anzunehmen, selbst das Depressive anzunehmen. Es will gelernt sein, sich selbst zu behaupten, nicht allemal den „unteren Weg zu gehen", es heißt zu lernen, Konflikte adäquat zu verarbeiten, mit seiner Aggressivität umzugehen. Es heißt auch, sich dem Gesetz des unaufhörlichen Leistenwollens zu entziehen, es heißt zu lernen, annehmen zu können, sich freuen zu können, sich nicht zu verbieten, Bedürfnisse zu äußern, ihnen ohne Schuldgefühle nachgehen zu können. Es heißt zu lernen, allein sein zu können, wie in der Interaktion mit anderen sich zu öffnen. Das heißt am Ende, die übergroßen Erwartungen von sich selbst zusammen mit dem Wüten gegen sich selbst, weil diese nicht der Realität entsprechen können, herunterzuschrauben.

Die Aufzählung läßt erkennen, an wievielen Stellen Deutlichmachen, Raten, Anspornen unsinnig sind. Leicht kann eine solche Arbeit mit dem Patienten dazu führen, daß er sich unter der Auflage zu stehen meint, nun eben doch leisten zu müssen, ändern zu müssen, Wandel zu schaffen, alles das, wozu er ja gerade nicht imstande ist. Das zeigt, wie behutsam man vorgehen muß, wie lange Zeit es braucht, bis stückchenweise ein Wandel sich anzubahnen scheint.

Das zeigt auch, daß diese Arbeit eher mit *chronifiziert Depressiven* geleistet werden soll, beim Bestehen einer Phase ist meist kein Platz für solches präventives Handeln. Eher schon kommt es zum Zuge in der Zeit des protrahierten Herausgeratens aus der Phase. Auch dann versickern die Bemühungen leicht unter der Vorherrschaft der erwarteten Wirksamkeit der Medikation. Bestenfalls gelingt es in manchen Fällen, das Umfeld, in das der Genesende zurückkehren soll, ein Stück weit zu beeinflussen.

Es darf nicht übersehen werden, daß auf dem ganzen Gebiet dieser tastenden *Präventionsversuche* der Effekt des therapeutischen Handelns vage bleibt. Vor allem bei den vorwiegend endogen anmutenden Depressionen kennt jeder von uns das bestürzende Phänomen, wie sich der Patient nach der Phase erleichtert verabschiedet und alle seine eigenen Bedenklichkeiten im Blick auf eine mögliche neuerliche Dekompensation beiseite schiebt. Hat er seine Unbefangenheit wiedergefunden, können sich seine Antriebskräfte wieder entfalten, mag er nur noch mit Unbehagen an die verflossene depressive Zeit zurückdenken, bleibt kein Raum für vorausschauendes Besinnen und Handeln.

Auch dem Therapeuten bleibt wenig Zeit, seine eigene Kränkung zu bedenken, sich ihrer inne zu werden, denn das erreichte Teilziel, die Wiedergewinnung der Unbefangenheit des Patienten stellt alle sorgenden Überlegungen in den Schatten. So lernt der Therapeut, sich den Gegebenheiten seiner Patienten anzupassen, schleicht sich in ihm Skepsis gegenüber präventivem Einflußnehmen ein. Dieser Prozeß gewinnt um so größeres Gewicht, als er auch bei den stärker neurotisch anmutenden Depressionen, erst recht bei den chronifizierten Zustandsbildern, immerfort mit Enttäuschungen fertig werden muß. Wo, wenn er sich Rechenschaft ablegt, ist es denn wirklich gelungen, eine neue Schwankung, eine neue beginnende Dekompensation aufzufangen in der Weise, daß er den Patienten dazu gebracht hat, Trauerarbeit zu leisten, sich selbst anzunehmen, Konflikte adäquat durchzustehen? Wenn denn immer sein präventives Wirken tatsächlich Änderungen gebracht haben sollte, entzieht sich deren Dokumentation der Evidenz. Man könnte fast formulieren, daß die verhängnisvolle rasche und von den bestehenden Problemen ablenkende Wirksamkeit der Antidepressiva den Blick auf die Stabilisierung und Stärkung der Persönlichkeit des Patienten verstellt. Sie werden mich nicht mißverstehen und mich der Medikamentenstürmerei bezichtigen wollen. Wenn aber einige Wahrscheinlichkeit dafür spricht, daß depressives Dekompensieren auch mit spezifischem Fehlverhalten einer Persönlichkeit unter bestimmten Umweltbedingungen zu tun hat, erhebt sich doch die drängende Forderung, hier therapeutisch einzugreifen.

Gibt es also *Konzepte,* deren Basis stabil genug ist, um mit ihnen zu arbeiten? W. Schulte hat Beobachtungen bei seinen Patienten gemacht, die ihn auf deren Aktivität aufmerksam gemacht haben. Er beschreibt: „Unter den eine Depression hintanhaltenden Kräften scheint mir eine zielgerichtete Anspannung von besonderer Bedeutung zu sein." Und wenig später: „Offensichtlich ist mindestens der Disponierte nicht nur auf einen Ort der Geborgenheit, der Ordnung, sondern auch auf einen belastenden Gegendruck in zielgerichteter Anspannung angewiesen, um von depressiven Verstimmungen verschont zu bleiben."

Allerdings, das ist hinzuzufügen, ergibt sich bei solchen Bemühungen um rechtzeitige Aktivität bei einer Reihe von Patienten erneut das Gefühl, einem Leistungsdruck ausgesetzt zu sein, dem sie nicht gewachsen sind, ja der seinerseits pathogen wirken mag. Sie mißtrauen daher Programmen, bei denen überwiegend Verhalten antrainiert werden soll. Liegt der Schlüssel für das Verständnis derartiger Patientenaussagen am Zeitpunkt, an dem solches Training einsetzen soll? Müßte man Ratschläge geben, sich um Aktivitäten zu bemühen, wenn die Gefahr der Labilisierung sich gerade andeutet? Müßte man darauf hinweisen: wird der Strudel gefährlicher, dann lassen Sie sich besser fallen und geben das frustrane Dagegenangehen auf? Richten Sie sich eher mit einer Kehrtwendung ganz auf das Überstehen des Kommenden ein! Ich fürchte, dieses Dilemma steckt auch in einer Reihe anderer Trainingsprogramme bis hin zu den verhaltenstherapeutischen Arrangements.

Da bildet etwa das *Verstärker-Verlust-Konzept* von Lewinsohn und seinen Mitarbeitern die Grundlage für therapeutische Bemühungen, dem Patienten durch vermehrte Kontakte und den Abbau inadäquater Interaktionsmuster die Möglichkeit zu besserer Stabilisierung zu geben. Wenngleich diese Form der Therapie, so weit ich das übersehen kann, bisher nur bei Erkrankten und nicht ausdrücklich in der Prävention genutzt wird, müßten sich ihre Ergebnisse auch für künftige Gelegenheiten des Dekompensierens auswirken. Blöschl, die darüber referiert, weist zwar ausdrücklich auf die Gefahr hin, daß Patienten möglicherweise mit vermehrten Kontakten konfrontiert werden können, denen sie nicht gewachsen sind, doch meint sie dem begegnen zu können, indem man die verhaltensmodifizierenden Schritte möglichst klein hält. Es ergibt sich ohnehin, daß solche Therapie nicht nur den Patienten selbst anspricht, sondern gleichzeitig im Sinne einer Partner- oder Familientherapie das Umfeld mit einbegreifen muß.

Jedenfalls scheinen mir solche Praktiken ein monitum an unsere Bemühungen darzustellen, Patienten zu raten, allemal bei beginnender Depression, sich, koste es was es wolle, etwas zu schaffen zu suchen, und sei es nur das Strickzeug für die Frau oder die Modelleisenbahn für den Mann. Wir bedenken dann zu wenig, daß solche Aktivität nach Möglichkeit auch einen sozialen mitmenschlichen Aspekt haben sollte, also zum Spielen mit anderen, zum Zusammenarbeiten mit anderen auffordern sollte.

Bringt das Becksche *Modell der Kognitiven Therapie* Möglichkeiten für die Prävention? So weit ich es übersehen kann, wird kognitive Therapie am wirksamsten bei chronifizierten Depressionen angewandt. Daraus würde folgen, daß Veränderungen im Kognitiven im Sinne eines Lerneffekts auch dann wiederbelebt werden könnten, wenn eine neuerliche Labilisierung des Gleichgewichts in Gang zu kommen droht. Diese Methode hat viel für sich, weil das Leistenmüssen dabei kleingeschrieben ist. Trotzdem bleiben Zweifel, ob nicht, zumal für den Patienten, der in der entscheidenden Stunde des Zurückfallens allein bestehen muß, zuviel von ihm verlangt wird. Obwohl es für diese Methode klinische Erfolgsstudien gibt, wird man abwarten müssen, ob sie sich bei einem größeren Patientenkreis bewähren kann. Ihre Wirksamkeit im Sinne der Prävention ist jedenfalls bisher nicht genügend erprobt.

Das gilt in ungleich größerem Ausmaß für die praktische Anwendung des *Konzepts der erlernten Hilflosigkeit* von Seligman. Gelernte Hilflosigkeit angesichts nicht kontrollierbarer Situationen kommt offenbar nicht nur im Tierexperiment, sondern auch bei Menschen vor und ähnelt dabei depressiven Verhaltensweisen. Es sieht auch so aus, als ob Studenten, die in eine Situation mangelnder Kontrollmöglichkeiten gebracht wurden und mit Hilflosigkeit im Sinne depressionsähnlichen Verhaltens reagierten, dadurch aus ihrem Zustand befreit werden konnten, daß man ihnen Möglichkeiten zur Kontrolle bot. Doch scheint es zu früh, aus solchen Laborsituationen auf die Verhältnisse eines depressiv erkrankten Menschen zu schließen. Um so weniger kann also bei dieser Sachlage auf die Möglichkeit zu präventivem Vorgehen geschlossen werden. Ich bin auf dieses Konzept eingegangen, weil es bestechend ist und deswegen so verbreitet diskutiert wird. Vielleicht wird es doch eines Tages gelingen, jedenfalls bei bestimmten Depressionsformen Ansätze zur Therapie und dann auch zur Prävention zu bekommen.

Kehren wir noch einmal zur *Praxis der Klinik* zurück. Eine heikle Frage drängt sich immer wieder dem Therapeuten auf, wenn der depressiv Gewesene die Institution verläßt. Darf ich diesen Patienten drängen, er möge, sobald er kleine Anzeichen neuerlichen Labilwerdens entdeckt, gleich wieder in Behandlung kommen? Habe ich einen genügenden Erfahrungsschatz, um behaupten zu können: wenn Sie gleich kommen, dauert es nicht so lange, wird es nicht so schlimm? Bringe ich damit Verunsicherung, Angst, Abhängigkeit zustande, ohne solche Verheißungen einlösen zu können? Ich kenne keine Untersuchungen, die imstande wären, hier Beweise zu liefern. Meine ich aber, ein Patient könne in einem frühen Stadium der Labilisierung durch irgendwelche Verhaltensänderungen etwas auffangen, dann muß ich auch bereit stehen, ihm dabei zu helfen, wann immer er es wünscht.

Am Ende dieses kurzen Überblicks in Hinsicht der Prävention der Depression bleiben mehr Fragen und Zweifel als Bewiesenes und Wirksames bestehen. Therapeutisches Handeln und Verändernwollen kann daher nur sehr vorsichtig und zurückhaltend, den Möglichkeiten des jeweiligen Patienten angemessen geschehen. Ich erinnere mich an Depressive, denen ich zuviel an Lernnotwendigkeiten zugemutet habe und die dann, auch deswegen, einen Suicidversuch machten. Ich will damit sagen, daß Dabeibleiben und Stützen das Vordringliche bei Depressiven ist, und daß zu große Aktivität mit Programmen ein diffiziles Instrument bleibt.

Literatur

Beck AT (1974) The development of Depression: a cognitive Model. In: Friedman J, Katz MM (eds) The psychology of depression, Winston a. Sons, Washington D.C., p 83–113
Blöschl L (1978) Psychosoziale Aspekte der Depression. Huber, Bern Stuttgart Wien
Chodoff P (1974) The depressive Personality: a critical review. In: Friedman RJ, Katz MM (eds) The psychology of depression. Winston a. Sons, Washington D.C., p 55–70
Dörner K, Plog U (1980) Irren ist menschlich oder Lehrbuch der Psychiatrie/Psychotherapie. Psychiatrie Verlag, Wunstorf 4. Aufl
Hautzinger M, Hoffmann N (Hrsg) (1979) Depression und Umwelt. Neue Beiträge zur Analyse depressionsfördernder Lebensbedingungen. Otto Müller Verlag, Salzburg
Kisker KP (1979) Gemeindenahe sektorisierte Behandlung depressiver Patienten. Soz Psychiatry 14:125–131
Kraus A (1979) Rollentheoretische Aspekte depressiver Psychosen. Nervenarzt 50:715–718
Lewinsohn PM (1974) Clinical and theoretical aspects of depression. In: Calhoun, KS, Adams HE, Mitchel KM (eds) Innovative treatment methods in psychopathology. Wiley, New York, pp 63–120
Schulte W (1965) Über den Zugang zu melancholisch Kranken. Landarzt 41:105–110
Seligman MEP (1974) Depression and learned helplessness. In: Friedmann RJ, Katz MM (eds) The psychology of depression. Winston a. Sons, Washington D.C. p 83–113
Tellenbach H (1976) Melancholie, 3. erw. Aufl. Springer, Berlin Heidelberg New York
Weitbrecht HJ (1969) Kompensierung und Dekompensierung bei endogenen Depressionen. In: Schulte W, Mende W (Hrsg) Melancholie in Forschung, Klinik u. Behandlung. Thieme Stuttgart, S 22–28
Woolf L (1970) Downhill all the way, The Hogarth Press London

Zur Prävention depressiver Erkrankungen im Kindesalter

G. Nissen

1 Einleitung

Das Kindesalter stellt für die Entstehung depressiver Erkrankungen einen entscheidenden Lebensabschnitt dar. Darin sind sich alle: Psychiater, Genetiker und Psychotherapeuten, wenn auch aus unterschiedlichen Gründen, einig.

Somatogene Depressionen, soweit sie auf hirnorganischen Schwangerschafts- oder Geburtsschädigungen oder auf organischen Krankheiten beruhen, finden sich schon im frühesten Kindesalter. Psychogene Depressionen manifestieren sich bereits bei älteren Klein- und jungen Schulkindern. Endogen-phasische Depressionen, die sich katamnestisch eindeutig bestätigen ließen, wurden bisher nicht vor dem 11. bis 12. Lebensjahr beobachtet.

Primäre und sekundäre Prävention von depressiven Erkrankungen heißt aus kinderpsychiatrischer Sicht

1. *genetische Beratung* (Information, Aufklärung) potentieller Eltern, besonders im Hinblick auf endogen-phasische Depressionen
2. *Schwangerschafts- und Geburtsüberwachung,* Vermeidung prä-, peri- und postnataler Hirnschäden und damit hirnorganischer Depressionen und
3. ärztliche Überwachung der *somatischen und psychischen Entwicklung* des Kleinkindes zur Vermeidung psychogener und symptomatischer Depressionen.

2 Grundlagen der Prävention

Wenn es sich bei dieser nosologischen Trias tatsächlich um monokausale Krankheitsbilder handeln würde, müßte es das Hauptziel der Prävention sein, die jeweilige Ursache zu bekämpfen. Aber fast alle Depressionen sind *polyätiologisch* bedingt. Genetische Faktoren sind nicht nur für affektive Psychosen von Bedeutung, sondern ebenso für depressive Neurosen (Angst 1966; Perris u. Perris 1978; Schepank 1974) und auch für somatogene Depressionen. Das gilt ebenso für psychotoxische Faktoren im Hinblick auf endogen-phasische und somatogene Depressionen wie für die Häufigkeit von Schwangerschafts- und Geburtsnoxen bei scheinbar eindeutigen psychogenen Depressionen (Nissen 1971; Warzecha-Knoll 1980; Städeli 1978). Das besagt aber noch nicht, ob und in welchem Umfang diese Faktoren für die Manifestation einer Depression entscheidend sind. Schwierigkeiten für die Prävention ergeben sich in jedem Falle dadurch, daß Haupt- und Nebenursachen sich nur schwer oder gar nicht voneinander trennen lassen.

Tabelle 1. Prävention depressiver Erkrankungen im Kindesalter

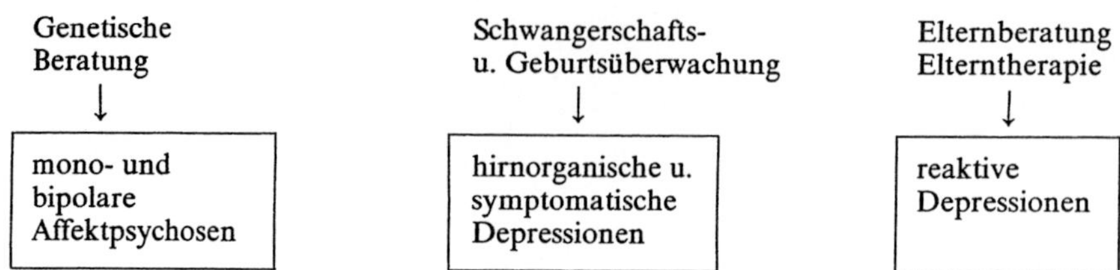

Im Gefolge der „*child guidance movement*" dominiert seit Jahrzehnten nicht nur in den Ehe-, Erziehungs- und Familienberatungsstellen, sondern auch bei vielen Kinder- und Allgemeinärzten ein *monokausal-psychogenetisches Konzept,* nach dem die Familie, vor allem die Eltern als Verursacher und damit als Ziel der Therapie und Prävention angesehen werden; als ob Freud (1905) dies nicht schon mit seiner „*Ergänzungsreihe*" programmatisch relativiert hätte.

Die vorliegende Darstellung präventiver Möglichkeiten erfolgt nicht nach primären, sekundären und tertiären Aspekten, weil die diversen Ursachen im Kindesalter nahe beieinanderliegen, sich oft überschneiden und eine solche Gliederung leicht künstlich erscheinen würde. Wir möchten einer chronologischen Darstellung der ätiopathogenetischen Radikale und der sich daraus ergebenden präventiven Konsequenzen den Vorzug geben.

3 Prävention somatogener Depressionen

Bei Erwachsenen werden hirnorganische Depressionen z. B. bei zerebraler Gefäßsklerose, Hirntumoren, Hirnerkrankung, Lues oder Meningitis diagnostiziert. Somatogene Depressionen als frühkindliche „posttraumatische Wesensänderungen" infolge einer frühkindlichen Hirnschädigung (Städeli 1978) kommen ebenso häufig wie hyperkinetische Syndrome im Kindesalter vor. Er konnte in 51% (Warzecha-Knoll: 21,5%, 1980) Angaben über Schwangerschafts- und Geburtsschäden ermitteln; sie waren damit ebenso hoch wie bei der Vergleichsgruppe hyperkinetischer Kinder. Bei fast allen chronisch-depressiven Kindern (Nissen 1971; Städeli 1978) war nach ca. 9 Jahren trotz einer angemessenen Therapie keine Besserung eingetreten. Die Prävention hirnorganischer Depressionen ist weitgehend mit der Prophylaxe zerebraler Läsionen identisch. Sie geschieht durch Schwangerschafts- und Geburtsüberwachung, Kontrolle der Neugeborenen- und Säuglingsperiode, durch Impfungen, Hygiene, Unfallbekämpfung u. a. Für *symptomatische Depressionen* des Kindesalters gelten entsprechende präventive Maßnahmen.

4 Prävention psychogener Depressionen

Psychogene depressive Erkrankungen sind im Kindesalter zahlenmäßig am häufigsten. Für ihre Verhütung spielen die Bezugspersonen, Eltern und Erzieher, die wichtigste Rolle, aber auch die Lehrer und das herrschende Schulsystem sind von Bedeutung. Die „unerwünschte" Geburt ist eines der wenigen „harten" psychologischen Daten (Schepank 1974); sie hat eine ungünstige Prognose. Das Merkmal „Einzelkind" fand sich bei depressiven Kindern (Nissen 1971; Warzecha-Knoll 1980) doppelt so häufig wie in der Gesamtpopulation. *Ungünstige Fakten* sind ferner häufig: uneheliche Geburt, früher Tod eines Elternteiles, Trennung oder Scheidung der Eltern; generell: inkomplette „äußere" und ungünstige „innere" familiäre Verhältnisse. Als prognostisch ungünstig haben sich außerdem Geistes- und Gemütskrankheiten, Schwachsinn und Alkoholismus eines oder beider Elternteile (Nissen 1971; Remschmidt et al. 1973; Städeli 1978) erwiesen.

Ein besonders gutes Beispiel für eine erfolgreiche Prävention stellt die der *„anaklitischen Depression"* (Spitz 1946) dar. Ihre Eliminierung wurde durch Aufhebung der Massenpflege durch Vermehrung und verbesserte Ausbildung des Pflege- und Erziehungspersonals möglich, sie wurde durch den Rückgang der Geburtenzahlen erleichtert. Ausgemerzt wurden dadurch vor allem die schweren, früher lebensbedrohlichen Syndrome. Depressive Entwicklungen leichten und mittleren Grades werden auch heute noch häufig angetroffen, auch in Familien, in denen die Mutter zwar anwesend, aber nicht für das Kind ausreichend „präsent" ist. Der Mangel an Zuwendung und die emotionale Kulturarmut mancher Familien sind Faktoren, durch die depressive Persönlichkeitsentwicklungen verursacht, gelernt und verstärkt werden können. Ob Elternverluste (Trennung, Scheidung, Tod) eine häufige Ursache oder Provokation für depressive Entwicklungen darstellen, ist nicht definitiv geklärt; nach neueren statistischen Ergebnissen scheint sich ein Separations-Trend abzuzeichnen.

Zwischen vorgeblichen und praktizierten *Erziehungsmethoden* bestehen hohe Differenzen; Erziehungstechniken lassen sich nicht exakt kontrollieren. Es gibt aber auch, abgesehen von Extremformen, keine präzisen Erkenntnisse über schädliche oder günstige Erziehungsmethoden. Autoritäre Erziehungspraktiken können zum „autoritären Syndrom" (Adorno et al. 1950) führen; demokratische und superliberale Erziehungsmethoden begünstigen „dissoziale Syndrome". Bei Extremformen ließen sich in beiden Fällen überdurchschnittlich häufig depressive Erkrankungen im Kindes- und Jugendalter (Nissen 1971) ermitteln. Entscheidend für eine relativ ungestörte psychische Kindheitsentwicklung sind, bei grober Vereinfachung, offenbar Kriterien, die sich mit Anteilnahme, Zuwendung, Sorge und Fürsorge, Wärme, Betroffenheit und Kontinuität in der Eltern-Kindbeziehung beschreiben lassen.

Die Rolle der Lehrer und aktueller *Schulsysteme* als Risikofaktoren für die Genese depressiver Erkrankungen wurde noch nicht speziell untersucht. Die Erfahrungen der letzten 10 Jahre zeigen jedoch, daß schulreformerische Massenexperimente ohne vorausgehende Pilot- und Doppel-Blindstudien depressive Störungen mindestens provozieren und unterhalten können. Dabei dürfen Ursache und Wirkung nicht verwechselt werden. Zwar spielt sich bei depressiven Kindern „alles in der Schule" (Homburger 1926) ab, aber hier ist auch der Ort, an dem auch schulunabhängige psychische Störungen besonders leicht registriert werden. Robins (1972) kam nach Überprüfung unterschiedlicher Schulsysteme zu dem Ergebnis, daß traditionelle Schulformen aus psychiatrischer Sicht unserem heutigen „laisser-faire"-Konzept überlegen sind.

Von *„Schul"- und Überforderungs-Depressionen* sind besonders solche Kinder bedroht, die nicht den ihrer intellektuellen Ausstattung entsprechenden Schultyp besuchen. Typisch ist, daß diese Kinder und Jugendlichen manchmal bereits vorübergehend während der Schulferien, definitiv jedoch nach Schulabschluß ihre depressive Symptomatik verlieren und sich positiv entwickeln.

5 Prävention endogen-phasischer Depressionen

Eine hohe hereditäre Belastung in der Familie stellt eine prognostisch ungünstige Konstellation dar. Das gilt besonders für Kinder, deren Vater oder Mutter bzw. beide an affektiven Psychosen leiden.

In der Kindheit Erwachsener, die später an mono- oder bipolaren Psychosen erkrankten, ließen sich in der Kindheit keine „Verhaltens- oder Befindensstörungen" (Winzenried 1969) als manische oder depressive Äquivalente festzustellen; sie sind anscheinend tatsächlich durch eine „pathologische Normalität" (Tellenbach 1976) gekennzeichnet. Das wurde durch mehrere katamnestische Erhebungen (Dahl 1971; Nissen 1971; Spiel 1961) indirekt bestätigt. Dahl untersuchte nach 20 Jahren 218 Kinder, die sich wegen unterschiedlicher psychischer Störungen in einer kinderpsychiatrischen Klinik befunden hatten, und stellte fest, daß sich bis zu diesem Zeitpunkt in keinem Falle eine manisch-depressive Erkrankung entwickelt hatte.

Das Wissen über eine frühzeitige Prävention affektiver Psychosen ist sehr gering. Es liegen bislang keine Untersuchungen vor, die sich mit den „High-Risk"-Studien schizophreniegefährdeter Kinder (Mednick and Schulsinger 1968) vergleichen ließen.

6 Grundlagen der Therapie

Für die Therapie depressiver Kinder und Jugendlicher wurden spezielle Behandlungsmethoden von verschiedenen psychodynamischen Schulen entwickelt. Die Behandlung depressiver Kinder ist oft besonders schwierig, weil sie und ihre Eltern häufig nicht oder nicht ausreichend für eine Behandlung motivierbar sind. Viele Eltern wollen nicht einsehen, daß ihr Kind depressiv und nicht faul, dysphorisch und nicht launisch und unglücklich und nicht undankbar ist. Der Therapeut muß fähig sein, einem depressiven Kind empathisch (Städeli 1978) zu begegnen und seine „Passivität, Anspruchlichkeit, Empfindsamkeit" ebenso hinnehmen können wie ihre Ambivalenz, Aggressivität und Ratlosigkeit. Manchmal wird durch die antidepressive Behandlung einer depressiven Mutter mit einem depressiven Kind ein simultaner Behandlungserfolg beim Kind registriert. Es sollte routinemäßig bei depressiven Müttern oder Vätern der psychische Status ihrer Kinder überprüft oder eine entsprechende kinderpsychiatrische Untersuchung veranlaßt werden.

Ist eine *psychopharmakologische* Behandlung eines Kindes erforderlich, erfolgt sie nach den bekannten Richtlinien. Bei Kindern sind die alters- und entwicklungstypischen depressiven „Leitsymptome" zu beachten. Neben den tri- und tetrazyklischen Antidepressiva (Ludiomil) haben sich bei Kindern und Jugendlichen besonders einige nicht-klassifizierbare Substanzen wie L-Tryptophan, Viloxazin (Vivalan) bewährt, außerdem das Thioridazin (Melleril) und Sulpirid (Dogmatil).

Zusammenfassung und Ausblick

Eine wirkungsvolle Prävention depressiver Erkrankungen sollte möglichst früh: vor der Zeugung, vor, während und nach der Geburt und nach Beginn einer depressiven Symptomatik einsetzen. Aber: „Früherkennung bedeutet Frühbehandlung", das bedeutet noch nicht geringerer Therapieaufwand, höhere Effektivität und günstigere Prognose. Dafür ist unser Wissen über die Ätiologie, die Provokation und die Persistenz depressiver Erkrankungen noch zu gering.

Die gesicherten pathogenetischen und präventiven Erkenntnisse sollten den für die psychische Prävention prädestinierten Ärzten, insbesondere den Kinder-, Schul- und Allgemeinärzten vermittelt werden. Es wäre zweckmäßig, wenn die *Vorsorgeuntersuchungsbögen* der KV (U 1–U 8) durch kinderpsychiatrisch orientierte Fragen und Untersuchungen ergänzt würden.

Literatur

1. Adorno TW, Frenkel-Brunswik E, Levinson OJ, Sanford RN (1950) The authoritan personality. New York: Harper & Bros
2. Angst J (1966) Zur Ätiologie und Nosologie endogener depressiver Psychosen. Springer, Berlin Heidelberg New York
3. Dahl V (1971) Follow-up-study of a child psychiatry cliental with special regard to manic-depressive psychoses. In: Annell AL (ed) Depressive states in childhood and adolescence. Malmquist & Wiksell, Stockholm
4. Freud S (1905) Drei Abhandlungen zur Sexualtheorie. Gesammelte Werke, Band V
5. Homburger A (1926) Psychopathologie des Kindesalters. Springer, Berlin
5 a Mednick SA, Schulsinger F (1968) Some premorbid characteristics related to breakdown in children with schizophrenic mothers. In: Rosenthal D, Kety SS (eds) The transmission of schizophrenia. Elmsford, New York
6. Nissen G (1971) Depressive Syndrome im Kindes- und Jugendalter. Beitrag zur Symptomatologie, Genese und Prognose. Springer, Berlin Heidelberg New York
7. Perris C, Perris H (1978) Status within the family and early life experiences in patients with affective disorders and cycloid psychosis. Psychiatr Clin 11:155–162
8. Remschmidt H, Brechtel B, Mewe F (1973) Zum Krankheitsverlauf und zur Persönlichkeitsstruktur von Kindern und Jugendlichen mit endogen-phasischen Psychosen und reaktiven Depressionen. Acta Paedopsychiatr (Basel) 1:2–17 (1973)
9. Robins LN (1972) Follow-up studies of behavior disorders in children. In: Quay HC, Werry JS (eds) Psychopathological disorders of children. Wiley, New York London Sydney Toronto
10. Schepank H (1974) Erb- und Umweltfaktoren bei Neurosen. Springer, Berlin Heidelberg New York
11. Spiel W (1961) Die endogenen Psychosen des Kindes- und Jugendalters. Karger, Basel
12. Spitz RA (1946) Anaclitic depression. Psychoanal Stud Child 2:313

13. Städeli H (Hrsg) (1978) Die chronischen Depressionen beim Kind und Jugendlichen. Huber, Berlin Stuttgart Wien
14. Tellenbach H (1976) Melancholie. Springer, Berlin Göttingen Heidelberg
15. Warzecha-Knoll E (1980) Depressive Verstimmungen im Kindes- und Jugendalter. Inaug.-Diss., Tübingen
16. Winzenried FJM (1969) Beziehungen periodischer Verhaltens- und Befindensstörungen im Kindes- und Jugendalter zu den endogenen Psychosen. In: Hippius H, Selbach H (Hrsg) Das depressive Syndrom. Urban und Schwarzenberg, München Berlin Wien

Medikamentöse Rückfallverhütung bei affektiven Erkrankungen

W. Greil und M. Schertel

Bei den affektiven Psychosen handelt es sich um Krankheiten, die im idealtypischen Verlauf vollständige Remission aufweisen, jedoch mit hohem Rückfallrisiko belastet sind.

Verlaufscharakteristik affektiver Psychosen

Angst hat aus einer katamnestischen Untersuchung an ca. 400 Patienten über 26 Jahre ein Modell der Verläufe unipolarer, bipolarer und schizoaffektiver Psychosen abgeleitet [1].

Die unipolaren affektiven Psychosen — mit ausschließlich depressiven Phasen — treten erstmals in einem relativ hohen Alter auf, im Mittel im Alter von ca. 45 Jahren; die weiteren Phasen folgen im Abstand von durchschnittlich 50 Monaten. Die bipolaren affektiven Psychosen — mit manischen und depressiven Phasen — setzen früher ein, im Mittel beginnt die Erkrankung im Alter von ca. 35 Jahren, der mittlere Phasenabstand beträgt 31 Monate. Die schizoaffektiven Psychosen setzen noch früher ein und zeigen einen ähnlichen Krankheitsverlauf wie die bipolaren Erkrankungen. Bei allen drei Formen der affektiven Störungen nehmen mit zunehmender Krankheitsdauer die Zeiträume zwischen den Phasen ab (Abb. 1).

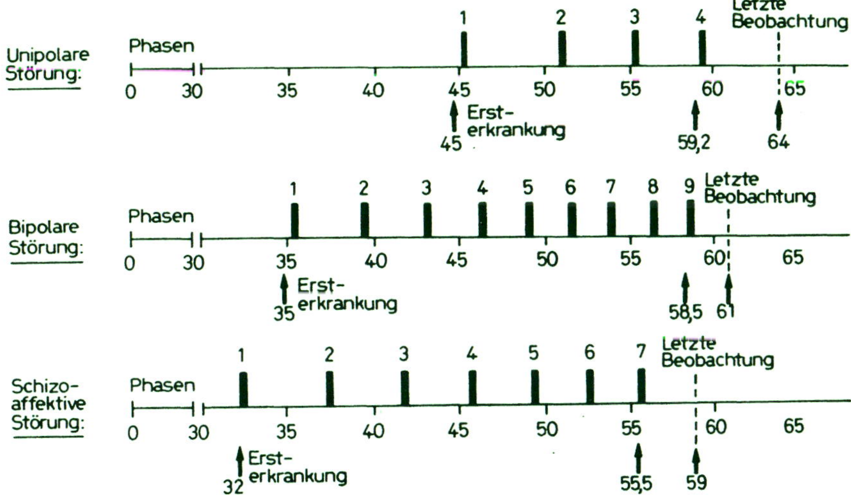

Abb. 1. Modell über den Verlauf unipolarer, bipolarer und schizoaffektiver Störungen [1]

Aufgrund dieser Verlaufscharakteristik wurde bereits frühzeitig versucht, das Wiederauftreten neuer Krankheitsphasen zu verhindern. 1949 berichteten Geoghegan und Stevenson von einer erfolgreichen Rückfallprophylaxe affektiver Psychosen mit Elektrokrampfbehandlungen im Abstand von je einem Monat über 2 Jahre [2]. Diese Methode der Prophylaxe hat sich in der Praxis nicht durchgesetzt, da der Elektrokrampf zu einschneidend ist, um ihn an symptomfreien Patienten regelmäßig anzuwenden.

Effektivität medikamentöser Rückfallverhütung

Für die medikamentöse Rückfallprophylaxe affektiver Psychosen wurde eine Reihe von Substanzen intensiv untersucht:

- Lithium
- trizyklische Antidepressiva: Imipramin und Amitriptylin
- tetrazyklische Antidepressiva: Maprotilin und Mianserin
- ein Neuroleptikum: Flupentixol-decanoat
- Antikonvulsiva: Natrium-Valproat und Carbamazepin

Wirksamkeit von Lithium

Die Effektivität einer Prophylaxe mit Lithium wurde an über 600 Patienten in 9 Doppelblind-Studien geprüft, deren Ergebnisse von John M. Davis zusammengefaßt wurden [3].

Unter Lithium, im allgemeinen über einen Zeitraum von 1 bis 2 Jahren gegeben, traten in 36% der Fälle Rückfälle auf (Notwendigkeit von antidepressiver oder neuroleptischer Zusatzmedikation), unter Placebo dagegen in 79% (Tabelle 1). Der Unterschied ist statistisch hochsignifikant. Auch in den einzelnen der 9 Studien war der Krankheitsverlauf unter Lithium jeweils günstiger als unter Placebo.

Tabelle 1. Effektivität der Lithiumprophylaxe

	kein Rückfall	Rückfall
Lithium (n=329)	64% (n=212)	36% (n=117)
Placebo (n=330)	21% (n= 68)	79% (n=262)

Daten aus 9 Doppelblind-Studien [3]

Bei einer ähnlichen Auswertung von M. Schou zeigten sich, bezogen auf unipolare und bipolare Verlaufsformen, keine wesentlichen Unterschiede in der Effektivität von Lithium. Innerhalb eines Jahres wurden rückfällig [4]:

Bei den Unipolaren
    unter Lithium (n = 76):   22%
    unter Placebo (n = 77):   65%

Bei den Bipolaren
    unter Lithium (n = 186):   20%
    unter Placebo (n = 187):   73%.

Über die prophylaktische Wirksamkeit von Lithium bei schizoaffektiven Psychosen liegen nur wenige Studien vor, Vergleichsuntersuchungen mit Neuroleptika fehlen sogar ganz. Die Studien und die klinischen Erfahrungsberichte zeigen, daß Lithium auch bei dieser Indikation deutlich rezidivverhütend wirkt, die Effektivität aber geringer ist als bei affektiven Psychosen [5–8].

Zur Beurteilung der Wirksamkeit von Lithium wurden in der Psychiatrischen Klinik der Universität München die Ambulanzakten von 58 Patienten unter Lithiumprophylaxe (durchschnittliche Behandlungsdauer: ca. 5 Jahre) nach folgenden Kriterien ausgewertet (Tabelle 2):

Tabelle 2. Kriterien zur Wirksamkeit einer Lithiumprophylaxe

	Hospitalisierungen[a] pro Jahr	Zusatzmedikation[b]
Responder	Abnahme	–
Partielle Responder	Abnahme	+
Non-Responder	Zunahme/keine Veränderung	+

[a] Vergleich der Zeiträume vor Lithium (seit erster Krankheitsphase) und unter Lithium
[b] Antidepressiva oder Neuroleptika innerhalb der letzten 12 Monate

- Häufigkeit von Krankheitsphasen, die stationär behandelt wurden („Hospitalisierungen"), vor und unter Lithium;
- Zusatzmedikation von Antidepressiva und Neuroleptika während der ambulanten Lithiumtherapie (in den letzten 12 Monaten)

33% (19 Patienten) zeigten unter Lithium eine deutliche Abnahme der stationären Aufnahmen und erhielten keine antidepressive oder neuroleptische Zusatzmedikation während der ambulanten Behandlung („Responder").

47% (27 Patienten) wiesen ebenfalls eine wesentliche Reduktion der Hospitalisierung auf, benötigten jedoch wegen subklinischer Phasen ambulant Zusatzmedikation („Partielle Responder").

Bei 21% (12 Patienten) nahmen die stationären Behandlungen unter Lithium zu, und während der ambulanten Behandlung wurden Antidepressiva oder Neuroleptika verabreicht („Non-Responder").

Eine wirksame Lithiumprophylaxe ergibt sich hieraus in 79% (46 Patienten), da die Häufigkeit der Hospitalisierungen in der Gruppe der Responder und der partiellen Responder entscheidend abgenommen hat: Von 0,80 auf 0,005 bzw. 0,79 auf 0,12 Hospitalisierungen pro Jahr [9].

Bei 21% – in der Gruppe der Non-Responder – zeigte sich unter Lithium eine Verschlechterung des Krankheitsverlauf mit Zunahme der stationär behandelten Phasen: Von 0,66 auf 1,18 pro Jahr [9]. Dies könnte dem natürlichen Krankheitsverlauf entsprechen, könnte aber auch durch die Dauerbehandlung mit Lithium und Antidepressiva/Neuroleptika mitverursacht sein [10].

Kukopulos und Reginaldi beobachteten bei 301 mit Lithium behandelten Patienten ebenfalls in 80% eine wirksame Lithiumprophylaxe (gute und partielle Response) [11].

Wirksamkeit von Antidepressiva

Während die Studien zur rezidivprophylaktischen Wirkung von Lithium weitgehend einheitlich zeigen, daß Lithium den Krankheitsverlauf affektiver Psychosen günstig beeinflußt, sind die Ergebnisse der Studien zur Wirksamkeit von Antidepressiva widersprüchlich [12].

Tabelle 3 gibt eine Übersicht über die Ergebnisse von Studien zur rezidivverhütenden Wirkung von Antidepressiva im Vergleich zu Lithium bei unipolaren Depressionen.

Prien et al. [13] beobachteten eine vergleichbar gute prophylaktische Wirksamkeit von Imipramin und Lithium, Quitkin et al. [17] dagegen stellten fest, daß Imipramin einer Placebo-Vergleichsgruppe nicht überlegen war.

Tabelle 3. Studien zur Prophylaxe unipolarer affektiver Psychosen: Lithium versus Antidepressiva

Untersucher	Behandlungs-dauer	Medikation	Zahl der Pat.	Rückfälle %
Prien et al. 1974 [13]	2 Jahre	Lithium	27	48
		Imipramin	25	48
		Placebo	26	92
Coppen et al. 1976 [14]	1 Jahr	Lithium	12	25
		Maprotilin	8	75
Coppen et al. 1979 [15]	1,5 Jahre	Lithium	15	0
		Mianserin	13	54
Glen et al. 1981 [16]	3 Jahre	Gruppe I		
		Lithium	56	64
		Amitriptylin	47	66
		Gruppe II		
		Lithium	12	33
		Amitriptylin	7	57
		Placebo	9	89
Quitkin et al. 1981 [17]	11 Monate	Lithium	7	29
		Imipramin	6	83
		Placebo	6	100

Für Maprotilin und Mianserin fanden Coppen et al. [14, 15], daß beide Antidepressiva einer Lithiumprophylaxe unterlegen waren.

Amitriptylin erwies sich in einer Studie von Glen et al. [16] als prophylaktisch ebenso wirksam wie Lithium.

Die rezidivverhütende Wirkung von Antidepressiva bei unipolaren endogenen Depressionen kann aus diesen Studien nicht beurteilt werden, da die Zahl der behandelten Patienten in den einzelnen Gruppen meist sehr klein ist und die Behandlungsdauer sehr kurz (Tabelle 3).

Bei bipolaren affektiven Psychosen sollte eine Antidepressiva-Prophylaxe vermieden werden, da Antidepressiva manische Rückfälle nicht verhindern, diese möglicherweise sogar provozieren können [13, 16].

Wirksamkeit von Neuroleptika

Unter den Neuroleptika wurde lediglich Flupentixoldecanoat systematisch untersucht. Kielholz et al. berichteten 1979 einen positiven Effekt bei 30 uni- und bipolaren Patienten [18]. Eine große Studie an über 100 Patienten in Skandinavien dagegen erbrachte, daß Flupentixol-decanoat insgesamt keinen prophylaktischen Effekt bei affektiven Psychosen aufweist. Es wurden zwar die manischen Phasen unterdrückt, die depressiven Phasen aber waren unter dieser Behandlung eher häufiger als vor der Therapie [19].

Wirksamkeit von Antikonvulsiva

Ein neuer Ansatz bei der medikamentösen Rückfallverhütung affektiver Erkrankungen ist die Gabe von Antikonvulsiva.

Okuma et al. [20] beurteilten die Prophylaxe mit Carbamazepin (200 bis 600 mg/Tag) über ein Jahr bei 12 bipolaren Patienten in 60% als „effektiv". Die Effektivität einer Placebo-Behandlung bei 10 Kontrollpatienten betrug dagegen nur 20%.

Bei einigen Lithium-Non-Respondern mit bipolaren Störungen wurde durch Zusatzbehandlung mit Antikonvulsiva – Natrium-Valproat oder Carbamazepin – ein günstigerer Krankheitsverlauf erzielt [21–23].

Diese ersten Untersuchungen zur Antikonvulsiva-Dauerbehandlung zeigen, daß es sich hierbei um eine erfolgversprechende Methode zur Rückfallverhütung bipolarer affektiver Erkrankungen handeln könnte. Die rezidivprophylaktische Wirksamkeit der Antikonvulsiva muß jedoch in weiteren Studien bestätigt werden.

Beginn und Dauer einer Langzeitbehandlung

Kritische Probleme einer Rückfallverhütung affektiver Erkrankungen sind die Fragen:

- Wann soll mit einer medikamentösen Dauerbehandlung begonnen werden?
- Wann kann eine solche wieder beendet werden?

Eine prophylaktische Langzeitbehandlung sollte nur begonnen werden, wenn mit hoher Wahrscheinlichkeit baldige, weitere Krankheitsphasen zu erwarten sind, deren Schweregrad und deren soziale Auswirkungen eine medikamentöse Dauerbehandlung rechtfertigen.

Aus einer katamnestischen Untersuchung leitete Angst [1] neue Selektionskriterien für eine Langzeitbehandlung ab.

Außer der „Indexphase", der aktuellen Krankheitsphase, muß nur mindestens eine frühere Krankheitsphase abgelaufen sein:

- Innerhalb von 5 Jahren bei den unipolaren,
- innerhalb von 4 Jahren bei den bipolaren und
- innerhalb von 3 Jahren bei den schizoaffektiven Psychosen.

Diese Indikationskriterien von Angst sind relativ weit und können nur eine statistische Grundlage für die Entscheidung zu einer Langzeitmedikation darstellen [24].

Das Abwägen von Nutzen und Risiko kann im Verlauf einer medikamentösen Rückfallprophylaxe zum Abbruch der Behandlung führen:

- bei Non-Response
- bei Eintreten von schwerwiegenden Nebenwirkungen
- bei Auftreten von Kontraindikationen (interkurrente Erkrankungen, Gravidität)

Auch jahrelange Freiheit von Krankheitsphasen ist häufig ein Grund, daß Patienten wünschen, die Dauermedikation zu beenden.

Nach Absetzen entfällt jedoch der prophylaktische Schutz des Medikaments, und die Erkrankung zeigt wieder ihren natürlichen Verlauf.

Abruptes Absetzen von Lithium provoziert sogar in 20 bis 50% der Fälle innerhalb von 5 bis 14 Tagen akute, schwere Rezidive von manischen, depressiven und schizoaffektiven Psychosen.

Dies scheint, nach einer eigenen Studie, vor allem für solche Patienten zuzutreffen, die während der Lithiumbehandlung psychisch nicht vollständig stabilisiert waren und Zusatzbehandlung mit Antidepressiva und Neuroleptika benötigten. Wiederansetzen von Lithium führte zu einer raschen Besserung der Symptomatik [25, 26].

Bei einem Absetzversuch nach mehrjähriger Lithiumtherapie sollte, wenn möglich, die Dosis über mehere Monate schrittweise reduziert werden [24].

Auch nach abruptem Absetzen von trizyklischen Antidepressiva nach Langzeitgabe wurden akute Rückfälle beschrieben [27].

Zusammenfassung

Für die Rückfallverhütung unipolarer, bipolarer und schizoaffektiver Psychosen stellt Lithium die Therapie der ersten Wahl dar (Tabelle 4).

Tabelle 4. Medikamentöse Rückfallprophylaxe bei affektiven Erkrankungen

unipolar:	Lithium Antidepressiva
bipolar:	Lithium Carbamazepin (+ Lithium)
schizoaffektiv:	Lithium Neuroleptika Carbamazepin (+ Lithium)

Bei den unipolaren Störungen kommen Antidepressiva als Alternative in Frage.

Bei den bipolaren Psychosen könnte in Zukunft Carbamazepin allein oder in Kombination mit Lithium von Bedeutung sein, wenn die prophylaktische Wirksamkeit von Carbamazepin bestätigt wird.

Bei den schizoaffektiven Psychosen werden in der Praxis zur Rückfallverhütung sicher häufig Neuroleptika gegeben, da schizoaffektive Psychosen – auch nach der ICD-Klassifikation – oft den Schizophrenien zugeordnet werden. Wissenschaftliche Untersuchungen über eine neuroleptische Langzeitbehandlung schizoaffektiver Psychosen liegen aber nicht vor. Möglicherweise kommt auch bei dieser Erkrankung als Alternative zu Lithium in der Zukunft Carbamazepin bzw. Carbamazepin in Kombination mit Lithium in Frage.

Ausblick

Für die Zukunft wissenschaftlicher Untersuchungen sollten Alternativen zur Lithiumbehandlung entwickelt und deren Wirksamkeit geprüft werden. Es ist von großer Bedeutung, die Effektivität und Tolerabilität einer Langzeitbehandlung mit Carbamazepin in kontrollierten Studien weiter zu sichern. Für die Lithiumtherapie selbst sollte geprüft werden, ob nicht niedrigere Dosen und niedrigere Plasmaspiegel für die prophylaktische Effektivität ausreichend sind, als sie zur Zeit empfohlen werden. Außerdem sollte geprüft werden, ob nicht irgendeine Form der Intervallbehandlung mit Lithium ebenso wirksam ist, wie die jetzt übliche chronische Applikation.

Literatur

1. Angst J (1981) Current perspectives in lithium prophylaxis. In: Berner P, Lenz G, Wolf R (eds) Bibliotheca psychiat, Vol 161. Karger, Basel München Paris London New York Sidney, p 32
2. Geoghegan JJ, Stevenson GH (1949) Am J Psychiatry 105:494
3. Davis JM (1976) Am J Psychiatry 133:1
4. Schou M (1978) Mood disorders: The world's major public health problem. In: Ayd FJ, jr., Taylor IJ (eds) Ayd Medical Communications, Baltimore, p 117
5. Angst J, Dittrich A, Grof P (1969) Int Pharmacopsychiatry 2:1

6. Smulevitch AB, Zavidovskaya GI, Igonin AL, Mikhailova NM (1974) Br J Psychiatry 125:65
7. Lenz G, Küfferle B, Wolf R (1981) Current perspectives in lithium prophylaxis. In: Berner P, Lenz G, Wolf R (eds) Bibl Psychiatr, Vol 161. Karger, Basel München Paris London New York Sidney, p 45
8. Tress W, Haag H (1979) Nervenarzt 50:524
9. Schertel M, Eisenried F, Walther A, Greil W (1983) Proceedings. VII World Congress of Psychiatry. Plenum Publishing Comp. Ltd., London (im Druck)
10. Reginaldi D, Tondo L, Floris G, Pignatelli A, Kukopulos A (1981) Int Pharmacopsychiatry 16:124
11. Kukopulos A, Reginaldi D (1980) Handbook of lithium therapy. In: Johnson FN (ed) MTP Press Ltd., Lancaster, p 109
12. Greil W, Haag H, Schertel M (1983) Psychopharmacology 1, Part 2: Clinical psychopharmacology. In: Hippius H, Winokur G (eds) Excerpta Medica, Amsterdam Oxford Princeton, p 231
13. Prien RF, Klett CJ, Caffey EM (1973) Arch Gen Psychiatry 29:420
14. Coppen A, Montgomery SA, Gupta RK, Bailey JE (1976) Br J Psychiatry 128:479
15. Coppen A, Ghose H, Rao R, Bailey J, Peet M (1978) Br J Psychiatry 133:206
16. Glen AIM, Johnson AL, Shepherd M (MRC-Study) (1981) Psychol Med 11:409
17. Quitkin FM, Kane JM, Rifkin LA, Ramos-Lorenzi JR, Saraf K, Howard A, Klein DF (1981) Psychopharmacol Bull 17:142
18. Kielholz P, Terzani S, Pöldinger W (1979) Int Pharmacopsychiatry 14:305
19. Ahlfors UG, Baastrup PC, Dencker SJ, Elgen K, Lingjaerde O, Pedersen V, Schou M, Aaskoven O (1981) Acta Psychiatr Scand 64:226
20. Okuma T, Inanaga K, Otsuki S, Sarai K, Takahashi R, Hazama H, Mori A, Watanabe S (1981) Psychopharmacol Bull 73:95
21. Emrich HM, von Zerssen D, Kissling W, Möller H-J (1981) Am J Psychiatry 138:256
22. Nolen WA (1983) Acta Psychiatr Scand 67:218
23. Greil W, Krüger R, Roßnagl G, Schertel M, Walther A (1983) Proceedings, VII World Congress of Psychiatry. Plenum Publishing Comp. Ltd., London (im Druck)
24. Greil W, van Calker D (1983) Psychopharmaka – Grundlagen und Therapie. In: Langer G, Heimann H (Hrsg) Springer, Wien New York
25. Greil W, Broucek B, Klein HE, Engel-Sittenfeld P (1982) Basic mechanisms in the action of lithium. In: Emrich HM, Aldenhoff JB, Lux HD (eds) Excerpta Medica, Amsterdam Oxford Princeton, p 235
26. Klein HE, Broucek B, Greil W (1981) Br J Psychiatry 139:255
27. Mirin SM, Schatzberg AF, Creasey DE (1981) Am J Psychiatry 138:87

Suizid

Patienten nach Suizidversuch: Probleme und Verbesserungsmöglichkeiten der psychiatrischen Betreuung

H. J. Möller

Grob geschätzt kann man davon ausgehen, daß etwa alle 4 Minuten in der Bundesrepublik ein Mensch versucht, sich das Leben zu nehmen; etwa alle 40 Minuten wird ein erfolgreicher Suizid begangen. Absolute und relative Häufigkeit suizidaler Verhaltensweisen zeigen steigende Tendenz. Diese traurigen Fakten haben in den letzten 10 bis 20 Jahren dazu geführt, daß zunehmend versucht wurde, die entsprechende Risikoklientel intensiver zu versorgen. Dies wird u.a. deutlich in der Einrichtung ambulanter suizidpräventiver Einrichtungen sowie in der wachsenden Quote von Parasuizidenten im Rahmen des psychiatrischen Konsiliardienstes an Allgemeinkrankenhäusern (Möller et al. 1982). An der von uns psychiatrisch betreuten Toxikologischen Abteilung des Klinikums rechts der Isar z.B., eines der großen Versorgungskrankenhäuser Münchens, werden jährlich etwa 800 bis 1000 Patienten nach Suizidversuch psychiatrisch versorgt. In der „Arche", einer Münchner Modelleinrichtung zur ambulanten Betreuung suizidgefährdeter Menschen, werden jährlich etwa 500 bis 600 Patienten in suizidalen Krisen oder nach Suizidversuch behandelt.

Die *primäre Aufgabe suizidpräventiver Maßnahmen* besteht darin, ätiologische Faktoren für Suizidversuche zu reduzieren. Während diese Primärprophylaxe häufig an gesamtgesellschaftlichen Zusammenhängen scheitert – so ist es z.B. sehr schwierig, der Vereinsamung des Menschen in den hochentwickelten westlichen Industrienationen entgegenzuwirken – besteht ein Hauptproblem der Sekundärprophylaxe darin, daß nur ein geringer Teil der Menschen in suizidalen Krisen die prinzipiell vielerorts mögliche institutionelle Hilfe in Anspruch nimmt. Um so größer ist deshalb die Bedeutung der Betreuung von Patienten nach einem Suizidversuch (Tertiärprophylaxe), um wenigstens bei diesen Menschen, deren besondere Gefährdung erkennbar geworden ist, durch ein Therapieangebot weitere ungünstige Entwicklungen und dabei auch weitere Suizidversuche zu verhindern. Patienten in suizidalen Krisen bzw. Patienten nach Suizidversuch sind eine wichtige Zielgruppe der psychiatrischen Versorgung. Die hohe Rezidivneigung bezüglich suizidalen Verhaltens (u.a. 10% Suizide im Zehnjahreszeitraum nach Suizidversuch) und die Tendenz zur Chronifizierung der dem Suizidversuch zugrundeliegenden Störungen bei einem großen Teil dieser Patienten ist aus katamnestischen Studien bekannt (Martens 1981; Möller 1982). Abgesehen von der wichtigen Aufgabe der Prophylaxe von Suizidversuchen mit möglicherweise (gewolltem oder nicht gewolltem) tödlichen Ausgang ist die Versorgung dieser Klientel auch unter einem weiteren Aspekt von Bedeutung. Es handelt sich um eine allgemeine Risikopopulation mit einer hohen Prävalenzrate schwerer psychischer Störungen (Neurosen, Sucht, Psychosen), Störungen, die häufig im Rahmen der suizidalen Krise oder des Suizidversuchs erstmalig diagnostiziert werden, wodurch eine Behandlung möglich wird (Möller et al. 1978;

Torhorst et al. 1983). Von Patienten mit Suizidversuch sind, je nach untersuchter Stichprobe und diagnostischen Kriterien, zumindest 50 bis 70% als psychisch krank im engeren Sinne des Wortes einzustufen. Diese Möglichkeiten der Therapie, die sich nach dem Suizidversuch eröffnen, sollten unabhängig von der Frage genutzt werden, ob es sich um Patienten mit der besonderen Gefahr eines Suizidversuchsrezidivs handelt oder nicht. Denn in jedem Fall einer zugrundeliegenden psychischen Erkrankung geht die allgemeine psychiatrisch-psychotherapeutische Versorgungsaufgabe über die Suizidprophylaxe hinaus und richtet sich auf die erkannte psychische Störung selbst.

Das letztgenannte Argument gilt ganz besonders angesichts der Tatsache, daß es bisher nur in Ansätzen gelungen ist, Subgruppen mit besonderem Rezidivrisiko bezüglich suizidalen Verhaltens zu identifizieren. Nur wenige Merkmale haben sich in empirischen Studien wiederholt als Prädiktoren für Rezidive suizidalen Verhaltens nachweisen lassen (Bürk und Möller in Vorb.). Dazu gehören frühere Suizidversuche, Suchterkrankung, frühere psychiatrische Behandlung, Persönlichkeitsstörung und Delinquenz als Prädiktoren für erneute suizidale Handlungen (Suizidversuch, Suizid); höheres Alter und männliches Geschlecht als Prädiktoren für Suizid. Aufgrund der Kenntnis dieser Merkmale läßt sich aber die Prognose im Einzelfall nicht mit ausreichender Sicherheit stellen – was auch die bisher unbefriedigenden Erfolge bei der Konstruktion von entsprechenden Suizidrisikoskalen zeigen –, sondern allenfalls lassen sich Risikogruppen charakterisieren. Weitere für die Prognose interessante Risikogruppen sind die Patienten mit „ernsthaften" Suizidversuchen (Torhorst et al. 1983) sowie die Patienten mit „Mehrfachsuizidversuchen" (Kurz et al. 1982), die jeweils charakteristische Abweichungen bezüglich suizidologisch relevanter Merkmale gegenüber der Reststichprobe aufweisen und die wahrscheinlich im weiteren Verlauf besonders gefährdet sind.

Eine *adäquate Versorgung von Patienten nach Suizidversuch* sollte folgende Funktionen erfüllen:

a) Diagnostik der Suizidalität; Diagnostik psychiatrischer Erkrankungen
b) stützende Gespräche, ggf. Kurzpsychotherapie
c) Kontakt mit Angehörigen/Konfliktpartnern, ggf. Einbeziehung dieser Personen in die therapeutischen Gespräche
d) Indikationsstellung und Einleitung geeigneter ambulanter Nachbetreuungsmaßnahmen
e) Förderung der diesbezüglichen Inanspruchnahme durch entsprechende Informations- und Motivationsarbeit sowie entsprechende Überweisungsmodalitäten
f) bei stationärer Behandlung: Schaffung eines günstigen Stationsklimas (Pflegepersonal/Ärzte!)

Patienten, die nach einem Suizidversuch in ein Allgemeinkrankenhaus eingewiesen werden, werden zumeist im Rahmen des üblichen *psychiatrischen Konsiliardienstes* versorgt. Diese Maßnahme wird wahrscheinlich der umfassenden Versorgungsaufgabe nicht gerecht (Möller et al. 1982); das gilt insbesondere für die nicht psychotischen Patienten. Der Psychiater – vielfach ein niedergelassener Kollege – findet im Regelfall nur Zeit für ein kürzeres Gespräch, das im allgemeinen beschränkt bleibt auf die Diagnostik weiter bestehender Suizidalität und möglicher psychischer Krankheiten und die Einleitung weiterer Maßnahmen wie Einweisung in eine psychiatrische Klinik, Entlassung mit ambulanter Nachbetreuung, Entlassung ohne ambulante Nachbetreuung u.a. Für eingehendere therapeutische Maßnahmen oder Motivationsarbeit für die Nachbetreuung bleibt meist keine Zeit.

Wird dieser Konsiliardienst von psychiatrischen Kliniken durchgeführt, so werden oft junge Assistenzärzte ohne entsprechende Ausbildung und Vorerfahrung mit dieser verantwortungsreichen Aufgabe betraut. Abgesehen von diesen speziell den Psychiater betreffenden Problemen bringen organisatorische Zwänge und die Hektik des Allgemeinkrankenhauses (u.a. schnelle Verlegung von Intensivstationen auf Allgemeinstationen, möglichst schnelle Entlassung wegen Bettenknappheit) sowie emotionelle Spannungen zwischen Ärzten/Pflegepersonal und den Suizidpatienten (u.a. Vorwurf der Selbstverschuldung, Aggressionen wegen mancher Unannehmlichkeiten dieser Klientel, abwehrende Einstellung aufgrund unbewußter Motivationen u.a.) eine für die Versorgung dieser Patienten ungünstige Gesamtatmosphäre mit sich. In vielen Krankenhäusern ist nicht einmal die Möglichkeit der Einbeziehung eines psychiatrischen Konsiliardienstes gegeben, was meist zu einer erhöhten Einweisungsquote in psychiatrische Kliniken führt, die unter den Gegebenheiten des Konsiliardienstes bei nur 11 bis 12% liegt (Feuerlein 1978; Torhorst et al. in Vorb.).

Im Vergleich zum traditionellen psychiatrischen Konsiliardienst scheinen *neuere Versorgungsmodelle* – Liaisondienst, Kriseninterventionsstation – die z.Zt. erst an wenigen Kliniken erprobt werden, bessere therapeutische Möglichkeiten zu bieten. Der Psychiater ist dabei auf der entsprechenden Station ganztägig tätig, widmet sich für einen längeren Zeitraum (mindestens 1 Jahr) voll dieser beruflichen Spezialfunktion und kann die Mitarbeiter auf der Station sowie den organisatorischen Ablauf entsprechend den speziellen Versorgungsaufgaben beeinflussen. Sicherlich werden sich diese Modelle auf lange Sicht nur an größeren Krankenhäusern durchsetzen können; immerhin läßt sich aber vielleicht einiges der darin praktizierten Ansätze auch im Rahmen eines dann zeitlich etwas umfangreicheren Konsiliardienstes realisieren (Lauter 1982).

Für eine große Gruppe von Patienten mit Suizidversuch ist nach Klinikentlassung eine *ambulante Nachbetreuung* indiziert (Feuerlein 1978; Torhorst et al. in Vorb.). Dieses Nachbetreuungsangebot wird aber gerade von Suizidpatienten unter den üblichen Versorgungskonditionen nur in einem geringen Prozentsatz (30–40%) angenommen. Obendrein scheiden zahlreiche Patienten nach 1 bis 2 Stunden Nachbetreuung (40%) aus der Nachbetreuung heraus, so daß eine Nachbetreuung von mehr als 2 Stunden nur bei einem relativ geringen Teil (etwa 24%) der ursprünglich überwiesenen Patienten stattfindet.

Gerade in dieser ersten Zeit nach dem Suizidversuch wäre aber die ambulante Intervention dringend indiziert, da die ersten 6 Monate bzw. das erste Jahr nach einem Suizidversuch die höchste Rezidivquote aufweist (Bancroft u. Marsack 1977). Von Patienten, die wegen Suizidversuchs nachbetreut wurden, führten 22% im ersten Jahr danach einen erneuten Suizidversuch durch, nur 6% im zweiten Jahr, 10% im dritten Jahr (Breucha u. Möller 1982). Wegen dieses Zeitmusters bezüglich der Suizidrezidive wird von einigen Autoren gefordert, die Nachbetreuung nicht nur auf eine kurzfristige Krisenintervention zu beschränken, sondern den Patienten im ersten Jahr in größeren Abständen (z.B. monatlich) immer wieder zu Gesprächen einzubestellen.

Tabelle 1. Vergleich der Inanspruchnahmedaten eines ungünstigeren und eines günstigeren Versorgungssystems für Suizidenten. KMS = Krankenhaus München Schwabing, K.r.d.I. = Klinik rechts der Isar

	Primäre Inanspruchnahmequote	"Drop out" nach < 3 Stunden	Effektive Gesamtinanspruchnahme
Externe Nachbetreuung (KMS, Arche) Versorgung ohne Compliance-Förderung	31%	43%	18%
Erstbetreuer übernimmt Nachbetreuung (K.r.d.I.) Compliance-fördernde Maßnahmen, erfahrener Therapeut	89%	18%	73%

Bisher wurde vielfach angenommen, die *ungenügende Inanspruchnahme von Nachbetreuungsmöglichkeiten* durch Suizidpatienten hänge mit der speziellen Eigendynamik der suizidalen Krise (emotionale Katharsis durch den Suizidversuch, Abklingen der Krise durch Entgegenkommen der Konfliktpartner etc.) sowie mit bestimmten Persönlichkeitsdispositionen von Suizidpatienten (Unfähigkeit zu menschlichen Bindungen, Tendenz zum Ausagieren statt zur Bearbeitung von Konflikten, starke emotionale Labilität und Kränkbarkeit u. a.) zusammen. Es läßt sich aber zeigen, daß die schlechte „Compliance" durch z.T. sehr einfache Maßnahmen erheblich verbessert werden kann, u. a. durch eine feste Terminvereinbarung mit der Nachbetreuungsinstitution, ggf. auch durch entsprechende Motivationsarbeit, besonders aber dadurch, daß die Nachbetreuung durch den psychiatrischen Erstbetreuer selbst weitergeführt wird. Unter derartig optimalen Konditionen läßt sich die primäre Inanspruchnahmequote verglichen mit der üblichen Nachbetreuung mehr als verdoppeln, ohne daß es dabei zu einer Erhöhung der „drop-out"-Quote (hier definiert als Therapiedauer von weniger als 3 Stunden) kommt (Tab. 1). Schließlich ist davon auszugehen, daß die globale klinisch-intuitive Einschätzung der Motivation durch den Therapeuten nach dem Erstgespräch keine ausreichende Prognose über die Inanspruchnahme der Nachbetreuung zuläßt (Möller u. Geiger 1981). Das sollte bis zur Konstruktion besserer Prognoseverfahren die Konsequenz nach sich ziehen, daß man jedem Patienten nach einem Suizidversuch, bei dem eine Nachbetreuung indiziert erscheint, unabhängig von der klinisch-intuitiven Einschätzung der Motivation eine Nachbetreuung anbietet und diese auch fest arrangiert. Die Nichtbeachtung der genannten „Compliance"-fördernden Maßnahmen führt zu unerwünschten Selektionsprozessen bei der Nachbetreuung, die vielleicht zur Folge haben, daß die, die am dringendsten eine Nachbetreuung benötigen, diese nicht in Anspruch nehmen können. Ein derartiger unerwünschter Effekt ist auch aus der Psychotherapieforschung bekannt. Selektionsprozesse, die bei verschiedenen Institutionen der Suizidentenbetreuung ablaufen können, sind bereits an soziodemographischen Merkmalen zu erkennen (Kurz u. Möller in Vorb.). Dabei zeigt sich z. B., daß bei der „Arche" männliche und ältere Patienten im Vergleich zu Stichproben von Suizidenten, die in Allgemeinkrankenhäusern behandelt werden, unterrepräsentiert sind.

Zwar ist die *Effizienz von psychotherapeutischen Nachbetreuungsmaßnahmen* (bei nicht psychotischen!) Suizidpatienten bis heute nicht ausreichend durch empirische Studien belegt. Immerhin gibt es aber besondere auf Suizidenten zugeschnittene Nachbetreuungsprogramme, die unter dem Aspekt der Rezidivverhütung und Verbesserung der sozialen Adaptation ihre Wirksamkeit zeigen konnten. Nach unseren Erfahrungen (Kurz und Möller 1982) haben sich dabei im Vergleich mit psychotherapeutischen Verfahren im engeren Sinne insbesondere Verfahren bewährt, die eine aktivere Motivationsarbeit und eine psychagogische Führung einschließen.

Diese Arbeit entstand im Rahmen eines vom Bundesministerium für Jugend, Familie und Gesundheit geförderten Forschungsprojektes zur Evalutation von Nachbetreuungsmöglichkeiten für Patienten nach Suizidversuch.

Literatur

Bancroft J, Marsack P (1977) The Repetitioness of self-poisoning and self-injury. Br J Psychiatry 131:394–399

Breucha HP, Möller HJ (1982) 3-Jahres-Katamnese an 100 von der „Arche" nachbetreuten Parasuizidenten: Angaben zur Nachbetreuung sowie zur sozialen und psychischen Situation. Crisis Int J Suicide Crisis Stud. 3:78–87

Bürk F, Möller HJ (In Vorb.) Prädiktoren für weiteres suizidales Verhalten bei nach einem Suizidversuch hospitalisierten Patienten: Eine Literaturübersicht

Feuerlein W (1978) Krisenintervention bei Selbstmordpatienten. Therapiewoche 28:2892–2898

Häfner H (1978) Psychiatrische Krisenintervention – Umsetzung in psychiatrischen Einrichtungen. Psycho 4:397–403

Kurz A, Möller HJ (1982) Ergebnisse der klinisch-experimentellen Evaluation von suizidprophylaktischen Versorgungsprogrammen. Arch Psychiatr Nervenkr 232:97–118

Kurz A, Möller HJ (In Vorb.) Hilfesuchverhalten und Compliance von Suizidgefährdeten

Kurz A, Torhorst A, Wächtler C, Möller HJ (1982) Vergleichende Untersuchung von 295 Patienten mit erstmaligem und wiederholtem Suizidversuch. Arch Psychiatr Nervenkr 232:427–438

Lauter H (1982) Die psychiatrische Versorgung von Suizidenten auf internistischen Stationen. In: Fiedler PA, Franke A, Howe J, Kurz A, Möller HJ (Hrsg) Herausforderung und Grenzen der Klinischen Psychologie. Tübingen, Privatdruck der DEVT

Marten RF (1981) Probleme und Ergebnisse von Verlaufsuntersuchungen an Suizidenten. In: Henseler H, Reimer C (Hrsg) Selbstmordgefährdung. Stuttgart, Fromann-Holzboog

Möller HJ (1982) Das Problem der Inanspruchnahme von Betreuungseinrichtungen für Suizidgefährdete unter besonderer Berücksichtigung der Bedeutung niedergelassener Ärzte in der Versorgung von Patienten in suizidalen Krisen. In: Reimer C (Hrsg) Suizid. Ergebnisse und Therapie. Springer, Berlin Heidelberg New York Tokyo

Möller HJ, Geiger V (1981) Möglichkeiten zur „Compliance"-Verbesserung bei Parasuizidenten. Crisis Int J Suicide Crisis Stud

Möller HJ, Geiger V (1982) Inanspruchnahme von Nachbetreuungsmaßnahmen durch Parasuizidenten: Probleme und Verbesserungsmöglichkeiten. In: Helmchen H, Linden M, Rüger U (Hrsg) Psychotherapie in der Psychiatrie. Springer, Berlin Heidelberg New York Tokyo

Möller HJ, Torhorst A, Wächtler C (1982) Versorgung von Patienten nach Selbstmordversuch – Aufgaben, Probleme und Verbesserungsmöglichkeiten. Psychiatr Prax 4:106–112

Möller HJ, Werner V, Feuerlein W (1978) Beschreibung von 150 Patienten mit Selbstmordversuch durch Tabletten – unter besonderer Berücksichtigung des Selbstmordverhaltens und der Inanspruchnahme von Betreuungsmöglichkeiten für Suizidgefährdete. Arch Psychiatr Nervenkr 226:113–135

Torhorst A, Wächtler C, Möller HJ (1983) Zum Problem der „Ernsthaftigkeit" von Suizidversuchen. Arch Psychiatr Nervenkr 233:151–166

Torhorst A, Wächtler C, Möller HJ (In Vorb.) Beschreibung von 295 Patienten nach einem Suizidversuch durch Intoxikation im Vergleich mit der Bevölkerung und den Suiziden des Einzugsbereichs

Suizid im psychiatrischen Krankenhaus

G. Hole und M. Wolfersdorf

1 Aktuelle Problematik und Spannungsfeld

Der Suizid eines anvertrauten Patienten bedeutet für die therapeutischen Mitarbeiter die Erfahrung von Grenzen und Hilflosigkeit, er bewirkt Ärgernis, Frustration, Schuldgefühle und Abwehr. Der suizidale Patient stellt eine besonders starke psychische Belastung für ein therapeutisches Team dar, und das Ausweichen auf – letztlich inadäquate – räumlich-technische Sicherungsmaßnahmen liegt auch für die Mitarbeiter nahe. Demgegenüber bedarf es aber gerade einer offenen Bearbeitung der bestehenden Angst und damit einer Stärkung der Fähigkeit, das Suizidrisiko zu tragen, als Basis jeglicher therapeutischer Beziehung zu solchen Patienten.

So bewegt sich auch die Diskussion, die neuerdings durch ansteigende Suizidzahlen in psychiatrischen Krankenhäusern (Hessö 1977; Grandel 1978; Ernst 1979; Schlosser und Strehle-Jung 1982; Wiedmer 1982; Modestin 1982; u.a.) sowie durch einige Gerichtsurteile aktualisiert wurde, zwischen den Polen der rechtlichen Garantenpflicht und der therapeutischen Handhabung von Suizidalität. Aus diesem Spannungsfeld resultiert unter den Mitarbeitern eine Verunsicherung, wie mit dem suizidalen Patienten in Zukunft überhaupt umzugehen sei, eben weil ein *Suizid als die schwerste psychiatrische Komplikation innerhalb einer klinischen Behandlung* zu gelten hat. Daß der Suizid als nicht-natürlicher Tod auch juristisch zu befragen ist, muß nüchtern akzeptiert werden. Eine solche Befragung, auch innerhalb der Klinik-Hierarchie, darf jedoch nicht gleich mit einer Schuldzuschreibung verbunden sein, so als wäre schon durch das Vorkommnis allein ein Fehlverhalten erwiesen. Juristisch kann nur nach einer evtl. fahrlässigen Unterlassung gefragt werden, was nach allgemeiner medizinisch-therapeutischer Auffassung als richtig oder vertretbar gilt.

2 Suizide in psychiatrischen Krankenhäusern (Befunde und Interpretation)

Bislang ist nicht geklärt, wie weit es sich bei der Zunahme der Kliniksuizide um einen Zusammenhang mit der allgemeinen Zunahme der Suizidrate in der Bevölkerung (Modestin 1982) oder um ein speziell klinikinternes Phänomen handelt. Trotz einer Reihe von Untersuchungen stehen verbindliche Antworten und vor allem therapeutische Handlungsanweisungen hierzu bisher aus. An innerklinischen Faktoren wird bestimmten diagnostischen Veränderungen in der Zusammensetzung der stationären Krankengruppen Bedeutung zugemessen (z.B. Lönnqvist et al. 1974; Gorenc und Kleff 1981; Wolfersdorf et al. 1981). Ebenso wird nach einem Zusammenhang mit Änderungen organisatorisch-therapeutischer Konzepte gefragt sowie auf Überforderung durch Rehabilitationsdruck hingewiesen (z. B. Hessö 1977; Ernst et al. 1980), aber auch auf die schwer kalkulierbare Suizidalität z. B. bei schizoaffektiven Psychosen (Schlosser und Strehle-Jung 1972). Andererseits bringt das Open-Door-System, wie Lange (1966) gezeigt hat, keine erhöhte Suizidgefährdung, „wenn es unter therapeutischer Aktivität und nach vorhergehender Wandlung der inneren Heilatmosphäre vollzogen wird".

Im Rahmen des Kleinen Arbeitskreises der AG „Suizidalität und psychiatrisches Krankenhaus" wurden unter diesem Gesichtspunkt in 4 Psychiatrischen Landeskrankenhäusern Baden-Württembergs mittels eines umfangreichen Erhebungsbogens retrospektiv die Suizide der letzten 12 Jahre (1970 bis 1981) untersucht. Einige der bisherigen Ergebnisse (Wolfersdorf et al. 1982) werden hier dargestellt.

2.1 Suizide und Suizidraten

Die Gesamtzahl der Suizide im Untersuchungszeitraum 1970 bis 1981 beträgt in den 4 untersuchten Häusern 194, wobei ein schwankender, jedoch deutlicher Anstieg der Gesamtsuizidzahl über die einzelnen Jahre hin zu erkennen ist (Abb. 1). Unterteilt man die untersuchte Periode in zwei Abschnitte von je 6 Jahren (1970–1975 und 1976–1981), so fallen in den ersten Abschnitt 72 Suizide und in den zweiten 122. Bezogen auf 100 000 Aufnahmen liegt die Kliniksuizidrate zwischen 4-

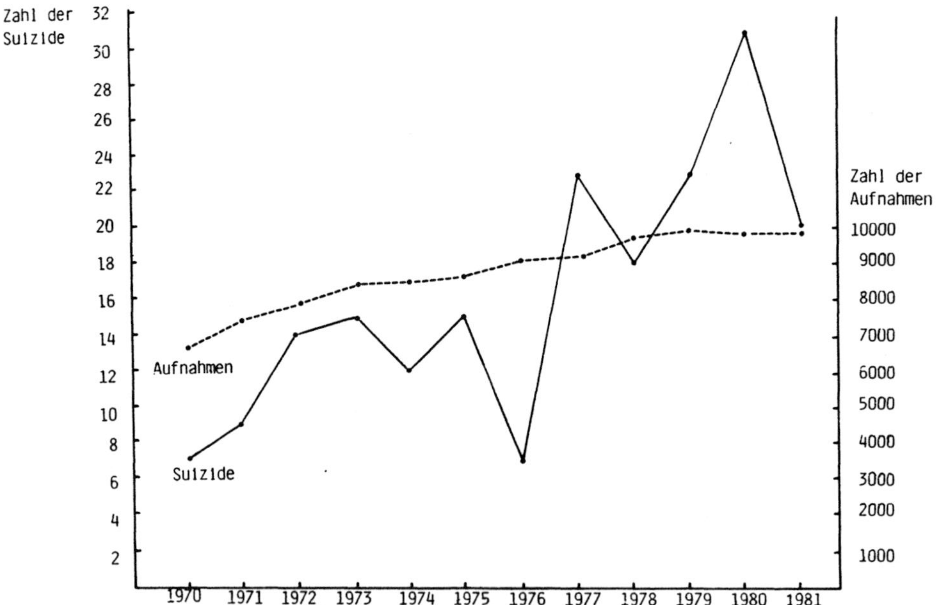

Abb. 1. Jährliche Zahl der Suizide und der Gesamtaufnahmen (Sammelkurven von 4 PLK).
—— Suizide, – – – Aufnahmen

bis 15mal höher als in der Gesamtbevölkerung Baden-Württembergs, deren Suizid-
ziffer im Untersuchungszeitraum von 19,8 auf 21,8 pro 100 000 zunahm. Die gleichzeitig kontinuierlich um ca. 1/3 angestiegenen Aufnahmezahlen sind Ausdruck des
erhöhten Durchgangs an Patienten, zumal sich parallel hierzu die Bettenzahl erheblich reduzierte.

2.2 Untersuchungsgruppe und Suiziddaten

Die mittels eines Erhebungsbogens *untersuchte Suizidentengruppe* umfaßt insgesamt
187 Patienten (weniger als 194 wegen fehlender Krankenblätter), davon 111 Männer
(59%) und 76 Frauen (41%). Geschlechtsverhältnisse und Altersverteilung entsprechen den Angaben in der Literatur. Diagnostisch entfallen auf schizophrene Erkrankungen 57% und auf affektive Psychosen 18% der Patienten. Sämtliche depressiven
Erkrankungen zusammen machen 25% der Suizide aus. Alkoholismus/Medikamen-
tenabhängigkeit sind zu 9% und Neurosen/Persönlichkeitsstörungen zu 8% vertreten.

Innerhalb der *Kliniksuizidentengruppe* überwiegen also eindeutig die schizophrenen Erkrankungen, gefolgt von den depressiven. Der Anteil Schizophrener entspricht wahrscheinlich dem der Gesamtklientel in den Kliniken. Ob gerade bei den
psychotischen und depressiven Patienten ein „erhöhter Wiedereingliederungs-
druck" (Ernst et al. 1980; u.a.) und konzeptionelle Veränderungen der Therapie eine Rolle spielen, ist zu diskutieren. Der Wandel von einer mehr kustodial-restrikti-
ven zu einer mehr therapeutisch-akzeptierenden Psychiatrie ging zwar mit gleichzeitig verbesserten räumlichen Verhältnissen und erhöhter personeller Kapazität, aber
auch mit mehr personeller Fluktuation und Diskontinuität einher. Welche Rolle gerade letzteres spielt (Kahne 1968), ist noch offen und muß kritisch reflektiert werden.

Bei der stationären Aufnahme war bei 44% der Suizidenten Suizidalität in einem
weitesten Sinne bekannt, 46% der Patienten hatten dies nach Angabe im Kranken-
blatt verneint, und von seiten des Therapeuten lag auch kein Verdacht vor. Bei 23%
hatte ein Suizidversuch zur Aufnahme geführt, und 18% machten während der stationären Behandlung bereits Suizidversuche. Der Zeitraum zwischen Aufnahme
und Suizid betrug im Mittel 27,6 Monate (1 Tag bzw. Tag der Aufnahme bis 348
Monate); ein Hinweis auf die verbleibende Suizidgefährdung der Langzeitpatienten.
Dabei ist zu beachten, daß 67% der Suizide bereits innerhalb des ersten Behand-
lungsjahres geschahen, innerhalb der ersten 6 Monate waren es bereits 55%.

Von besonderer Bedeutung erscheint uns, daß 51% der Kliniksuizidenten *vor
dem Suizid* als „unauffällig" bzw. „unverändert" eingeschätzt wurden, und noch
mehr, daß bei 59% Suizidalität von Patienten verneint und von Therapeuten nicht
vermutet worden war (Tab. 1). 67% der Patienten befanden sich auf geschlossenen
Stationen, 26% auf offenen, die Restgruppe auf halboffenen. Auf der Behandlungsstation selbst, ob geschlossen oder offen, suizidierten sich 29% der Gesamtgruppe.
Geschlossenheit einer Station schützt also wenig vor Suizid, weder vor Suizid auf
der Station selbst noch vor Suizid außerhalb der Station. Die viel diskutierte und
juristisch so sehr belastete Frage der Behandlung auf offener oder geschlossener Station erweist sich somit als zweitrangig.

Tabelle 1. Einschätzung der Suizidalität 7–14 Tage vor dem Suizid (Erhebungszeitraum 1970–1981/Suizide in 4 PLK)

	Zahl der Suizide	%
Suizidalität vom Pat. verneint, vom Therapeuten nicht vermutet	111	59,4
Suizidalität vom Pat. verneint, vom Therapeuten vermutet bzw. als gefährlich betrachtet	27	14,4
Wunsch nach Ruhe, Pause, Unterbrechung geäußert	1	0,5
Wunsch geäußert, nicht mehr leben zu wollen	11	5,9
Suizidgedanken geäußert	20	10,7
Konkrete Suizidabsichten oder Pläne geäußert	6	3,2
Sonstiges[a]	4	2,1
Keine Angaben	7	3,7
Summe:	187	100,0

[a] z. B. nicht beurteilbar, da der Patient tagelang nicht redete; unklare Andeutungen des Ehepartners; usw.

Aufschlußreich ist vielmehr, daß der größte Teil der Suizidenten regulären Ausgang in irgendeiner Form hatte, sei es allein oder in der Gruppe oder in Begleitung von Personal oder Angehörigen. Nur 4% suizidierten sich nach Entweichung von einer geschlossenen Station. 13% taten es im Zusammenhang mit außerstationärer Therapie, 38% kehrten vom regulären Ausgang nicht zurück und 13% töteten sich während einer Beurlaubung. Der größte Teil der Suizide geschah also außerhalb der Behandlungsstation, unabhängig davon, ob diese geschlossen oder offen war. – Die Konsequenz aus dieser Erkenntnis dürfte freilich nicht sein, Ausgang und Beurlaubungen generell zu reduzieren, wohl aber, diese sorgfältig vorzubereiten und kritisch in das Behandlungs- und Betreuungskonzept einzupassen.

3 Diskussion und Schlußbemerkungen

Die Ergebnisse der Untersuchung belegen erneut den Anstieg der Suizide in psychiatrischen Krankenhäusern. In dem komplexen Bedingungsgefüge der möglichen Einflußfaktoren sind sowohl außerklinische Veränderungen als auch Wandlungen im innerklinischen Bereich in Betracht zu ziehen. Daß bei über der Hälfte der späteren Suizidenten vor dem Suizid offenbar keinerlei Hinweise auf die Suizidgefahr wahrgenommen wurde, weist eindrücklich auf die starke Einschränkung der Abschätzbarkeit von Suizidalität hin. Dies bedeutet jedoch nicht Ohnmacht, sondern Einsicht in bestehende Grenzen und gleichzeitig Impetus, sie zu verändern.

Daß sich die psychologisch und juristisch belastete Frage der Behandlung auf offener oder geschlossener Station als zweitrangig erweist, bedarf der besonderen Hervorhebung. Denn meistens wurden auch von den geschlossen untergebrachten Patienten (67%) die Ausgangsregelungen für den Suizid benutzt. Die klinische Erfahrung (Literatur und Experten-Urteil) wird bestätigt, daß eine absolute Suizidverhütung selbst unter optimalen Sicherungsbedingungen unmöglich und eine entsprechende Forderung unrealistisch ist. Ihr ist auch im juristischen Raum zu widersprechen und deutlich zu machen, daß ein Mehr an technischer Sicherung ein Mehr an inhumaner, aggressiver und entmündigender, also antitherapeutischer Atmosphäre schafft.

Positiv läßt sich demgegenüber auf die erkannte *prophylaktische Wirkung intensiver und kontinuierlicher therapeutischer und menschlicher Beziehungen* verweisen. Daß im übrigen der klinische Umgang mit suizidalen Patienten auf Dauer nur im Rahmen eines funktionierenden Stationsteams sinnvoll möglich ist, welches die eigene Tätigkeit und die Beziehung zum Patienten offen reflektiert und bearbeitet, stellt aus psychotherapeutischer Sicht längst allgemein akzeptiertes Wissen dar. Aufgabe der Vorgesetzten und der Klinikleitung muß hierbei sein, den therapeutischen Mitarbeitern in ihrem Umgang mit suizidalen Patienten Verständnis, Schutz und Stütze anzubieten. Stellen sie sich hingegen auf den Standpunkt, daß „nichts passieren" dürfe und deshalb bei einem Suizid sofort nach einem Schuldigen zu suchen sei, so ist menschliche Beziehung und therapeutische Arbeit mit suizidalen Patienten kaum möglich.

Für jede Art klinisch-psychiatrischer Behandlung bleibt das Suizidrisiko bestehen. Es zu verringern, ist eine der wichtigsten therapeutischen Aufgaben. Warum klinische Suizide zugenommen haben, ist noch nicht abschließend geklärt. Diese Zunahme sollte unsere Anstrengungen, nicht aber unsere Angst oder unsere Ratlosigkeit verstärken. Möglicherweise ist sie auch mit der Preis, den die Gesellschaft für die von ihr so sehr erwünschte freiheitlichere Psychiatrie zu zahlen hat.

Diese Untersuchungen entstanden im Kleinen Arbeitskreis der Arbeitsgemeinschaft „Suizidalität und Psychiatrisches Krankenhaus", dem ärztliche, psychologische und pflegerische Mitarbeit der Psychiatrischen Landeskrankenhäuser Emmerschingen, Reichenau, Weissenau, Schussenried, Winnenden, Zwiefalten sowie das BKH Günzburg angehören: R. Vogel, D. Dreher, H. Faulstich, D. Gross, R. Metzger, H. Stoppa, W. Herr, Ch. Weisskittel, J. Zlatnikova, S. Bien, R. Kortus, J. Kirschmann und D. Pröpper.

Literatur

Ernst K (1979) Die Zunahme der Suizide in den Psychiatrischen Kliniken – Tatsachen, Ursachen, Prävention. Soz und Praeventivmed 24:34–37

Ernst K, Moser U, Ernst C (1980) Zunehmende Suizide psychiatrischer Klinikpatienten: Realität oder Artefakt? Arch Psychiatr Nervenkr 228:351–363

Gorenc KD, Kleff F (1981) Selbstmord und Selbstmordversuch in psychiatrischen Krankenhäusern. In: Welz R, Pohlmeier H (Hrsg) Selbstmordhandlungen. Suizid und Suizidversuch aus interdisziplinärer Sicht. Beltz, Weinheim und Basel

Grandel S (1978) Selbstmord und psychiatrische Behandlung. I. Suizide in psychiatrischen Krankenhäusern. Werkstattschriften zur Sozialpsychiatrie, Heft 21. Psychiatrie-Verlag, Wunstdorf

Hessö R (1977) Suicide in Norwegian, Finnish and Swedish Psychiatric Hospitals. Arch Psychiatr Nervenkr 224:119–127

Kahne MJ (1968) Suicides in mental hospitals. A study of the effects of personnel and patients turnover. J Health Soc Behav 9:255–266

Lange E (1966) Die Suizidgefahr im Open-Door-System (ODS) in stationären psychiatrischen Einrichtungen. Soc Psychiatry 1:64–72

Lönqvist J, Niskanen P, Ruitä-Mänty R, Achte K, Kärhä E (1974) Suicide in psychiatric hospitals in different therapeutic areas. A review of literature and own study. Psychiatria Fennica:265–273
Modestin J (1982) Suizid in der psychiatrischen Instutition. Nervenarzt 53:254–261
Möllhof G (1982) Suizid und Recht. Psychiatr Prax 9:1–11
Schlosser J, Strehle-Jung G (1982) Suizide während psychiatrischer Klinikbehandlung. Psychiatr Prax 9:20–26
Wiedmer L (1982) Die Suizide in der Psychiatrischen Universitätsklinik Basel von 1900 bis 1979. Diss Med Fakultät, Universität Basel
Wolfersdorf M, Metzger R, Kohler Th, Hole G (1981) Anmerkungen zum Suizidproblem in der psychiatrischen Klinik. Suicidprophylaxe 8:4, 303–315
Wolfersdorf M et al. (1982) Suizide in psychiatrischen Landeskrankenhäusern. Vorläufiger Arbeitsbericht AG „Suizidalität und psychiatrisches Krankenhaus"

Prävention von Suizid und Suizidalität in der Bundeswehr

M. Heuser und J. Scherer

Analog zur Zivilbevölkerung kam es in den letzten 20 Jahren auch innerhalb der Bundeswehr zu einem kontinuierlichen Anstieg der Suizidversuche. Mit Hilfe der vorzeitigen Entlassung aus dem Wehrdienst gelang es in den letzten 3 Jahren, diese Entwicklung zu stoppen. Trotz großzügigstem Verfahren konnte eine Rückentwicklung jedoch nicht erreicht werden. Darüber hinaus gibt der bevorstehende „Pillenknick" in beiden Teilen Deutschlands Anlaß zur Sorge um eine erneut rigorosere Rekrutierung.

Methoden

Die 1. Gebirgsdivision verfügte in dem genannten Zeitraum zwischen 1972 bis 1982 über ein konstantes Kollektiv von nahezu 18 000 Soldaten. In Form einer Feldstudie

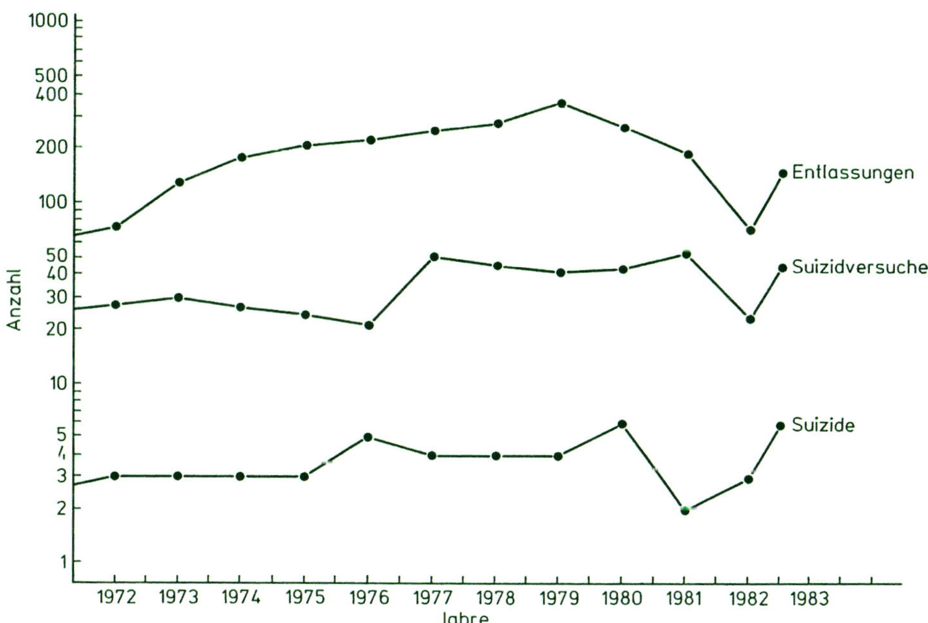

Abb. 1. Logarithmische Darstellung der Suizide, der Suizidversuche und der vorzeitigen Entlassungen im Zeitraum zwischen 1972 und 1982; ab 1980 geänderter Entlassungsmodus (Bereich: 1. Gebirgsdivision)

war es unsere Absicht festzustellen, ob mit Hilfe großzügig gehandhabter, vorzeitiger Entlassungen aus dem Wehrdienst eine Senkung der Suizidrate bzw. eine signifikante Verminderung der zum Teil dramatisch angestiegenen Suizidversuche zu erreichen war.

Unsere psychiatrische Aktion wurde durch die dringliche Bitte des Kommandierenden Generals der 1. Gebirgsdivision am 16.8.1977 ausgelöst. Wir wurden gebeten, uns intensiv mit dem Problem der wachsenden Suizidalität innerhalb des Militärs zu befassen. Als einziges, kurzfristig uns zur Verfügung stehendes und probat erscheinendes Mittel, verfügten wir über die Möglichkeit vorzeitiger Entlassung im Krisenfall. Nachdem die Zahl dieser vorzeitigen Entlassungen drastisch erhöht wurde und nachdem inzwischen der damals Kommandierende General ohne direkte Informationsweitergabe in den Ruhestand getreten war, machte sich ein „gegenläufiger Automatismus" bemerkbar. Von nun an wurde unseren Empfehlungen auf vorzeitige Entlassung nur noch mit Einschränkung stattgegeben. Aufgrund der nun, d.h. ab 1980, sekundär gedrosselten vorzeitigen Entlassungen ergaben sich zwar vermehrt truppendienstliche Komplikationen, jedoch bisher keine dramatischen Vorfälle, bezogen auf die Zahl der Suizide (Abb. 1).

Ergebnisse

Wie die Abb. 1, der die statistische Auswertung der Tab. 1 zugrundeliegt, zeigt, konnte zwar mit dem alleinigen Hilfsmittel der vorzeitigen Entlassung eine drastische Reduktion der Suizidversuche nicht erreicht werden, die ansteigende Tendenz jedoch wurde, auf allerdings hohem Niveau, unterbrochen.

Tabelle 1. Statistische Auswertung (vgl. Abb. 1) für den Zeitraum 1972–1982

	Suizide	Suizidversuche	Gesamt	Rang			d_{xz}	d^2_{xz}	d_{yz}	d^2_{yz}
	x	y	z	x	y	z				
1972	3	27	73	3.5	4	1	2.5	6.25	3.	9.
1973	3	30	129	3.5	5	2	1.5	2.25	3.	9.
1974	3	26	178	3.5	3	4	0.5	0.25	1.	1.
1975	3	24	204	3.5	2	6	2.5	6.25	4.	16.
1976	5	22	220	9	1	7	2.0	4.0	6.	36.
1977	4	52	242	7	10	8	1.0	1.0	2.	4.
1978	4	45	274	7	8	10	3.0	9.0	2.	4.
1979	4	42	365	7	6	11	4.0	16.0	5.	15.
1980	6	44	260	10.5	7	9	1.5	2.25	2.	4.
1981	2	54	186	1	11	5	4.0	16.0	6.	36.
1982	6	46	148	10.5	9	3	7.5	56.25	6.	36.

$$d^2_{xz} = 119.5 \qquad d^2_{yz} = 180$$

$t_{xz} = 1.54 \quad t_{0.05}$

$t_{yz} = 0.555 \quad t_{0.05}$

Mit Hilfe des Rang-Korrelationskoeffizienten (nach Spearman) gelingt es nicht, einen Zusammenhang zwischen der Anzahl der Suizidversuche und der Anzahl der Entlassungen herzustellen

Im einzelnen sollte bei der statistischen Auswertung (Tab. 1) festgestellt werden, ob zwischen der Anzahl der Suizidversuche und der Anzahl der Entlassungen ein Zusammenhang besteht. Da es sich bei beiden Größen wahrscheinlich um nicht normal verteilte Variable handelt, wurde eine parametrische Testmethode verwendet. Zur Beschreibung des Zusammenhanges wählten wir den Rangkorrelationskoeffizienten von Spearman. Auf dem 5%-Niveau bestand weder ein Zusammenhang zwischen der Anzahl der jährlichen Suizide und der Anzahl der Entlassungen, noch zwischen der Anzahl der jährlichen Suizidversuche und der Anzahl der Entlassungen.

Kritisch sei hier vermerkt, daß unser Zahlenmaterial noch vergleichsweise gering ist und auch eine differenzierte Aufschlüsselung der Pathogenese fehlt. Vor allem aber verfügen wir über keine Information zur Katamnese, d. h., es ist uns unbekannt, was sich nach der vorzeitigen Entlassung aus dem Wehrdienst für den Patienten ergab.

Diskussion

Rückblickend waren unsere psychiatrisch-psychologischen Bemühungen somit durch einen Teilerfolg gekennzeichnet, insbesondere gelang es, die zunächst kontinuierlich und Mitte der 70iger Jahre zum Teil dramatisch ansteigende Zahl der Suizidversuche zu stoppen. Daß wir hierbei die Toleranzgrenze des Militärs zum Teil erreichten und auch überschritten haben, sei nicht verschwiegen. Im Interesse des ärztlichen Freiraumes der Entscheidung insbesondere für psychiatrische Notfälle und für die Glaubwürdigkeit unserer ärztlich therapeutischen Empfehlungen sollten sich daher die Vorschläge zur vorzeitigen Entlassung in „harmonischen" Grenzen halten. Darüber hinaus gilt es, ebenfalls im Interesse des Patienten, zu beachten, daß der vorzeitig entlassene Soldat eine Diagnose und eine sogenannte Fehlerziffer erhält, die zwar, entsprechend den Richtlinien des Datenschutzes, nicht weitergegeben werden sollte, auf die jedoch im Analogieschluß spekuliert werden kann: Auswirkungen auf das Zivilleben und die berufliche Karriere, nicht nur im öffentlichen Dienst, liegen nahe.

Ein besonderes Problem bedeutet in diesem Zusammenhang der bevorstehende „Pillenknick" mit der Versuchung, die Rekrutierung erneut rigoroser zu gestalten. Zwar war in den letzten beiden Jahrzehnten die Zahl der Suizidversuche erheblich angestiegen, dennoch war die Zahl der Suizide, verglichen mit den frühen deutschen Streitkräften des 19. und 20. Jahrhunderts, noch nie so niedrig wie in der heutigen Bundeswehr. Unsere „Aufmerksamkeit" hatte während dieser Feldstudie die Disziplinarvorgesetzten, die Militärgeistlichen, die Sozialarbeiter und auch die Familie der gefährdeten Patienten gleichermaßen engagiert.

Literatur

Glas A, Hammerstingl E, Heuser M (1976) Suizid und Suizidprophylaxe bei Soldaten. Wehrmedizinische Monatsschrift, 161–165

Familiäre und Umgebungsbedingungen und suizidale Verhaltensweisen bei Kindern und Jugendlichen

B. Stober, J. Göhring und G. Günzler

Einleitung

In Anbetracht des ständigen Anstiegs suizidaler Handlungen, insbesondere in der Altersgruppe der Jugendlichen und jungen Erwachsenen, ergibt sich die Notwendigkeit, dieses Phänomen unter prädiktiven und damit präventiven Gesichtspunkten zu untersuchen.

Während sich die Rate der vollendeten Suizide nur mäßig verändert, scheint die Anzahl der suizidalen Handlungen mit nicht tödlichem Ausgang beträchtlich anzusteigen. So hat sich z.B. in Mannheim die Zahl der Suizidversuche in der Periode von 1966–1975 verdoppelt. Wie Weissman (1974) mittels einer großen Anzahl internationaler Studien nachweisen konnte, ist ein beträchtlicher Anstieg der Suizidversuche innerhalb einer Generation zu verzeichnen. Welz wies 1979 an einer Mannheimer Population nach, daß der Anstieg suizidaler Handlungen am stärksten die Gruppe der Jugendlichen und jungen Erwachsenen betrifft. Zu ähnlichen Ergebnissen kamen Boehme u. a. (1976). Untersuchungen des Statistischen Bundesamtes für 1976 zeigen, daß Suizid die vierthäufigste Todesursache in der Altersgruppe der 5–15jährigen ist.

In der Altersgruppe der 15- bis 25jährigen ist dies die zweithäufigste Todesursache nach Unfällen. Diese Zahlen zeigen die hohe Disposition für suizidale Handlungen in dieser Altersgruppe. Bislang konnte keine Erklärung für diese Zahlen gefunden werden. Es könnte jedoch ein Zusammenhang mit wachsenden Problemen dieser Altersgruppen mit ihrer sozialen Umwelt bestehen, die sich auch durch zunehmende Tendenzen bezüglich Vernachlässigung, Delinquenz, Alkoholismus, Drogenabusus, Verkehrsunfällen und Jugendarbeitslosigkeit ausdrückt.

Zu den wesentlichen Voraussetzungen für eine ungestörte Entwicklung in der Kindheit und Jugend gehört eine intakte Familie. Zilborg (1937) war der erste, der explizit auf das „missing link" zwischen elterlicher Abwesenheit und suizidalen Verhaltensweisen aufmerksam machte. In der Zwischenzeit wurde eine Reihe Untersuchungen mit dem Ziel durchgeführt, diese Hypothese zu überprüfen. Generell kann gesagt werden, daß diese Untersuchungen zwar wertvolle Teilaspekte aufgewiesen haben. Sie beziehen sich jedoch in den allermeisten Fällen auf retrospektive Untersuchungen an erwachsenen, psychiatrisch auffälligen Patienten. Hinzu kommt, daß fast alle diese Untersuchungen, abgesehen von ganz wenigen Fällen, ohne valide Vergleichsgruppen durchgeführt wurden. Eine eindeutige Klärung dieser Fragestellung bezüglich des Kindes- und Jugendalters wurde somit notwendig.

Eigene Untersuchungen

Es wurde hier folgender wissenschaftlicher Ansatz gewählt: Wir untersuchten in einer retrospektiven Studie 250 suizidale Kinder und Jugendliche, die in den Jahren 1976–78 in der Abteilung für Kinder- und Jugendpsychiatrie am Zentralinstitut für Seelische Gesundheit in Mannheim (Prof. Dr. Dr. Schmidt) klinisch-stationär behandelt wurden. Diese Gruppe wurde verglichen mit 250 Kindern und Jugendlichen, die sich ebenfalls in stationärer Behandlung befanden, jedoch nicht suizidal waren. Ein weiterer Vergleich wurde mit einer dritten Gruppe durchgeführt, indem nach dem Zufallsprinzip eine Kontrollgruppe von 40 männlichen und 40 weiblichen Schulabgängern im Alter zwischen 14 und 16 Jahren ausgewählt wurde, die nicht suizidal und nicht vorher in stationärer psychiatrischer Behandlung waren.

Hierbei wurde das Prinzip der „Matched Pairs" angewandt. Kriterien für den Vergleich waren Alter, Geschlecht, Religion sowie soziale Klasse. Hierbei fanden wir einen Gipfel in der Häufigkeit der suizidalen Handlungen in der Altersgruppe der 14-, 15- und 16jährigen (Abb. 1).

Die Homogenität ist gewährleistet aufgrund der Infrastruktur sowie aufgrund der Auswahlkriterien identische Alters-, Geschlechts-, Religions- und Schichtzugehörigkeit. Die Voraussetzung für die Vergleichbarkeit der Daten war eine einheitliche Befragung und Dokumentation. Dazu wurde die in der Klinik benutzte und am Zentralinstitut für Seelische Gesundheit in Zusammenarbeit mit der Bundeskonferenz für Erziehungsberatung entwickelte kinder- und jugendpsychiatrische Basisdokumentation zu Hilfe genommen. Für die diagnostische Zuordnung wurde das Mul-

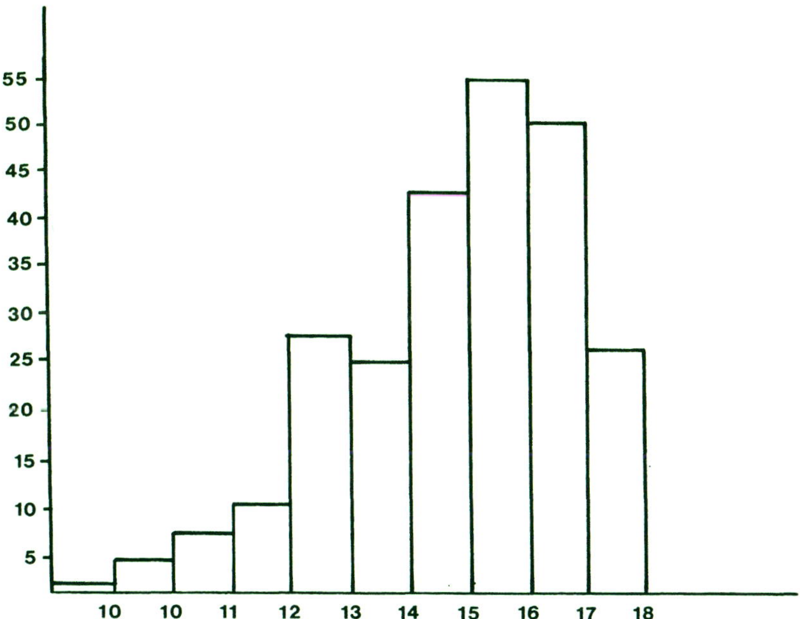

Abb. 1. Altersverteilung in Beziehung der Aufnahmehäufigkeit (250 suizidale Pat.)

tiaxiale Klassifikationsschema für psychiatrische Erkrankungen im Kindes- und Jugendalter nach Rutter, Shaffer und Sturke in der deutschen Übersetzung von Remschmidt und Schmidt (1977) verwendet.

Eltern und Elternehe

Die Patienten, und unter ihnen insbesondere die suizidalen Patienten, unterscheiden sich von den nicht suizidalen Schülern dadurch, daß häufiger ein Elternteil gestorben ist, und häufiger die Elternehe geschieden wurde.

Tabelle 1. Beziehungsstatus der Eltern bei suizidalen und nicht suizidalen psychiatrisch auffälligen Kindern sowie nicht suizidalen psychiatrisch unauffälligen Schülern (Angaben in Prozent). N = 250/250/80 y^2 4.001.580 = 30.74

Art der Beziehung	Suizidale Patienten	Nicht suizidale Patienten	Nicht suizidale Schüler
Verheiratet	54%	72%	84%
Geschieden	31%	19%	8%
Elternteil verstorben	15%	9%	8%
	100%	100%	100%
n =	250	250	80

Kinder ohne vollständige Familien

Die Frage, wieviele suizidale Kinder und Jugendliche nicht in der Kernfamilie leben, beantwortet Tab. 2.

Tabelle 2. Aufenthaltsort der suizidalen und nicht suizidalen psychiatrisch auffälligen Kindern sowie nicht suizidaler Schüler (Angaben in Prozent). y^2 6.001.580 = 37.29

Art der Beziehung	Suizidale Patienten	Nicht suizidale Patienten	Nicht suizidale Schüler
Ursprungsfamilie	48%	66%	83%
Nur bei leiblicher Mutter	27%	19%	15%
Nur bei leiblichem Vater	3%	2%	–
Nicht in der Familie	22%	13%	2%
	100%	100%	100%
n =	250	250	80

Es zeigt sich, daß die in psychiatrischer Behandlung erfaßten Kinder und Jugendlichen, hierbei insbesondere die suizidalen Patienten, seltener in der Ursprungsfamilie leben, häufiger nur mit der leiblichen Mutter zusammenleben als nicht suizidale Schüler. Somit entbehrt nahezu die Hälfte aller suizidalen Jugendlichen in den wesentlichen Phasen ihrer Entwicklung eines leiblichen Vaters. Im Gegensatz dazu leben 83% der nicht suizidalen Schüler mit einem Vater.

Insofern bestätigt diese Studie, daß es einen Zusammenhang zwischen familiären Umgebungsbedingungen, insbesondere „broken home" und gehäuftem Auftreten von suizidalen Verhaltensweisen bei Kindern und Jugendlichen gibt. Die hier gefundenen Zahlen weisen deutlich auf die elementare Rolle der elterlichen Bezugsperson im Zusammenhang mit suizidalen Verhaltensweisen in dieser Altersgruppe hin. Nahezu bei der Hälfte aller suizidalen Patienten fehlen wesentliche Beziehungspersonen, ein großer Anteil entbehrt überhaupt des Bezugsfeldes der Kernfamilie. Andererseits bleibt zu überprüfen, inwieweit auch bei äußerlich scheinbar intakten Familien pathogene Interaktions- und Kommunikationsmuster suizidale Verhaltensweisen bei Kindern und Jugendlichen induzieren. Daß Kinder und Jugendliche, die in Adoptiv- oder Pflegefamilien leben, ein erhöhtes Suizidrisiko aufweisen, ist noch nicht ausreichend gewürdigt worden. Adoptivkinder haben generell eine höhere Inanspruchnahme von jugendpsychiatrischen Diensten zu verzeichnen. Dies trifft ebenfalls zu für Heimkinder sowie für vor- und außerehelich geborene Kinder.

Altersfaktor

Erwägenswert ist auch die Frage, weshalb es zum Zeitpunkt der Pubertät und dem Beginn der Adoleszenz zu einem Anstieg von suizidalen Verhaltensweisen kommt. In Übereinstimmung mit Inhelder und Piaget (1958) erscheint folgende These plausibel: Der Beginn der Adoleszenz bringt eine Veränderung im kognitiven Bereich. Es findet eine Verschiebung von dem vorangegangenen Stadium der konkreten Operationen zum endgültigen Stadium der formalen Operationen statt. Das bedeutet für den Adoleszenten, daß er die Realität für sich erkennt; er reflektiert nicht länger in täglichen Perioden, wie dies das Kind tut, sondern im Bereich der Zukunft, des Hypothetischen und des Möglichen. Dieses impliziert, daß die Idee des Todes als eine Abstraktion nicht nur kognitiv erfaßt wird, sondern existentiell realisiert werden kann. Die Veränderung in der kognitiven Entwicklung macht es möglich, suizidales Verhalten sowohl in manipulative als auch existentielle Prozesse umzusetzen, dies insbesondere in der Adoleszenz, einer Periode, die per se egozentrisch verstimmt ist.

„Broken home" in der psychiatrischen Literatur

Abschließend soll anhand eines Vergleichs der internationalen Literatur demonstriert werden, daß der Faktor „broken home" ein wesentlicher Indikator für mögliche suizidale Handlungen darstellt (Tab. 3).

Tabelle 3. "Broken home" bei psychiatrischen und normalen Populationen (berechnet aus 57 Untersuchungen der internationalen Literatur)

Population	"broken home" durch Tod eines Elternteiles	"broken home" durch Scheidung oder andere Gründe	Total
Versuchte Suizide	21%	33%	54%
Vollendete Suizide	22%	26%	48%
Neurosen	21%	24%	45%
Persönlichkeitsstörungen	21%	22%	43%
Schizophrenien	24%	10%	34%
Endogene Depressionen	27%	5%	32%
Alkoholismus	24%	6%	30%
Normal	10%	16%	26%

Die Ergebnisse zeigen, daß Personen, die Suizidversuche durchführen, den höchsten Index für elterliche Abwesenheit in ihrer Kindheit und Jugend aufweisen, gefolgt von vollendeten Suiziden, Neurosen, Persönlichkeitsstörungen, Schizophrenien, endogenen Depressionen sowie Alkoholismus. Unter Präventionsaspekten ist es wichtig zu wissen, daß die Inzidenz von „broken home" während der Kindheit und frühen Jugend bei der Gruppe von Jugendlichen mit suizidalen Handlungen größer war als in den anderen psychiatrischen und normalen Vergleichsgruppen.

Wenn man hierbei das weltweite Phänomen der ständig anwachsenden Zahl von Scheidungen berücksichtigt, so steht auch zu erwarten, daß eine zunehmende Anzahl von Kindern und Jugendlichen in wesentlichen Phasen ihrer Entwicklung davon betroffen wird. Dies bedeutet, daß aus präventiver Sicht Kinder und Jugendliche aus „broken-home"-Situationen vermehrter kinder- und jugendpsychiatrischer Aufmerksamkeit bedürfen. Das trifft nicht nur für die Prävention suizidaler Handlungen zu, sondern auch für die Prävention anderer psychiatrischer Erkrankungen.

Literatur

Boehme K, Ahrens M, Dittbrenner M, Hirsekorn K, Willems W (1976) Selbstmordversuche in Lübeck 1947–1968. Fortschr Neurol Psychiatr 44:559

Inhelder B, Piaget J (1958) The Growth of Logical Thinking from Childhood for Adolescence. Basic Books, New York

Remschmidt H, Schmidt M (1977) Multiaxiales Klassifikationsschema für psychiatrische Erkrankungen im Kindes- und Jugendalter. Übersetzt nach: Rutter, Shaffer und Sturge. Huber, Bern

Stober B (1978) Familien von suizidalen Jugendlichen. Familiendynamik 3:299

Stober B (1982) Suizidale Handlungen bei Kindern und Jugendlichen (1981) In: Welz R, Pohlmüller H (Hrsg) Selbstmordhandlungen. Beltz, Weinheim

Weisman MM (1974) The epidemiology of suicide attempts. Arch Gen Psychiatry 30:737

Welz R (1979) Selbstmordversuche in städtischen Lebensumwelten. Beltz, Weinheim

Zilborg G (1937) Considerations on suicide with particular reference for that of the young. Am J Psychiatry 92:1347

Schizophrenie

Prävention bei schizophrenen Patienten: Konzepte und Ergebnisse

G. Buchkremer

Prävention schizophrener Psychosen setzt Kenntnisse der Ursachen und Auslösebedingungen voraus. Deshalb wird auf der einen Seite Skepsis geäußert, ob angesichts der mangelhaften Ätiologiekenntnisse eine Prävention möglich sei (Bloom 1979). Andererseits wird eine Prävention schizophrener Psychosen durch Stärkung seelischer gesundheitsfördernder Bedingungen gefordert und in den Lehrbüchern des 19. Jahrhunderts und der Jahrhundertwende ebenso wie von manchen heutigen Autoren – wie z. B. Dörner et al. (1979) – auch für möglich gehalten.

1 Konzepte der Prävention bei schizophrenen Psychosen

1.1 Personenorientierter Ansatz

Der betroffenen Person soll geholfen werden, sich vor Belastungen zu schützen, die im intrapsychischen, interpersonellen, biologischen und sozialen Bereich liegen können. Dadurch soll eine verbesserte Krisenkompetenz geschaffen (Caplan, Killilea 1976) und somit der Ausbruch schizophrener Störungen verhindert werden.

1.2 Umweltorientierter Ansatz

Hier werden Veränderungen in der Umwelt angestrebt, z. B. humanere Bedingungen am Arbeitsplatz oder Maßnahmen gegen soziale Isolierung beim Städtebau (Feer 1977).

1.3 Populationsbezogenes Konzept (Risikoforschung)

Die Risikoforschung (als Beispiel seien die Langzeitstudien von Schulsinger (1980) und Mednik et al. (1979) genannt) sucht bei einer bestimmten Population, nämlich bei „high-risk"-Personen, Faktoren zu identifizieren, die zur Entstehung schizophrener Psychosen beitragen. Ergebnisse dieser Forschungsrichtung sollen Licht auf das komplexe Wechselspiel von Umwelt- und Anlagefaktoren werfen und einem breit angelegten Präventionskonzept bei Risikopersonen dienen. Bereits einmal erkrankte schizophrene Patienten stellen eine weitere Risikopopulation dar, der ein besonderes (sekundär-)präventives Interesse gilt. Nach den Untersuchungen von Brown et al. (1972) sowie Vaughn und Leff (1976) besteht ein Zusammenhang zwi-

schen dem Ausbruch schizophrener Psychosen und der emotionalen Familienatmosphäre. Vor allem durch Gruppenarbeit mit Angehörigen stark rezidivgefährde-
ter schizophrener Patienten soll eine Verringerung der emotionalen Spannung in
der Familie erreicht und damit Rezidiven vorgebeugt werden.

1.4 Prävention in der Gemeindepsychiatrie

Ohne spezielles Wissen über die Ätiologie werden nach diesem Ansatz in der Gemeinde Maßnahmen zur Förderung seelischer Gesundheit getroffen (Dörner et al.
1979). Schlüsselpersonen in der Gemeinde (wie z. B. Lehrer, Pfarrer) und Gruppen
(wie z. B. die Familie) spielen bei der Krisenbewältigung eine bedeutsamere Rolle
als professionelle Helfer (Caplan, Killilea 1976). Ein besonderes Ziel der Gemeindepsychiatrie liegt in der Initiierung von Selbsthilfepotentialen im Krisenfall.

1.5 Lebenslauf-orientiertes Konzept

Schizophrene Psychosen kündigen sich häufig als entwicklungsbezogene Lebenskrisen an (Erikson 1950), z. B. in den Adoleszentenkrisen oder in den späteren Lebens-
abschnitten, z. B. bei generativen Prozessen als Wochenbettpsychose. Kindheit und
Jugend sind jene Lebensabschnitte, in denen Prävention am wirksamsten ist, weil
sie sich auch auf spätere Lebensabschnitte auswirkt (Ciompi 1979). Historisch anzumerken sind hier auch psychoanalytische Präventionskonzepte: z. B. durch den Vorschlag, möglichst zahlreiche Psychoanalysen von Eltern und Erziehern oder möglichst frühzeitig beginnende Kinderanalysen durchzuführen.

1.6 Lebensereignis-orientiertes Konzept

Das lebenslauforientierte Präventionskonzept wurde erweitert, indem auch nicht
vorhersehbare Lebenskrisen durch stark belastende Lebensereignisse (wie z. B. Tod
eines nahen Angehörigen, Scheidung etc.) mit berücksichtigt wurden. Diese „life-
event"-Forschung geht davon aus, daß kritische Lebensereignisse „streßerzeugend"
wirken und damit in unspezifischer Weise zur Auslösung schizophrener Psychosen
führen können (Cooper 1980; Katschnig 1980).

1.7 An gesellschaftlichen Interessen orientierter Ansatz

Die Grenzen der Prävention werden am deutlichsten, wenn sie von den Betroffenen
selbst abgelehnt werden. Meistens liegt die Ursache dafür darin, daß sich die Bedürfnisse und Normen der Betroffenen nicht mit den Vorhaben der Planer präventiver Konzepte decken. Die Zwangssterilisierungen als „Präventionsmaßnahmen" im
Dritten Reich sollen als abschreckendes Beispiel dafür angeführt werden.
    Bei der *kritischen Würdigung* dieser sieben Präventionskonzepte fällt auf, daß
keines dieser Konzepte bisher breiten Eingang in die psychiatrische Praxis gefunden

hat. Das liegt nicht nur an professionellen oder politischen Hindernissen oder an mangelnden Ätiologiekenntnissen, sondern auch daran, daß es bisher nicht gelang, diese verschiedenen Konzepte theoretisch zu integrieren.

2 Integratives Konzept zur Auslösung schizophrener Psychosen

Im folgenden soll deshalb der Versuch unternommen werden, ein auf der Vulnerabilitätshypothese beruhendes integratives Konzept darzustellen, das sowohl bei primär-, als auch bei sekundärpräventiven Maßnahmen angewendet werden kann (Tab. 1). Es basiert auf dem 5-Stufen-Modell einer schizophrenen Dekompensation von Docherty und Mitarbeitern (1978) und zeigt Parallelen zum 3-Phasen-Streß-Modell von Selye (1956) sowie zum 4-Phasen-Modell der Krisenentwicklung von Caplan (1964).

Der Ausbruch einer schizophrenen Psychose wird in diesem Modell als fortschreitender Prozeß eines psychologischen und biologischen Zusammenbruchs angesehen. Diesem Modell sind im wesentlichen 3 Grundelemente immanent:

1. Initial auslösende, stark belastende Bedingungen.
2. Es wird eine bestimmte Vulnerabilität angenommen, die eine mangelhafte Ich-Stärke (Bellak et al. 1973) signalisiert. Die Vulnerabilität weist einen bestimmten Schwellenwert auf. Wird der Schwellenwert überschritten, kommt es zur psychotischen Dekompensation.

Tabelle 1. Bedingungen, Stufen und Erscheinungsbild einer schizophrenen Dekompensation (Docherty et al. 1978)

Bedingungen	Stufen	Erscheinungsbild
Initial-bedingungen		Ungelöste Probleme, extra- und intrapsychische Anforderungen, Lebensereignisse, Streß.
	1. Überextension	Gefühl des Überwältigtwerdens, Prodrome, Trema, Sich-nicht-fit-fühlen, Nervosität, Angst, Überstimulation.
	2. Bewußtseinsrückzug	Einschränkung des Denkvermögens, partielle Desorganisation, „Neurosen", Depression, Aufmerksamkeitsstörungen.
auslösende Bedingungen		Exzessive, soziale Anforderungen, unlösbarer Konflikt, Frustration.
	3. Enthemmung	Panik, Wahrnehmungsstörungen, Ausbruch gefährlicher Impulse, hypomanieähnliches Verhalten, zunehmende sexuelle Wünsche und Traumvorstellungen.
	4. Psychotische Desorganisation	Denkstörungen, Wahrnehmungsstörungen, Verlust der Ich-Identität
	5. Psychotische Dekompensation	4 klassische Untergruppen der Schizophrenie, schizophrenes Residuum

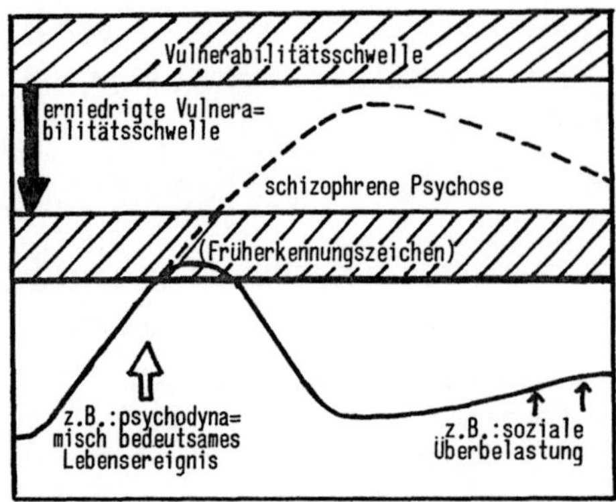

Abb. 1. Vergleich eines kompensierten Krisenverlaufs mit ausreichender Bewältigungskompetenz (—) mit einem dekompensierten, die Vulnerabilitätsschwelle überschreitenden Verlauf (– – –)

3. Um eine Dekompensation zu verhindern, werden Abwehrmechanismen (oder weniger defensiv ausgedrückt: Bewältigungsstrategien) eingesetzt. Das Maß der Verfügbarkeit des Bewältigungsverhaltens wird auch als Problemlöse- oder Krisenbewältigungskompetenz bezeichnet.

2.1 Präventive Interventionsmöglichkeiten

In Abb. 1 ist ein Modell der Auslösung schizophrener Psychosen dargestellt, welches in Anlehnung an das Stufenmodell von Docherty et al. (1978) davon ausgeht, daß durch situationsbedingte, emotionale Belastungen (z.B. ein psychodynamisch bedeutsames Lebensereignis) die Vulnerabilitätsschwelle um so eher überschritten wird, je niedriger sie aus dispositionellen Gründen liegt. Die psychotische Dekompensation ist in den Anfangsphasen an Früherkennungszeichen zu diagnostizieren.

Aus diesem Modell lassen sich für die tägliche Praxis konkrete präventive Handlungsanweisungen ableiten.

Die Höhe der Vulnerabilitätsschwelle läßt sich durch die bisherige Gesundheit bzw. den Krankheitsverlauf sowie die prämorbide Persönlichkeitsstruktur abschätzen. Durch somatische, intrapsychische, interpersonelle, lebensgeschichtliche oder soziale Überbelastungen können bei mangelnder Kompensationskompetenz schizophrene Psychosen ausgelöst werden. Um die Krisen besser zu überwinden, erscheinen aus psychiatrischer Sicht *präventive Maßnahmen* geeignet, die auf eine frühzeitige Behandlung akuter Psychosen, eine Langzeitbehandlung, eine Rehabilitation, eine Rezidiv-Prophylaxe und in besonderer Weise auf die Wahrnehmung der Früherkennungszeichen und den damit verbundenen Möglichkeiten der Krisenintervention zielen.

2.2 Früherkennungszeichen einer nahenden schizophrenen Dekompensation

Die Vorphasen schizophrener Wellen wurden wissenschaftlich bisher nur spärlich untersucht, obwohl sie schon in den alten Lehrbüchern von Kraepelin und Lange, Bumke und Mayer-Gross als „Vorboten", „Prodrome", „Zeichen einer herannahenden Geisteskrankheit" und „schleichender Beginn" beschrieben wurden. Huber et al. (1979) fanden bei 46,8% der von ihm untersuchten Patienten Prodrome und Vorpostensyndrome. Diese Zahl dürfte eher noch zu niedrig liegen. Herz und Melville (1980) fanden, daß annähernd 70% der schizophrenen Patienten Verhaltensveränderungen im Vorfeld der Erkrankung angeben konnten. Wenn aber auch die Angehörigen befragt wurden, zeigte sich, daß die Familien zu 93% in der Lage waren, Verhaltensveränderungen im Vorfeld der Psychose zu erkennen.

In einer eigenen Untersuchung wurde ein halbes Jahr nach einer Behandlung, die in besonderer Weise der Rückfallverhütung gewidmet war, nach Frühsymptomen gefragt. 65 von 66 Patienten (98,5%) konnten Früherkennungszeichen angeben. In abnehmender Häufigkeit wurden folgende Früherkennungszeichen einer nahenden schizophrenen Psychose genannt: Körperliche Beschwerden wie Schlafstörungen, Kopfdruck, Magenbeschwerden (59,1%), depressive Verstimmungen (45,5%), sozialer Rückzug (40,9%), Reizbarkeit, Aggressionen (36,4%), erhöhte soziale Aktivität (28,8%), Mißtrauen, Angst (21,8%), Veränderungen im beruflichen Bereich (18,2%), Veränderungen im Tageslauf (18,2%), Veränderungen in den Konsumgewohnheiten (wie Essen, Trinken, Rauchen) (12,1%).

3 Erste Ergebnisse einer Präventionsstudie bei schizophrenen Patienten

Um Ansatzpunkte für eine Prävention schizophrener Psychosen zu finden, stellen wir uns deshalb folgende Fragen:

a) Lassen sich Risikogruppen schizophrener Patienten bestimmen, bei denen ein Rückfall bereits im Laufe eines Jahres nach einer Psychotherapie zu erwarten ist?
b) Lassen sich kurzfristige Prädiktoren für einen Rückfall finden? Z. B. in der psychopathologischen Symptomatik oder in den emotionalen Interaktionsmustern der Familie?
c) Welche psychotherapeutische Vorgehensweise ist zur Krisenvorbeugung vorteilhafter: eine handlungsorientierte oder eine kognitiv-orientierte Psychotherapie?
d) Inwieweit läßt sich eine Medikamentenminimalisierung durchführen, ohne die Rezidivgefahr zu erhöhen?

Die Studie wurde in der Psychiatrischen Poliklinik in Zusammenarbeit mit dem Psychologischen Unstitut der Universität Münster (Fiedler et al. 1982) durchgeführt. Nach einem strengen diagnostischen Auslesesystem gingen 66 schizophrene Patienten in die Studie ein, von denen 42 Patienten an der Therapie teilnahmen und 24 Patienten eine Kontrollgruppe bildeten. (Einzelheiten bei Buchkremer, Fiedler 1983). Die Patienten der Therapiegruppe nahmen an einer speziellen Therapie zur Erhöhung der Krisen-Bewältigungskompetenz teil. Bis zu 2 Jahren nach der Therapie wurden Katamnesen erhoben.

3.1 Bausteine und Ergebnisse des Behandlungskonzeptes

3.1.1 Analyse der individuellen Rückfallbedingungen

Durch das Aktivieren von Erinnerungen für die Zeit vor Ausbruch früherer Psychosen (Matussek 1976) sollte jeder Patient die Möglichkeit erhalten, aus jeder bisher durchlebten Psychose zu lernen, *wodurch* sie ausgelöst wurde, *wie* sie sich angekündigt hat und *welche* Bewältigungsstrategien bisher eingesetzt wurden bzw. *welche Alternativen* sich für die Zukunft daraus anbieten. Mit jedem Patienten wurden der Krisenplan besprochen, eine Liste mit Früherkennungszeichen aufgestellt und unter Einbeziehung der Angehörigen Bewältigungsmöglichkeiten eingeübt.

3.1.2 Therapie zur Erhöhung der Krisen-Bewältigungskompetenz

a) Handlungsorientierter Therapieschwerpunkt (HT). In Rollenspielen sollen bessere Lösungen interpersoneller Probleme, die schon bei früheren Psychoseauslösungen bedeutsam waren, eingeübt und in die reale Umwelt transferiert werden.

b) Kognitiv-orientierter Therapieschwerpunkt (KT). Die Patienten suchen auf der kognitiven Ebene nach alternativen Lösungen, die weniger belastend und streßhaltig sind. Durch eine Anwendung dieser neuen Problemlösungen im realen Leben sollte eine Entlastung und damit eine intrapsychische Harmonisierung erreicht werden.

Der Vergleich dieser beiden Therapien ergab, daß die kognitiv orientierte Therapiegruppe weniger Rückfälle zeigte als die handlungsorientierte Gruppe und die Kontrollgruppe. Offensichtlich war die handlungsorientierte Therapie für viele Patienten selbst schon so belastend, daß ihre Vulnerabilitätsschwelle überschritten wurde. Als ein spezieller kurzfristiger Effekt der handlungsorientierten Therapie war zu erkennen, daß die paranoide Symptomatik während des Therapiezeitraumes mehr zurückging als bei der kognitiv-orientierten Therapie.

3.1.3 Medikamentenmitbestimmung

Den Patienten wurde (entsprechend ihren Fähigkeiten) die Möglichkeit gegeben, nach einer gründlichen Information die Wahl ihres Medikamentes und die Dosierung in enger Absprache mit dem Arzt mitzubestimmen. Die dadurch angestrebte Erhöhung der Patientencompliance sollte es ermöglichen, ein Minimum der für die Rückfallprophylaxe notwendigen Medikamentendosierung zu erreichen und einem „ambulanten Institutionalismus" (Uchtenhagen 1982) vorzubeugen.

Wir fanden die Untersuchungen anderer Autoren zur neuroleptischen Rezidivprophylaxe (nämlich Müller 1982; Pietzcker 1978) bestätigt. Diese Ergebnisse zeigen besonders die hohe Bedeutung der Arzt-Patient-Beziehung an. Werden z. B. mit Duldung des Arztes, jedoch ohne seinen ausdrücklichen Rat die Medikamente vom Patienten abgesetzt, so führt dies zwar gehäuft zu Rezidiven, nur selten jedoch zu stationären Behandlungen. Ein vom Psychiater erprobungsweise empfohlenes Reduzieren oder Absetzen der Medikamente hat auffallend wenige stationäre Aufnahmen zur Folge. Bei mangelhafter Kooperation zwischen Arzt und Patient sehen die Ergebnisse weitaus ungünstiger aus. Therapieabbrecher oder eigenmächtige Veränderungen der Medikation führen hier besonders häufig zu stationären Behandlungen.

3.1.4 Angehörigentherapie

Während eines Hausbesuchs wurde das Ausmaß der emotionalen Spannung zwischen den Angehörigen und den Patienten eingeschätzt (Buchkremer et al. 1982). In der Angehörigentherapie wurde versucht, dem großen Informationsbedürfnis der Angehörigen über Art der Erkrankung und Behandlungsmöglichkeiten nachzukommen. Es wurde nach Möglichkeiten der Entlastung von Schuldgefühlen der Angehörigen gesucht, und je nach Problem und Situation des Patienten wurden unterschiedliche Wege zur Reduktion der emotionalen Spannung in der Familie angestrebt.

3.2 Prädiktoren

Von den Ergebnissen, welche die Befunde anderer Outcome-Studien (Möller et al. 1982; Strauss, Carpenter 1974; Gaebel et al. 1981; Müller 1982; Ciompi, Müller 1976; Huber et al. 1979; Bleuler et al. 1976) im wesentlichen bestätigen, sollen an dieser Stelle nur einige referiert werden. Eine sichere und für die Praxis nützliche Methode, die Rezidivwahrscheinlichkeit einzuschätzen, ist die „Spiegelmethode". Analog der Frequenz der Rezidive im Vorverlauf ist auch in Zukunft mit stationärer Behandlung zu rechnen. Das Ausmaß der prämorbiden Anpassung mit Hilfe der Philipsskala (Übersetzung: Pietzcker, Gaebel 1978) erlaubt vornehmlich Aussagen über den langfristigen Verlauf. Die Arbeitsfähigkeit und der bisherige Krankheitsverlauf, wie sie z.B. in der Strauss-Carpenter-Prognose-Skala (Übersetzung: Pietzcker, Gaebel 1978) erfaßt werden, sagen etwas über Rückfälle (allerdings nicht über notwendig werdende stationäre Behandlungen) voraus.

Es finden sich aber auch Prädiktoren bei den kognitiven Problemlösungen der Patienten: z.B. geht die Aussage eines Patienten, einen Krisenfall durch eine stationäre Behandlung bewältigen zu wollen, tatsächlich auch häufiger mit stationären Behandlungen einher. Andererseits zeigten die Patienten, die komplementäre Dienste beanspruchten, geringe Rückfallraten.

Was die Beziehungen zwischen *emotionaler Familienatmosphäre* und Rückfall im Laufe eines Jahres betrifft, wurden die Befunde von Vaughn und Leff (1977) bestätigt: Patienten, deren Angehörige ein hohes Maß an Kritik und Feindseligkeit zeigten, mußten häufiger stationär oder ambulant behandelt werden oder hatten einen subjektiv erlebten Rückfall. Nach unseren Untersuchungsergebnissen geht aber nicht nur ein hohes emotionales Engagement, z.B. Kritik und Feindseligkeit der Angehörigen, sondern auch ein niedriges, z.B. Gleichgültigkeit gegenüber dem Patienten, gehäuft mit stationären Aufnahmen einher. Offensichtlich gilt auch für die Familie, daß sowohl soziale Überstimulierung wie auch Unterstimulierung (Wing 1982) einen ungünstigen Einfluß auf den Krankheitsverlauf haben.

Auf der *psychopathologischen Ebene* zeigen Aufmerksamkeitsstörungen und Denkstörungen am frühesten einen Rückfall an. Dieser Befund steht im Einklang mit den psycho-physiologischen Untersuchungen und Theorien, die Wahrnehmungsverarbeitungsstörungen als Teilursache schizophrener Störungen ansehen.

Die wichtigsten Ergebnisse sind: Auf verschiedenen Ebenen lassen sich Prädiktoren für eine schizophren-psychotische Dekompensation finden und damit Risikopatienten definieren. Anhand der Früherkennungszeichen ist es in den meisten Fällen den Patienten selbst und den Angehörigen möglich, ein nahendes Rezidiv zu erkennen. Durch eine gezielte Krisenintervention lassen sich stationäre Behandlungen häufig vermeiden. Bei einer guten Arzt-Patient-Beziehung läßt sich eine Verringerung der neuroleptischen Langzeitmedikation verantworten, ohne daß vermehrte stationäre Behandlungen zu befürchten sind.

Literatur

Bellak R, Hurvich M, Gedimann HK (1973) Ego functions in schizophrenics, neurotics and normals. New York, Wiley

Bleuler M, Huber G, Gross G, Schüttler R (1976) Der langfristige Verlauf schizophrener Psychosen. Nervenarzt 47:477–481

Bloom BL (1979) Prevention mental disorders. Recent advances in theory and practice. Community Ment Health J 15:191–197

Brown GW, Birley JLT, Wing JK (1972) Influence of family life on the course of schizophrenic disorders: a replication. Br J Psychiatry 121:241–258

Buchkremer G, Lewandowski L, Fiedler PA (1982) Emotionale Interaktionsmuster in Familien schizophrener Patienten. Eine Untersuchung zum EE-Index. Aktuelles Forum – Psycho, Supplement I. Perimed Verlag, Erlangen

Buchkremer G, Fiedler PA (voraussichtlich 1983): Vergleich zweier psychotherapeutischer Methoden zur Rückfallverhütung bei schizophrenen Patienten (In Vorbereitung)

Caplan G (1964) Principles of prevention psychiatry. Basik Books Inc. Publ., New York

Caplan G, Killilea M (Hrsg) (1976) Support systems and mental help: Multidisciplinary explorations. Grune & Stratton, New York

Ciompi L, Müller C (1976) Lebensweg und Alter der Schizophrenen. Eine katamnestische Langzeitstudie bis ins Senium. Springer, Berlin Heidelberg New York

Ciompi L (1979) Zum Problem der psychiatrischen Prävention. In: Kisker KP, Meyer JE, Müller C, Strömgren E (Hrsg) Psychiatrie der Gegenwart. Forschung und Praxis. Bd. 1, 2. Aufl. Grundlagen und Methoden der Psychiatrie, Teil 1, Springer, Berlin Heidelberg New York, S. 343–386

Cooper B (1980) Die Rolle von Lebensereignissen bei der Entstehung von psychischen Erkrankungen. Nervenarzt 51:321–331

Docherty JP, van Kammen DP, Siris SG, Marcher StR (1978) Stages of Onset of Schizophrenic Psychosis. Am J Psychiatry 135:420–426

Dörner K, Köchert R, Scherer K (1979) Gemeindepsychiatrie, Kohlhammer

Erikson EH (1950) Childhood and society, Norton, New York

Feer H (1977) Sozialpolitische Aspekte des psychischen Stresses. Schweiz Arch Neurol Neurochir Psychiatr 121:91–96

Fiedler PA, Christoph S, Karutz U, Buchkremer G (1982) Das Münsteraner Ausbildungsprojekt „Erwachsenenpsychiatrie" In: Biehl E, Minsel WR, Quekelberge R, Tseubin D (Hrsg) Neue Konzepte der klinischen Psychologie und Psychotherapie. DGVT, Postfach 1343, 7400 Tübingen

Gaebel W, Pietzcker A, Poppenberg A (1981) Prädiktoren des Verlaufs schizophrener Erkrankungen unter neuroleptischer Langzeitmedikation. Pharmacopsychiatr Neuropsychopharmakol 14:180–188

Herz MJ, Melville CH (1980) Relapse in Schizophrenics. Am J Psychiatry 137:801–805

Huber G, Groß G, Schüttler R (1979) Schizophrenie. Eine Verlaufs- und sozial-psychiatrische Langzeitstudie. Springer, Berlin Heidelberg New York

Katschnig H (1980) Lebensverändernde Eingriffe als Ursache psychischer Krankheiten – Eine Kritik des globalen Ansatzes in der life-event-Forschung, In: Katschnig H (Hrsg) Sozialer Streß und psychische Erkrankungen, Urban & Schwarzenberg, München, S. 3–93

Leff J (1976) Die Angehörigen und die Verhütung des Rückfalls und Umgangsstile in Familien mit schizophrenen Patienten, In: Katschnig H (Hrsg) Die andere Seite der Schizophrenie, S. 165–180

Matussek P (Hrsg) (1976) Psychotherapie schizophrener Psychosen. Hoffmann & Campe, Hamburg

Mednik SA, Schulsinger F, Venables PH (1979) Risk research and primary prevention of mental illness. Int J Ment Health 7:150–164

Müller JJ, Werner-Eilert M, Weischmer-Stockheim v. Zersen D (1982) (Hrsg) Zur Rezidivprophylaxe schizophrener Psychosen, Enke, Stuttgart

Pietzcker PA, Gaebel W (1978) Die Übersetzung der Kurzform der Philipskala zur prämorbiden Anpassung (Harris 1975). Übersetzung der Prognose-Skala (Strauss-Carpenter 1974) nach der Fassung publiziert in Schizophrenia Bulletin 3:(2), 209–212, von den Autoren überlassene Übersetzung

Schulsinger R (1980) Biological psychopathology. Annu Rev Psychol 31:583–606

Selye H (1956) The Stress of life. New York. Dt.: Streß beherrscht unser Leben. Econ, Düsseldorf

Strauss JS, Carpenter WT (1974) The Prediction of outcome in Schizophrenia. Arch Gen Psychiatry 31:37–42

Uchtenhagen L (1982) Psychotiker und Psychosebehandlung in der ambulanten Psychiatrie heute. Schweiz Arch Neurol Neurochir Psychiatr 130:215–224

Vaughn CE, Leff JP (1976) The measurement of expressed emotion of the families of psychiatric patients. Br J Soc Clin Psychol 15:157–165

Wing JK (1982) Sozialpsychiatrie, Springer, Berlin Heidelberg New York

Kann man im Kindesalter gegen Schizophrenie im Erwachsenenalter vorbeugen?

R. Lempp

Primäre Prävention setzt die Kenntnis der Ursache voraus, oder wenigstens das Wissen von ursächlichen Faktoren. Über die Ursache der Schizophrenie oder auch nur über ursächlich wirksame Faktoren bei der Entstehung einer Erkrankung aus dem schizophrenen Formenkreis wissen wir sehr wenig. M. Bleuler konnte in einer Zusammenfassung seiner Lebensarbeit 1970 im wesentlichen die negative Feststellung treffen, daß die Schizophrenie nicht mit erfaßbaren körperlichen Prozessen einhergehe. Er nimmt an, daß Schwierigkeiten im Zusammenspiel der ererbten Entwicklungstendenzen der Persönlichkeit unter sich und mit der Lebenserfahrung bei der Entstehung der Schizophrenie eine maßgebliche Rolle spiele. Das aber kann so für eine Prävention nicht genügend Ansatz bieten.

Gesichert ist die erbliche Komponente. Aber gleichgültig, wie hoch man die Heredität ansetzen will, die hiervon ausgehende *Primärprävention* endet mit der genetischen Beratung. Ist das Kind aber geboren, können wir nur noch von dem Risiko des Kindes reden, einmal an Schizophrenie zu erkranken – ein statistisch ermitteltes Risiko –, das für den konkreten Einzelfall gar nichts aussagen kann.

Den Wert genetischer Prävention wird man nicht sehr hoch veranschlagen dürfen. Es ist nichts darüber bekannt, daß die Zwangssterilisation tausender vermeintlicher oder tatsächlich schizophrener Kranker im 3. Reich – eine Maßnahme, die sich auch auf wissenschaftliche Erkenntnisse aus damaligem Verständnis stützte und als prophylaktische Maßnahme bezeichnet wurde – zu einer merkbaren Reduzierung der Prävalenzrate der Schizophrenie geführt hätte.

Wenn aber der Ursachenfaktor *Heredität* kaum eine Möglichkeit zur Prävention bietet, und wenn *körperliche Ursachen* im Sinne einer faßbaren, von außen oder innen an den Körper herangetragener Veränderungen des Stoffwechsels und der Zellfunktion nach Bleuler bisher noch nie festgestellt wurden, dann bleiben in der Diskussion über Prävention nur Umweltfaktoren übrig. Pathologisch-körperliche Faktoren sind schon deshalb unwahrscheinlich, weil alle Symptome der Schizophrenie auch beim gesunden Menschen in anderer Entwicklungsstufe (Kindheit) oder in verändertem Bewußtseinszustand (Traum) natürlicherweise – also ohne eine anatomische oder funktionelle Störung – vorkommen. *Umweltfaktoren* aber, so wurde mir kürzlich in einer Diskussion über die Erkenntnisse von der Genese der Psychosen von einem Fachmann, der es wissen muß, entgegengehalten, seien in keiner Untersuchung statistisch gesichert worden. Das mag so sein. Nur – es könnte ja auch an der Untersuchungsmethode gelegen haben.

Wenn man nach einem bestimmten oder einigen wenigen, als harte Daten zu erfassenden Umweltfaktoren sucht, dann muß das Ergebnis zwangsläufig negativ sein. Gäbe es derartige Ursachen einer Schizophrenie, so wären sie von der scharfsichtigen klinischen Empirie schon längst erkannt worden. Angesichts der ungeheueren

Zahl möglicher Umweltvariablen, vor allem aber der prinzipiellen Unmöglichkeit, ihre subjektive Wirksamkeit quantitativ zu erfassen, ist es nicht denkbar, auf dem Wege der statistischen Analyse der Anamnese, die bei erkrankten Patienten im Erwachsenenalter retrograd erhoben wird, zu einem Ergebnis zu kommen. An die Lebenszeit, die seine Umweltbeziehung bestimmte, kann sich der jugendliche oder erwachsene Patient schwerlich erinnern, schon gar nicht, wenn er psychotisch ist oder ihn belastende Erfahrungen vielleicht verdrängt hat. Auch die Methoden der Psychoanalyse sind gerade bei diesen Patienten nur begrenzt anwendbar.

Man wird also *andere Untersuchungsmethoden* suchen müssen. Die auslesefreie Katamnese einer Kindergruppe ist zu zeitaufwendig, und um eine relevante Zahl später schizophren Erkrankter zu erfassen, müßte die Ausgangsgruppe sehr groß sein. Wir haben daher einen anderen Weg versucht, um eine nach kinderpsychiatrischen Kriterien erhobene Anamnese von später an Schizophrenie erkrankten Erwachsenen schon in der Kindheit zu gewinnen:

Aus einer Liste von etwa 20 000 Namen von ambulanten und/oder stationären Patienten der Abteilung für Kinder- und Jugendpsychiatrie Tübingen, dokumentiert bei uns seit 1960, die 1945 und später geboren sind, wurden gemeinsam mit Rotar und Schmidt aus allen psychiatrischen Kliniken und Krankenhäusern des näheren und weiteren Einzugsgebietes[1] diejenigen herausgesucht, die später dort unter der Diagnose Schizophrenie stationär behandelt worden waren. Es wurden 80 Namen wiedergefunden, in 67 Fällen lag eine auswertbare Krankengeschichte vor. Bei 27 von diesen 67 war schon bei der Aufnahme in der Kinder- und Jugendpsychiatrie die Diagnose einer Psychose oder der Verdacht auf eine solche gestellt worden, bei ebenfalls 27 die Diagnose Neurose oder Pubertätskrise. Bei 13 weiteren Patienten lautete die Diagnose frühkindliche Hirnschädigung, Schwachsinn, Leistungsschwäche, Epilepsie usw.

In einer vorläufigen Auswertung soll die Gruppe der Neurosen genau untersucht werden. Diese Krankengeschichten sind deswegen besonders wichtig, weil die Vorgeschichte, insbesondere der familiären Umwelt, nicht unter dem Eindruck der Diagnose einer Psychose erhoben worden war, und keine irgendwie geartete Umwelttheorie der Schizophrenieentstehung die Feder geführt hatte. Bei Dreiviertel dieser Fälle fanden sich Schilderungen einer chronisch intrafamiliären Auseinandersetzung, meist Uneinigkeit über grundsätzliche Erziehungshaltungen, in Zweidrittel bestand ständiger Streit, in 5 Fällen ein ganz einseitiges Dominanzverhältnis eines Elternteils und in knapp der Hälfte der Fälle war ein Großvater, eine Großmutter oder eine Tante die bestimmende Person im Haushalt. Nur ein einziger Fall war frei von solchen intrafamiliären Problemen. Die Verhältnisse waren in der Gruppe derjenigen, die schon in der Kinderpsychiatrie als psychotisch erkennbar war, kaum anders und ebenso eindrucksvoll.

Das bedeutet doch, daß die meisten dieser früher oder später psychotisch erkrankten Menschen in ihrer frühen Kindheit in einer Atmosphäre aufgewachsen sind, in der sich bekämpfende oder in sich widersprüchliche Wertwelten gegeneinander standen, die dem Kind den Aufbau eines stabilen Realitätsbezuges zumindest erschwerten, wenn nicht unmöglich machten. Darin ist eine anterograde Bestäti-

---

1 Den Direktoren der Psychiatrischen Kliniken und Krankenhäusern sei an dieser Stelle herzlich gedankt

gung der Bedeutung des „double bind" und der gestörten Familieninteraktion
(Bateson, Wynne u. a.) zu sehen, die bisher ja noch keine empirische Bestätigung gefunden haben (siehe Hirsch). Allerdings ist anzunehmen, daß für ein Kind der Widerspruch nicht immer in einer Person vereint sein muß, sondern daß ein für ein
Kleinkind unüberwindbarer Widerspruch schon vorliegen kann, wenn dieser zwischen primären Bezugspersonen besteht – etwa zwischen Vater und Mutter, Mutter
und Großmutter usw. Das kann nicht heißen, daß hier die Ursache der Schizophrenie zu suchen sei, aber doch wohl, daß hier ein wichtiger mitwirkender Faktor liegen muß, ein Faktor allerdings, der bei der Befragung eines erwachsenen, an Schizophrenie erkrankten Patienten kaum mehr eruiert werden kann, weil er sich an
diese Zeit nicht mehr erinnert, weil er nichts mehr davon weiß, oder die Umstände
für normal und nicht erwähnenswert hält.

Daß andere Faktoren mitwirken, läßt sich anhand folgender Untersuchungsergebnisse zeigen:

Eine familiäre Belastung mit Schizophrenien oder psychopathologischen Auffälligkeiten der Eltern bestand in beiden Gruppen bei 35 bis 40% der Fälle, Hinweise
auf eine cerebrale Alteration im frühen Kindesalter in der Hälfte bis Zweidrittel der
Fälle. Man gewinnt übrigens den Eindruck, der bei der kleinen Zahl nicht beweisend ist, daß bei fehlender erblicher Belastung die frühkindliche Hirnschädigung
häufiger nachzuweisen sei. Die Bedeutung der frühkindlichen Hirnschädigung sehen wir in der durch sie hervorgerufenen kognitiven Erfassungsstörung, welche
ebenso als Faktor zu einem instabilen Realitätsaufbau beitragen kann. Frühkindliche Hirnschädigung und erbliche Belastung können sich möglicherweise ursächlich
in der Schizophreniegenese ergänzen. Es muß hier auf die bekannten Untersuchungen von Mednik und Schulsinger und ihre Katamnesen bei „high risk"-Kindern
hingewiesen werden. Auch sie fanden – neben dem bei allen ihren Fällen gegebenen Erbfaktoren – frühe Trennung von der Mutter, störendes Verhalten in der Schule, gelockerte Assoziation im Test und andere Teilleistungsstörungen, sowie in 70%
einen gestörten Schwangerschafts- oder Geburtsverlauf. Neben diesen Ergebnissen
der mit Rotar und Schmidt durchgeführten Arbeit sei auch auf die Untersuchungsergebnisse von Kepler u. a. hingewiesen.

Was könnte das für die Prävention bedeuten?

Wenn wir in den 3 Faktoren – erbliche Belastung, frühkindliche kognitive Schwäche
und chronische intrafamiliäre Spannung – wesentliche Faktoren für die Manifestation einer Schizophrenie mit unterschiedlichem Gewicht und wechselndem Zusammenwirken sehen, dann ist die *erbliche Belastung* gar nicht, die frühe kognitive
Schwäche nur sehr beschränkt, aber die intrafamiliäre Spannung durchaus vermeidbar, zumindest zu vermindern. Was die *kognitive Schwäche* anbelangt, so wurde
über die Früherkennung und Frühtherapie der Teilleistungsstörungen (Graichen)
schon manches gesagt (Lempp). Der für solche Frühtherapie oder besser *frühe therapeutische Begleitung* durch pädagogische Hilfen und Beratung der Eltern in Frage
kommende Kreis der Risikokinder läßt sich unschwer abgrenzen. Ähnlich ist es mit
der *Vermeidung oder Verminderung innerfamiliärer Spannungen*. Es geht nicht darum, mit einem Appell an friedliche Lebens- und Eheführung wirkungslose, utopi-

sche und unverbindliche Ratschläge zu verstreuen, sondern es geht darum, bei einem umschreibbaren Personenkreis mit erhöhtem Erkrankungsrisiko, zum Beispiel mit erblicher Belastung oder auch mit kognitiven Störungen aufgrund leichtgradiger frühkindlicher Hirnschädigung, vermeidbare zusätzliche Risiken zu verhindern oder wenigstens zu verringern. Dies könnte durch eine begleitende vernünftige Erziehungsberatung geschehen oder auch durch praktische Ratschläge, ob man zum Beispiel mit den Großeltern zusammenziehen soll oder nicht. Auch könnten Überforderungen und Belastungen der Kinder vermieden werden, wie vermeidbarer Wechsel der Bezugspersonen in den ersten Lebensjahren oder Überforderungen in der Schule. Die bisherigen Erfahrungen lehren: die Hälfte bis Zweidrittel aller untersuchten Fälle hatten Schulprobleme, ein Drittel der zunächst neurotischen Kinder einen Abfall nach anfänglich guten Leistungen, also eine eindrucksvolle Mißerfolgserfahrung.

Nach allem, was wir bisher über die ursächlichen Variablen der Schizophrenien wissen, scheint hierin eine wissenschaftlich vertretbare *Möglichkeit zur Prävention* zu liegen, eine Möglichkeit allerdings, die sich *nur in der Kindheit,* am ehesten während des Aufbaus des Realitätsbezugs in den ersten 6 Jahren anbietet; danach sind dann wohl die Weichen gestellt.

Literatur

Bateson G, Jackson D, Laing RD, Lidz Th, Wynne LC u.a. (1969) Schizophrenie und Familie. Suhrkamp, Frankfurt
Bleuler M (1971) Schlußwort: Gedanken und Erfahrungen zur Schizophrenielehre. In: Bleuler M, Angst J (Hrsg) Die Entstehung der Schizophrenie. Huber, Bern Stuttgart Wien, S. 107–190
Hirsch SR (1979) Eltern als Verursacher der Schizophrenie. Nervenarzt 50:337–345
Keppler R, Lempp R, Paschedag D, Rebmann HE, Rupps R (1979) Die frühkindliche Anamnese der Schizophrenen. Nervenarzt 50:719–724
Lempp R (Hrsg) (1979) Teilleistungsstörungen im Kindesalter. Huber, Bern Stuttgart Wien
Mednick SA, Schulsinger F (1980) Kinder schizophrener Eltern: Möglichkeiten der Früherkennung und Intervention: In: Remschmidt H (Hrsg) Psychopathologie der Familie und kinderpsychiatrische Erkrankungen. Huber, Bern Stuttgart Wien, S. 35–49
Mednik SA, Schulsinger F (1980) Longitutional Research in Early Detection and Prevention of Mental Illness. In: Schimmelpenning GW (Hrsg) Psychiatrische Verlaufsforschung. Huber, Bern Stuttgart Wien, S. 33–57

Neuroleptische Langzeitmedikation zur Rezidivprophylaxe schizophrener Erkrankungen

A. Pietzcker

Wenn schon die Prävention einer schizophrenen Ersterkrankung nicht gelingt, so wäre doch mit der Verhinderung einer Wiedererkrankung, also einer erfolgreichen Rezidivprophylaxe, ein Ziel der sekundären Prävention erreicht.

Die meisten Psychiater sind davon überzeugt, daß Rezidive schizophrener Erkrankungen durch eine neuroleptische Langzeitmedikation (NL-LZM) erfolgreich verhindert werden können.

Die Behandlung mit Neuroleptika stößt jedoch in der Öffentlichkeit auf eine zunehmend vehemente Kritik. Von ihr bleiben auch unsere Patienten nicht unberührt; das macht unsere ohnehin nicht einfache Aufgabe, sie von der Notwendigkeit einer Langzeitmedikation zu überzeugen, noch schwieriger.

Daher soll zuerst die Frage beantwortet werden, wie gut fundiert durch kontrollierte Untersuchungen unsere Überzeugung von der rezidivprophylaktischen Wirksamkeit der NL-LZM ist. Denn nur dann, wenn unsere Annahme gut fundiert ist, können wir unseren Patienten mit Überzeugung zu dieser Therapie raten.

Aber auch von den Befürwortern einer neuroleptischen Langzeitmedikation werden ihre Begrenzungen immer deutlicher gesehen; nur wenn wir diese Grenzen berücksichtigen, können wir die neuroleptische Langzeitmedikation optimal einsetzen. Einige dieser Begrenzungen sollen aufgezeigt werden und auf einige Konsequenzen, die sich daraus ergeben, soll hingewiesen werden. Der vorgegebene Rahmen erfordert die Beschränkung auf die akzentuierte Darstellung weniger Problembereiche.

Wirksamkeit der NL-LZM

Das Problem der Rückfallverhütung stellt sich besonders dringlich für ambulante Patienten. Denn die meisten schizophren Erkrankten werden nach relativ kurzer Zeit aus der Klinikbehandlung entlassen, müssen aber häufig mit einem Rückfall wieder aufgenommen werden. Zudem hat ein Rückfall bei ambulanten Patienten weit schwerwiegendere soziale Konsequenzen als bei hospitalisierten Patienten. Die folgenden Ausführungen beschränken sich daher auf ambulante Patienten.

In Tabelle 1 sind diejenigen placebokontrollierten Absetzstudien an ambulanten schizophrenen Patienten zusammengefaßt, die über eine Dauer von mindestens einem halben Jahr durchgeführt wurden.

Anders als in den übrigen Arbeiten liegen in den frühen Studien von Engelhardt et al. die Rückfallquoten unter Placebo durchweg sehr niedrig, nämlich um 30% bei bis zu vierjähriger Beobachtungsdauer. Dies mag unter anderem daran liegen, daß

Tabelle 1. Doppelblind placebokontrollierte Absetzstudien an ambulanten schizophrenen Patienten (Absetzdauer mindestens 6 Monate)

Autoren	Zahl der abgesetzten Patienten	Absetzdauer in Monaten	Rückfallquote, %	
			unter Placebo	unter Neuroleptika
Engelhardt et al. (1960)	56	18	29	5 (o)
Engelhardt et al. (1967)	142	12	30	15 (o)
		48	31	20 (o)
Gross (1960)	98	6	51	13 (o)
Müller et al. (1982)	25	12	72	8 (D)
Hirsch et al. (1973)	38	9	66	8 (D)
Hogarty et al. (1973)	174	10	68	31 (o)
Hogarty et al. (1974)	164	22	80	48 (o)
Kane et al. (1982)[1]	17	12	41	0 (D+o)
Leff u. Wing (1971)	15	12	80	35 (o)
Pasamanick et al. (1964)	56	18	45	17 (o)
Rifkin et al. (1977)	19	12	68	7 (D+o)
Troshinsky et al. (1962)	16	10	75	4 (o)
Tuteur et al. (1962)	57	14	56	20 (o)
Widstedt (1981)	16	6	62	27 (D)
		insgesamt	55%	17%
		9–14 Monate	62%	14%

Anmerkungen: (o) = orale Neuroleptika, (D) = Depot-Neuroleptika, [1] = nur Ersterkrankungen
Tabelle modifiziert und ergänzt nach Woggon (1979)

Engelhardt Patienten in seine Studie einbezogen hat, die andere Untersucher nicht als schizophren klassifiziert hätten [14]. Auch einige andere Differenzen zwischen den einzelnen Studien lassen sich auf Stichprobenunterschiede zurückführen. So haben etwa Müller et al. und Rifkin et al. nur unter Neuroleptika voll remittierte schizophrene Patienten einbezogen und sahen unter Neuroleptika sehr geringe Rückfallraten, deutlich niedrigere als etwa Hogarty et al., die nicht so streng selektiert hatten.

Trotz aller Unterschiede kommen die Studien übereinstimmend zu dem Ergebnis, daß es unter Placebo signifikant häufiger zu Rückfällen kommt als unter Neuroleptika. Faßt man alle Studien zusammen, die über die Dauer von etwa einem Jahr durchgeführt wurden, so ergibt sich, daß unter Placebo 62% der Patienten, unter Neuroleptika jedoch nur 14% der Patienten einen Rückfall erlitten. An der rezidivprophylaktischen Wirksamkeit der NL-LZM kann danach kein Zweifel bestehen, sowenig wie daran, daß sie allen anderen Methoden überlegen ist [18].

Grenzen der Wirksamkeit

Bei dieser optimistisch stimmenden Feststellung können wir leider nicht stehenbleiben. Es ist höchst fraglich, ob die Ergebnisse dieser Studien auf alle neuroleptisch behandelten schizophrenen Patienten zu übertragen sind. Leff und Wing [14] haben darauf hingewiesen, daß insbesondere Patienten mit schlechter Prognose, die auf Neuroleptika schlecht ansprechen, in diesen Studien unterrepräsentiert sind. Die Wirksamkeit der Neuroleptika würde überschätzt, wenn man aus diesen Studien direkte Rückschlüsse auf alle Schizophrenen ziehen würde.

Aus den Studien selber wird eine quantitative Begrenzung der Wirksamkeit insofern deutlich, als nur ein Teil der Patienten von einer NL-LZM profitiert. Alle Studien erbrachten neben der Überlegenheit der NL-LZM für die Gesamtgruppe das Ergebnis, daß ein Teil der schizophrenen Patienten auch ohne NL-LZM keinen Rückfall erleidet. Im ersten Jahr der Behandlung können das mehr als 30% sein, nach zwei Jahren immer noch fast 20% [5].

Diese Gruppe der „Placebo-Responder" ist auch in der Gruppe der Neuroleptika-behandelten Patienten enthalten, die keinen Rückfall erlitten haben: dies sind demnach „Schein-Responder" und müssen von den erfolgreich mit Neuroleptika Behandelten abgezogen werden.

Dennoch bleibt diese zweite Gruppe, die Neuroleptika-Responder, die größte Gruppe. Sie profitiert von einer NL-LZM und benötigt sie, um keinen Rückfall zu erleiden; sie umfaßt etwa 40 bis 50% der Patienten. Eine dritte Gruppe erleidet trotz NL-LZM einen Rückfall: „Non-Responder". In den Studien waren es durchschnittlich im ersten Jahr 14%, in einzelnen Studien waren es mehr als 30%.

Prädiktion und Indikation

Der Feststellung, daß eine neuroleptische Langzeitmedikation keineswegs allen schizophrenen Patienten nützt, kommt deshalb eine besondere Bedeutung zu, weil eine Behandlung mit Neuroleptika nicht ohne *Risiken* ist und den Patienten sehr wohl schaden kann. Für die „Placebo-Responder" ist eindeutig klar, daß sie mit einer NL-LZM einem unnötigen Risiko, z.B. von Späthyperkinesen, ausgesetzt würden. Für die „Non-Responder" ist die Risiko-Nutzen-Abwägung weniger leicht zu treffen, da ein Rezidiv nicht das einzige Erfolgskriterium sein kann. Auch eine Milderung der Symptomatik, eine Verringerung der Angst, eine bessere soziale Integration, die bei einem Teil dieser Patienten durch die neuroleptische Behandlung erreichbar sind, müssen als Erfolgskriterien berücksichtigt werden. Dennoch gibt es zweifellos neben denjenigen schizophren Kranken, die eine NL-LZM nicht benötigen, andere, bei denen die Abwägung zwischen Nutzen und Risiko ergibt, daß die unerwünschten Begleitwirkungen schwerer wiegen als der therapeutische Effekt. In den letzten Jahren wurde daher immer deutlicher die Notwendigkeit gesehen, die zu erwartende Response vorherzusagen, brauchbare Prädiktoren zu entwickeln, um die Indikation zu einer neuroleptischen Langzeitmedikation genauer stellen zu können.

Derartige *klinisch brauchbare Prädiktoren* gibt es bis heute jedoch nur wenige [3, 17]. Die Entwicklung von Prädiktoren der Therapie-Response, um voraussagen zu können, welche Patienten auf eine NL-LZM ansprechen, ist ebenso wie die Entwicklung von Prädiktoren eines Rezidivs, um voraussagen zu können, wer überhaupt einer rezidivprophylaktischen Behandlung bedarf, eine vordringliche Aufgabe der Forschung.

Wegen der Risiken einer NL-LZM ist die Indikation für sie streng zu stellen. Sie ist um so eher indiziert, je wahrscheinlicher ein zukünftiges Rezidiv ist. Den sichersten Hinweis auf eine erhöhte Rezidivneigung geben Rezidivhäufungen in den letzten Jahren, als weitere Prädiktoren eines Rezidivs seien beispielsweise die schlechte prämorbide Persönlichkeitsentwicklung und die Entlassung in eine emotional belastende Familie genannt. Zweitens ist eine neuroleptische Langzeitmedikation um so eher indiziert, je ernster die Konsequenzen eines Rezidivs wären, wie z. B. ein Arbeitsplatzverlust; drittens schließlich, je höher die Wahrscheinlichkeit des Ansprechens auf die Therapie ist. Dies kann wieder am sichersten aus der Vorerfahrung geschlossen werden, ob einem Patienten durch eine neuroleptische Medikation früher schon geholfen werden konnte. So ist die Indikation zweifelsfrei gegeben, wenn ein Patient mehrere Rezidive erlitten hat, die unter neuroleptischer Medikation remittierten, und wenn nach Absetzen der Medikation erneut ein Rückfall eintrat. Aber auch schon aus dem Ansprechen auf die neuroleptische Behandlung in der Akutphase der Erkrankung allein kann auf das Ansprechen auf eine Langzeitmedikation geschlossen werden: Wie oben schon ausgeführt, erleiden Patienten, die unter Neuroleptika gut remittierten, bei einer Langzeitmedikation weniger Rezidive als Patienten, die nicht voll remittierten. Die weit verbreitete Annahme, Patienten mit einer allgemein guten Prognose, also einem auch ohne Behandlung relativ niedrigen Rezidivrisiko, würden von einer Langzeitmedikation nicht profitieren, ist nicht haltbar. Aus einer Reihe von Untersuchungen ergeben sich Hinweise darauf, daß gerade die Patienten mit guter Prognose von einer Langzeitmedikation besonders profitieren [17]. Dies soll kurz am Beispiel von schizophrenen Ersterkrankungen ausgeführt werden, die ein geringeres Rückfallrisiko haben als schon mehrfach Erkrankte. Kane et al. [11] führten die erste placebokontrollierte Absetzstudie nur an ersterkrankten schizophrenen Patienten durch. Innerhalb eines Jahres kam es unter Placebo bei 41% zu einem Rückfall, unter Neuroleptika bei keinem Patienten. Trotz dieses Ergebnisses können wir uns der Empfehlung, auch Ersterkrankungen auf eine NL-LZM einzustellen, nicht anschließen, denn der Anteil der unnötig behandelten „Schein-Responder" wäre höher als bei mehrfach Erkrankten.

Depot-Neuroleptika

Eine weitere, praktisch sehr bedeutungsvolle Grenze der neuroleptischen Langzeitmedikation, die eher eine Begrenzung ihrer Durchführbarkeit darstellt, bildet die Tatsache, daß viele Patienten, für die eine Langzeitmedikation eigentlich indiziert wäre, zu ihr entweder gar nicht motiviert werden können oder sie nicht zuverlässig durchführen, es also an „Compliance" fehlen lassen. Mit der Einführung der injizierbaren Depot-Neuroleptika schien ein probates Mittel gefunden zu sein, die Zuverlässigkeit der Medikationseinnahme und damit den Therapieerfolg deutlich zu verbessern.

Die anfangs in die Depot-Neuroleptika gesetzten Erwartungen sind in den letzten Jahren jedoch deutlich gedämpft worden. Bei den früheren Studien, die eine deutliche Überlegenheit der Depot-Neuroleptika gegenüber den oralen Neuroleptika nachwiesen, handelte es sich um Kohortenstudien, bei denen die Rezidivhäufigkeit bei denselben Patienten vor und nach Umsetzen auf Depot-Neuroleptika ver-

Tabelle 2. Kontrollierte Vergleichsstudien an ambulanten schizophrenen Patienten zwischen oralem (o) und Depot-Fluphenazin (D)

Autoren	Therapie-dauer in Monaten	Zahl der Patienten unter (o)	Rückfall-rate in %	Zahl der Patienten unter (D)	Rückfall-rate in %	Signifi-kanz des Unter-schieds
Rifkin et al. (1977)	12	24	8 (12)[a]	19	5 (31)[a]	n.s.
Hogarty et al. (1979)	12	50	40	55	35 (41)[a]	n.s.
	24	50	65	55	40 (49)[a]	n.s.
Schooler et al. (1980)	12	107	33 (37)[a]	107	24 (29)[a]	n.s.

Anmerkung: [a] = Prozentzahlen in Klammern: Rückfälle und Therapieabbrüche wegen Nebenwirkungen

glichen wurde [16]. Möglicherweise handelte es sich bei der Verringerung der Rezidivrate eher um einen Effekt des veränderten therapeutischen Settings als der Depot-Neuroleptika. In eigenen Studien [1, 21] konnten wir vergleichbare Reduzierungen der Rezidivraten durch konsequente Behandlung mit oralen Neuroleptika in unserer Klinikambulanz feststellen.

In kontrollierten Vergleichsstudien an ambulanten schizophrenen Patienten zwischen oralem und Depot-Fluphenazin (siehe Tabelle 2) konnte kein signifikanter Unterschied in den Rückfallraten unter oralem und Depot-Neuroleptikum festgestellt werden. Lediglich in der Studie von Hogarty et al. [7] ergab sich im zweiten Jahr ein Trend zugunsten der Depot-Neuroleptika. Die Ergebnisse sind allerdings mit Vorsicht zu interpretieren, denn wenn man alle drei Studien zusammenfaßt, zeigt sich doch eine leichte Überlegenheit der Depot-Neuroleptika in bezug auf die Rückfallrate. Immerhin aber kann danach nur noch ein Vorteil der Depot-Neuroleptika gegenüber den oralen als gesichert angesehen werden: In der Medikation unzuverlässige Patienten können sofort identifiziert werden, und die dann erforderliche intensive und nachgehende Therapie kann unverzüglich eingeleitet werden.

Dem stehen allerdings auch Nachteile gegenüber. Es gibt psychologische Beeinträchtigungen, z.B. das Gefühl stärkerer Gängelung, das durch die Depot-Neuroleptika eher als durch orale Neuroleptika hervorgerufen wird. Zudem kann die Behandlung mit Depot-Neuroleptika auch zu einem häufigeren Auftreten von Nebenwirkungen führen. In den zitierten Studien kam es unter Depot-Neuroleptika zu deutlich mehr Therapieabbrüchen wegen Nebenwirkungen als unter den oralen Neuroleptika.

Nebenwirkungen

Diese Beobachtungen führen uns an eine weitere Grenze der Durchführbarkeit einer NL-LZM: dem Auftreten intolerabler Nebenwirkungen (Übersicht in [20]). Aus Raumgründen kann nur auf eine Nebenwirkung, die *Späthyperkinesen,* eingegangen werden, die allerdings dadurch eine besondere Bedeutung haben, daß sie teilweise irreversibel sind. Viele Autoren sehen sie daher als die schwerwiegendste Nebenwirkung einer NL-LZM an. Es ist sicher, daß sich späte Hyperkinesen auch ohne vorangegangene Behandlung mit Neuroleptika entwickeln können, heute kann aber kein Zweifel mehr daran bestehen, daß sie unter neuroleptischer Behandlung häufiger auftreten. Kane et al. [12] fanden beim Überblick über 56 Studien eine Prävalenz von Späthyperkinesen in neuroleptisch behandelten Stichproben von 20%, in unbehandelten Stichproben dagegen von 5%. Am eindeutigsten gesichert ist höheres Lebensalter als prädisponierender Faktor für die Entwicklung von Späthyperkinesen, schon weniger deutlich ist die Prädisposition des weiblichen Geschlechts, sowohl für ein häufigeres Auftreten als auch für eine schwerere Ausprägung später Hyperkinesen. Schwere Formen, die die Patienten wirklich beeinträchtigen, sind glücklicherweise selten. Meist handelt es sich um leichte orofaciale Hyperkinesen, welche die Patienten selbst oft nicht bemerken.

Sehr eindrucksvoll ist die Zunahme der Prävalenzraten später Hyperkinesen seit den sechziger Jahren bis heute. Eine Reihe guter Gründe spricht dafür, daß es sich hier nicht nur um ein Artefakt aufgrund genauerer Beobachtung sondern um eine tatsächliche Zunahme handelt [8]. Als mögliche Ursachen für diesen Anstieg wird die zunehmende Verwendung von höheren Dosen der Neuroleptika und von Depot-Neuroleptika diskutiert [8, 12].

Gibson [2] fand in einer prospektiven Studie an 374 ambulanten Patienten innerhalb von drei Jahren nach Umstellung auf Depot-Neuroleptika einen Anstieg orofacialer Späthyperkinesen von 7% auf 22% und von zusätzlichen choreatischen Symptomen von 0 auf 5%. Unterschiede in den Prävalenzraten bei einzelnen Neuroleptika konnten nicht einwandfrei gesichert werden. Nur in 5 von 56 Studien fand sich ein Zusammenhang mit bestimmten Neuroleptika, in allen Fällen handelte es sich um Depot-Neuroleptika [12]. Deshalb kann auch nur mit Vorbehalt auf den Befund hingewiesen werden, daß Hippius et al. [4] und wir [21] unter einer jahre- bis jahrzehntelangen kontinuierlichen Behandlung mit einem oralen mittelpotenten Neuroleptikum auch bei der Gruppe der besonders prädisponierten älteren Frauen eine extrem niedrige Prävalenz von Späthyperkinesen fanden.

Von den Späthyperkinesen ist nach Absetzen der Neuroleptika ein gutes Drittel innerhalb von 3 Monaten reversibel, fast zwei Drittel persistieren. Die wirksamste, jedoch in etwa 30% erfolglose Behandlung der persistierenden Späthyperkinesen ist eine erneute Behandlung mit Neuroleptika [9]. Es muß daher alles daran gesetzt werden, die Entwicklung von Späthyperkinesen zu verhindern.

Niedrigdosierung

Als aussichtsreichster Weg, dieses Ziel zu erreichen, wird übereinstimmend empfohlen, die Neuroleptika so niedrig wie möglich zu dosieren. Da für die Mehrzahl der neuroleptisch bedingten Nebenwirkungen gezeigt werden konnte, daß sie unter niedrigerer Dosierung seltener auftreten als unter höherer Dosierung der Neuroleptika [20], ist die Forderung unumgänglich, die Dosis der Neuroleptika bei einer Langzeitmedikation so niedrig wie möglich zu wählen. In der Regel können bei einer Langzeitmedikation die Neuroleptika relativ niedrig dosiert werden, und in einer Reihe von Studien wurde nachgewiesen, daß auch sehr geringe Dosen zumindest bei einem Teil der Patienten noch sicher prophylaktisch wirken [z.B. 6, 10, 21].

In einer doppelblind kontrollierten Vergleichsstudie [13] zwischen einer sehr niedrigen Dosis (1,25 bis 5,0 mg) und einer Standarddosierung (12,5 bis 50 mg alle zwei Wochen) von Fluphenazin-Decanoat lag die Rezidivrate unter der Niedrigdosierung zwar höher als unter der Standarddosierung, andererseits aber traten Späthyperkinesen unter der Niedrigdosierung seltener auf, die soziale Integration war bei den niedrigdosierten nicht schlechter als bei den mit Standarddosen behandelten Patienten.

Da bisher keine sicheren Prädiktoren bekannt sind, die voraussagen lassen, welche Patienten nur eine niedrige Dosis des Neuroleptikums zur Rezidivprophylaxe benötigen, bleiben wir auf die klinische Praxis angewiesen, die Dosis bei der Langzeitbehandlung langsam so weit zu reduzieren, bis wir an die individuelle kritische Schwelle kommen, unterhalb derer es zu Befundverschlechterungen kommt.

Zum Schluß sei wenigstens noch kurz erwähnt, daß zusätzliche, sozio- und psychotherapeutische Maßnahmen die rezidivprophylaktische Wirkung einer neuroleptischen Langzeitmedikation erhöhen können. So konnten Hogarty et al. in ihren Studien 1974 und 1979 und Leff et al. 1982 nachweisen, daß durch solche zusätzlichen Therapien die Rezidivrate gesenkt werden kann. Eine derartige zusätzliche Sozio- oder Psychotherapie ist allerdings nur unter der Bedingung einer sicheren neuroleptischen Langzeitmedikation rezidivprophylaktisch wirksam.

Schlußfolgerungen

Die neuroleptische Langzeitmedikation ist die wirkungsvollste Methode, die uns bis heute zur Rezidivprophylaxe schizophrener Erkrankungen zur Verfügung steht. Die mit ihr verbundenen Risiken zwingen uns jedoch, die Indikation streng zu stellen und nur diejenigen Patienten mit dieser Therapie zu behandeln, die von ihr auch wirklich profitieren. Patienten, die wir neuroleptisch langzeitbehandeln, müssen wir so behandeln, daß der Nutzen für die Patienten wirklich überwiegt und die Behandlung nicht ihrerseits zu unvertretbaren Beeinträchtigungen der Patienten führt. Zur Vermeidung von Nebenwirkungen sollte so niedrig wie möglich dosiert werden, bei zuverlässigen Patienten sind orale Neuroleptika vorzuziehen. Wenn bei vielen Patienten höhere Dosen und/oder Depot-Neuroleptika notwendig werden, müssen diese Patienten vom behandelnden Arzt besonders sorgfältig auf Nebenwirkungen hin überwacht werden. Die neuroleptische Behandlung muß dabei immer eingebettet sein in die ärztlich-psychotherapeutische Betreuung des Patienten und muß vor allem bei den schwerer Erkrankten durch zusätzliche sozialtherapeutische Maßnahmen ergänzt werden. Nur wenn wir auf diese Weise die neuroleptische Langzeitmedikation optimieren, können wir ihre Vorzüge für unsere Patienten voll nutzbar machen und diese Methode davor bewahren, in Mißkredit zu geraten.

Literatur

1. Gaebel W, Pietzcker A, Poppenberg A (1981) Prädiktoren des Verlaufs schizophrener Erkrankungen unter neuroleptischer Langzeitmedikation. Pharmakopsychiatr Neuropsychopharmakol 14:180–188

2. Gibson AC (1978) Depot Injections and Tardive Dyskinesia. Br J Psychiatry 133:361–365
3. Helmchen H (1978) Forschungsaufgaben bei psychiatrischer Langzeitmedikation. Nervenarzt 49:534–538
4. Hippius H, Lange J (1970) Zur Problematik der späten extrapyramidalen Hyperkinesen nach langfristiger neuroleptischer Therapie. Arzneim Forsch/Drug Res 20:888–890
5. Hogarty GE, Goldberg SC, Schooler NR, Ulrich RF (1974) Drug and Sociotherapy in the Aftercare of Schizophrenic Patients: Two Year Relapse Rates. Arch Gen Psychiatry 31:603–608
6. Hogarty GE, Ulrich RF, Mussare F, Arishgueta N (1976) Drug Discontinuation Among Long Term, Successfully Maintained Schizophrenic Outpatient. Dis Nerv Syst 37:494–500
7. Hogarty GE, Schooler NR, Ulrich R, Mussare F, Ferro P, Herron E (1979) Fluphenazine and Social Therapy in the Aftercare of Schizophrenic Patients. Arch Gen Psychiatry 36:1283–1294
8. Jeste DV, Wyatt RJ (1981) Changing Epidemiology of Tardive Dyskinesia: An Overview. Am J Psychiatry 138:297–309
9. Jeste DV, Wyatt RJ (1982) Therapeutic Strategies Against Tardive Dyskinesia. Two Decades of Experience. Arch Gen Psychiatry 39:803–816
10. Kane JM, Rifkin A, Quitkin F, Nayak D, Saraf K, Ramos-Lorenzi JR, Klein DF, Sachar EJ (1979) Low Dose Fluphenazine Decanoate in Maintenance Treatment of Schizophrenia. Psychiatry Res 1:341–348
11. Kane JM, Rifkin A, Quitkin F, Nayak D, Ramos-Lorenzi J (1982) Fluphenazine vs Placebo in Patients with Remitted, Acute First-Episode Schizophrenia. Arch Gen Psychiatry 39:70–73
12. Kane JM, Smith JM (1982) Tardive Dyskinesia. Prevalence and Risk Factors, 1959 to 1979. Arch Gen Psychiatry 39:473–481
13. Kane JM, Rifkin A, Woerner M, Reardon G (1982) Low-Dose Neuroleptics in Outpatient Schizophrenics. Psychopharmacol Bull 18:20–21
14. Leff JP, Wing JK (1971) Trial of Maintenance Therapy in Schizophrenia. Br Med J 3:599–604
15. Leff J, Kuipers L, Berkowitz R, Eberlein-Vries R, Sturgeon D (1982) A Controlled Trial of Social Intervention in the Families of Schizophrenic Patients. Br J Psychiatry 141:121–134
16. Levine J, Schooler NR, Cassano GB (1979) The Role of Depot Neuroleptics in the Treatment of Schizophrenic Patients. Psychol Med 9:383–386
17. May PRA, Goldberg SC (1978) Prediction of Schizophrenic Patients' Response to Pharmacotherapy. In: Lipton MA, DiMascio A, Killam KF (eds) Psychopharmacology: A Generation of Progress. Raven Press, New York, pp 1139–1153
18. May PRA, Simpson GM (1980) Schizophrenia: Evaluation of Treatment Methods. In: Kaplan HI, Freedman AM, Sadock BJ (eds) Comprehensive Textbook of Psychiatry/III Volume 2 – Third Edition. Williams & Wilkins, Baltimore/London, pp 1240–1275
19. Müller P (Hrsg) (1982) Zur Rezidivprophylaxe schizophrener Psychosen. Ergebnisse einer Doppelblinduntersuchung. Enke, Stuttgart
20. Pietzcker A (1978) Langzeitmedikation bei schizophrenen Kranken. Nervenarzt 49:518–533
21. Pietzcker A, Poppenberg A, Schley J, Müller-Oerlinghausen B (1981) Outcome and Risks of Ultra-Long-Term Treatment with an Oral Neuroleptic Drug. Relationship Between Perazine Serum Levels and Clinical Variables in Schizophrenic Outpatients. Arch Psychiatr Nervenkr 229:315–329
22. Rifkin A, Quitkin F, Rabiner CJ, Klein DF (1977) Fluphenazine Decanoate, Fluphenazine Hydrochloride Given Orally and Placebo in Remitted Schizophrenics. I. Relapse Rates after One Year. Arch Gen Psychiatry 34:43–47
23. Schooler NR, Levine JL, Severe JB, Brauzer B, DiMascio A, Klerman GL, Tuason VB (1980) Prevention of Relapse in Schizophrenia. Arch Gen Psychiatry 37:16–24
24. Wistedt B (1981) A Depot Neuroleptic Withdrawal Study. A Controlled Study of the Clinical Effects of the Withdrawal of Depot Fluphenazine Decanoate and Depot Flupenthixol Decanoate in Chronic Schizophrenic Patients. Acta Psychiatr Scand 64:65–84
25. Woggon B (1979) Neuroleptika-Absetzversuche bei chronisch schizophrenen Patienten. I. Literaturzusammenfassung. Int Pharmacopsychiatry 14:34–56

Die Zukunft von autistischen Kindern.
Sind präventive Maßnahmen möglich?

H. E. Kehrer und K. Misek

Vor fast 40 Jahren wurde eine der interessantesten, aber auch umstrittenen Psychosen des Kindesalters entdeckt, die wir heute, um allen Kontroversen aus dem Wege zu gehen, zweckmäßigerweise „autistisches Syndrom im Kindesalter" nennen. Wie intensiv man sich mit dem kindlichen Autismus vor allem in den letzten Jahren beschäftigt hat, geht aus den zahlreichen Publikationen hervor, von denen einer der Verfasser (Kehrer 1979) in einer – sicher nicht ganz vollständigen – Bibliographie 1958 Titel zusammenstellen konnte. Hier wollen wir uns nur mit dem Verlauf und der Prognose beschäftigen.

Es ist schon lange bekannt, daß der Verlauf des kindlichen Autismus im Gegensatz zur Schizophrenie des Erwachsenenalters zwar variabel ist, sich aber nicht in Schüben vollzieht und nicht chronisch progredient ist. Die Prognose gilt als ziemlich schlecht; es gibt zwar Besserungen, aber bei den voll ausgeprägten Krankheitsbildern keine Heilungen. Seit 1956 wurde eine Reihe von katamnestischen Untersuchungen vorgenommen (Tab. 1).

Als positive Verlaufskriterien gelten den bisherigen Untersuchern: ein höherer Intelligenzgrad, ein gewisses Ausmaß an kommunikativer Sprache und eine günstige Einschätzung der Erziehbarkeit. Negativ bewertet werden: gesicherter Hirnschaden, die Kategorie „nicht testfähiges Kind", unauffälliges Verhalten vor Krankheitsbeginn und ein ungünstiger Familienstatus.

Tabelle 1. Verlaufsuntersuchungen bei autistischem Syndrom

Autor	n	Alter	"Good"	"Fair"	"Poor" "Very-poor"	Beruf	Heim	An-fälle
Eisenberg 1956	63	9–25 J.	5%	14%	73%	unbek.	54%	unbek.
Rutter, Lockye 1967	63	9–23 J.	14%	25%	61%	3%	44%	16%
Rutter 1970	63	15–29 J.	17%	19%	64%	13%	54%	23%
De Meyer et al. 1973	120	x̄ 12 J.	10%	16%	74%	unbek.	35%	14%
Lotter 1974	29	16–18 J.	14%	24%	62%	4%	48%	10%
Mišek 1983	200	4–33 J.	14%	23%	63%	–	23%	8%

Eigene Untersuchungen

Unsere Verlaufsuntersuchung (Misek 1981), über die nun berichtet werden soll, ist die zahlenmäßig größte bisher publizierte. Es konnten 200 an Eltern gerichtete Fragebogen ausgewertet werden. Das Durchschnittsalter der Patienten betrug knapp 13 Jahre, die Altersspanne reichte von 5–34 Jahre. 70% waren 11 Jahre und älter.

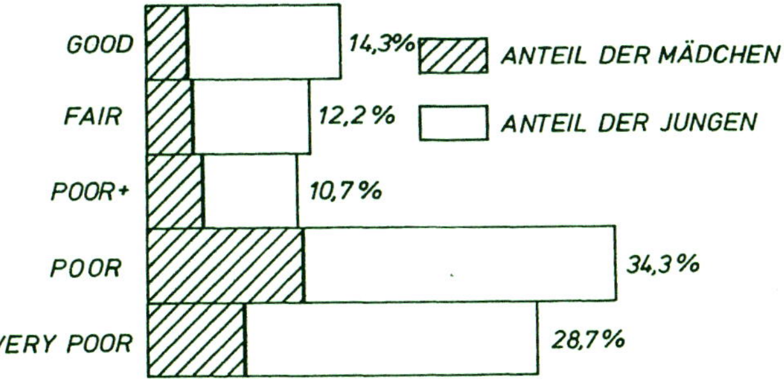

Abb. 1. Allgemeine soziale Anpassung (n = 140)

Tabelle 2. Entwicklung sprachlicher Funktionen (n = 140)

Gruppe	% sprechend	% altersgemäß sprechend	% Sprachbeginn nach 5. Lebensjahr
"Good"	100	100	30
"Fair"	100	70,6	53
"Poor +"	87	33,3	54
"Poor"	81	12,5	69
"Very poor"	40	–	–

Die *allgemeine soziale Anpassung* wurde in 5 Kategorien eingeteilt (Abb. 1). Bei den Bezeichnungen sind wir angelsächsischen Vorbildern gefolgt. Die mittlere Gruppe „poor +" von 10,7% ließ sich nicht sicher bei „fair" einordnen, gehörte aber noch nicht zum schlechten Verlauf. Zusammen mit den eindeutig als „fair" zu Bezeichnenden (12,2%) ergeben sich also knapp 23%, was ziemlich genau mit den Ergebnissen der angloamerikanischen Autoren übereinstimmt. Das gleiche gilt für die Kategorien „poor" und „very poor".

Ein schon lange bekanntes, wichtiges prognostisches Kriterium ist die *Sprach-entwicklung* (Tab. 2): Alle Kinder der ersten Gruppe („good") sprechen altersent-sprechend, dagegen keines der Kategorie „very poor". Von diesen sind 60% ganz mutistisch. Der Sprachbeginn liegt bei der „good"-Gruppe signifikant früher; doch auch hier setzt die Sprachentwicklung, d.h. der Gebrauch von Sätzen, bei 30% erst nach dem 5. Lebensjahr ein. Diese Feststellung widerlegt die Aussage von Eisenberg (1956), daß alle autistischen Kinder, die bis zum 5. Lebensjahr nicht sprechen, eine ungünstige Prognose hatten. Die späte Sprachentwicklung wurde oft durch spezielle Sprachförderungsmaßnahmen in Gang gesetzt. Sie verläuft meist kontinuierlich ver-zögert. Bei etwa einem Viertel findet man, ähnlich wie bei der kognitiven Entwick-lung, sprunghafte Verbesserungen. Bei guter Förderung und gezielter Therapie er-reichen 25% der Autisten, die erst nach dem 5. Lebensjahr die ersten Worte gespro-chen haben, im späteren Leben gute, nahezu altersentsprechende verbale Fähigkei-ten.

Über *intellektuelle Fähigkeiten* zusammen mit sozialer Anpassung gibt der Schultyp, den ein autistisches Kind besuchen kann, gute Auskunft (Tab. 3). Da Test-

Tabelle 3. Soziale Anpassung und kognitive Entwicklung (n = 140)

Gruppe	IQ	% Normalschule	% Sond. für Lernb.	% Sond. für Geistigb.	% Sonstige Schulen	% kogn. Entwicklungs.-spr.	% Imitationslernen	
							unfähig	gelernt
"Good"	106 unbek. 55%	75	15	–	–	50	10	35
"Fair"	81 unbek. 29,4%	–	53	29,4	17,6	29,4	35	29
"Poor+"	85 unbek. 53,3%	–	20	67	13	26,6	33	7
"Poor"	– unbek. 83,3%	–	–	69	31	14,6	46	15
"Very poor"	– unbek. 97,5%	–	–	58	27	7,5	70	15

ergebnisse nur von einigen Kindern vorlagen, können Vergleiche des Intelligenzquotienten nur grob angestellt werden.

Ein bisher kaum beachtetes Prognose-Kriterium ist der sprunghafte Verlauf der *kognitiven Entwicklung,* die im Grundschulalter einsetzt. Bei einigen Kindern wurden solche Entwicklungssprünge nach langer Stagnation durch therapeutische Förderung angestoßen, so, „als ob plötzlich ein entscheidendes Hindernis überwunden wäre". Bei den weniger positiven Gruppen verläuft die kognitive Entwicklung deutlich weniger sprunghaft, eher kontinuierlich verzögert.

Im Gegensatz zu den meisten früheren Analysen hat sich bei unseren Erhebungen keine negative Bewertung des Faktors „*hirnorganische Komplikation*" ergeben: Je höher die Komplikationsrate in der Schwangerschaft und bei der Geburt, desto größer war die Wahrscheinlichkeit, einen günstigen Verlauf („good") zu zeigen. Dieses Resultat ist für die prognostische Beurteilung zweifellos wichtig. Erklären können wir es noch nicht.

Das eigentliche *Kardinalsyndrom:* scheinbare Gleichgültigkeit gegenüber anderen Menschen, geringer Blickkontakt, Rückzug in die Welt der Stereotypien und zwanghaftes Streben nach Gleicherhaltung der Umwelt und der zeitlichen Abläufe, findet man in stark ausgeprägter Form vorwiegend bei Kindern unter 10 Jahren. Mit dem Älterwerden passen sich die meisten in dieser Beziehung den Gegebenheiten ihrer Umwelt mehr oder weniger an. Die typische Störung des Kontakts findet man im Jugend- und Erwachsenenalter nur noch in einem Drittel der Fälle, der Blickkontakt bessert sich bei 75%, und die Hälfte ist zur Aufnahme intensiver zwischenmenschlicher Beziehungen in der Lage.

Leider recht *konstante Symptome* sind stereotype und zwanghafte Verhaltensweisen. Solange stärkere motorische Stereotypien vorhanden sind, ist die Entwicklung kognitiver und sprachlicher Fähigkeiten erheblich behindert. Zwangshandlungen und zwanghafte Denkmodelle haben bei unserer Analyse bis zum jugendlichen Alter von 62% auf 75% zugenommen. Sie korrelieren kaum mit positivem oder negativem Verlauf.

Als *Gesamtergebnis* sollen die von uns erarbeiteten Prognosefaktoren bildlich erläutert werden (Abb. 2): Im Gegensatz zu früheren Untersuchungen zeigt sich stati-

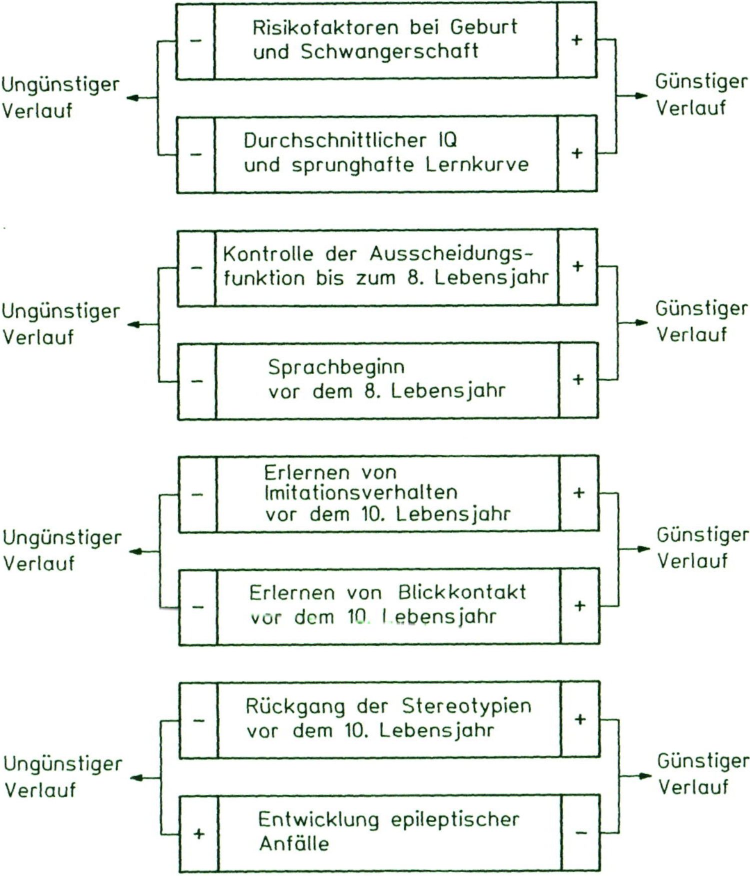

Abb. 2. Verlaufsbestimmende Faktoren („Prognosefaktoren")

stisch als kritisches Alter, bis zu dem bestimmte Entwicklungen vollzogen sein müssen, das 8. bzw. 10. Lebensjahr. Neue prognostische Kriterien sind: sprunghafte Lernkurve und Kontrolle der Ausscheidungsfunktionen. Prä- oder perinatale Schäden sind in unserer Stichprobe kein negatives Kriterium.

Schlußfolgerungen

Im Hinblick auf *präventive Maßnahmen bei autistischen Kindern* sind zusammenfassend folgende Ergebnisse unserer Untersuchung bedeutungsvoll:

1. Beim autistischen Syndrom lassen sich aufgrund von Verlaufskriterien einigermaßen präzise prognostische Aussagen machen.
2. Durch früh einsetzende, langdauernde und gezielte Therapie sind deutliche Symptom- und Verlaufsverbesserungen zu erzielen.
3. Die prognostische Beratung entlastet viele Eltern von quälender Unsicherheit und gestattet eine bessere Lebensplanung der Familie.

Literatur

1. De Meyer MK, Barton S, De Meyer WE, Norton JA, Allen, Steele R (1973) Prognosis in autism: follow-up study. J Autism Child Schizophr 3:199–246
2. Eisenberg L (1956) The autistic child in adolescence. Am J Psychiatry 112:607–612
3. Kehrer HE (1979) Bibliographie über den kindlichen Autismus. Hamburg: Bundesverband Hilfe für das autistische Kind
4. Lotter V (1974) Factors related to outcome in autistic children. J Autism Child Schizophr 4:263–277
5. Misek K (1983) Entwicklung und Zukunft von Kindern mit autistischem Syndrom. Inaug. Diss. Münster
6. Rutter M, Lockye L (1967) A fife to fifteen year follwo-up study of infantile psychosis. Br J Psychiatry 113:1169–1199
7. Rutter M (1970) Autistic children: Infancy to adulthood. Semin Psychiatry 2:435–450

Neurosen und psychosomatische Krankheiten

Gewalt gegen Kinder

M. Müller-Küppers

Das Arbeitsfeld des Kinder- und Jugendpsychiaters erscheint in besonderer Weise geeignet, prophylaktischen Überlegungen Raum zu geben. In wenigen medizinischen Disziplinen wird der unmittelbare Zusammenhang zwischen der ungestörten Entwicklung eines Kindes und seinem psycho-sozialen Umfeld so evident. Bei einer Einschätzung der Verbreitung neurosenpsychologisch relevanter Störungen in der Bevölkerung zwischen 20–40% kann dieser Aspekt schwer überschätzt werden. Neurotisches Fehlverhalten bleibt nicht auf den Symptomträger beschränkt. Die Auswirkungen sind um so gravierender, je dichter die Beziehung im sozialen Feld ist und je größer das Ausmaß der Abhängigkeit beschrieben werden muß.

Dabei sei angemerkt, daß die präventiven Bemühungen der beiden letzten Jahrzehnte nicht ohne Wirkung geblieben sind: die Inanspruchnahme kinder- und jugendpsychiatrischer Hilfen läßt – jedenfalls in Versorgungegebieten mit guter Infrastruktur – erkennen, daß die vielfältigen präventiven Aktivitäten und psychohygienischen Einsichten im weitesten Sinne Wirkung zeigen: die Vormerklisten werden kürzer, der Druck auf Ambulanzen und Stationen läßt nach. Das Wissen um die Bedeutung des Einflusses der Umwelt scheint zuzunehmen, aber auch das durch Medien vielfältig verbreitete Halbwissen. Wir haben andererseits zu registrieren, daß der Ausbau ambulanter Hilfen sich präventiv auswirkt, daß die Geburtenrate seit 10 Jahren gegenüber einer Million Kinder im Jahr halbiert ist und von seiten der kassenärztlichen Vereinigungen Empfehlungen ausgegeben werden, die kinder- und jugendpsychiatrische Spezialambulanzen nur für dringende Notfälle empfohlen wissen wollen.

Gewalt gegen Kinder und Jugendliche ist aber unverändert ein eher wachsendes Phänomen. Letzteres hat auch die Folge, daß Gewalt von Kindern ausgeht und in jüngster Zeit mehren sich Beobachtungen, die wir in dem Katalog kinder- und jugendpsychiatrischer Verhaltens- und Befindensstörungen noch nicht kannten: *Elternmißhandlungen.*

Das Problem der Kindesmißhandlung

Die anthropologische Stellung des Kindes als Nesthocker nach Portmann läßt es als wahrscheinlich erscheinen, daß gewaltsame Übergriffe auf Kinder im Verlauf der Entwicklungsgeschichte der Menschheit immer stattgehabt haben und – so ist zu fürchten – nie ganz werden unterbunden werden können. Kinder sind zwar formal juristisch nicht rechtlos, aber sie bedürfen einer Hilfe, um ihre Rechte zu realisieren. Diese Aufgabe fällt natürlicherweise den Eltern zu und es ist ja das Scandalon der Kindesmißhandlung, daß in der Mehrzahl der Fälle gerade diese *Eltern,* die ihren eigenen Kindern Gewalt antun, selbst Opfer von Gewalt geworden sind. Der Gesetzgeber hat den Eltern ein *Züchtigungsrecht* eingeräumt, das nach Meinungsumfragen von etwa 85% der Bevölkerung bejaht wird. Schweden ist das erste und einzige Land, das mit dieser Rechtstradition gebrochen hat. Schwedische Eltern verstoßen gegen kodifiziertes Recht, wenn sie die Prügelstrafe bei ihren Kindern anwenden.

Die Deutsche Gesellschaft für Kinder- und Jugendpsychiatrie hat 1976 zur Frage der Prügelstrafe eine eindeutige Stellung abgegeben. Wir waren uns darüber im klaren, daß der Verzicht auf körperliche Züchtigung den Eltern als ein Erfordernis unserer Gesellschaft dringend nahezulegen ist. Erwachsenen in Erziehungsberufen dagegen war die körperliche Züchtigung mit eindeutigen gesetzlichen Regelungen völlig zu untersagen. Wir hatten aber auch die Überzeugung, daß das schwedische Modell in der Bundesrepublik nicht nur politisch nicht durchsetzbar ist, sondern daß dafür auch die Voraussetzungen fehlen. Ein Umdenken innerhalb der Bevölkerung für eine *gewaltfreie Erziehung* ist noch nicht erreicht, um diese als gesetzliche Regelung auch wirksam werden zu lassen. Nach einer persönlichen Mitteilung eines schwedischen Kollegen sind wesentliche Verhaltensänderungen schwedischer Eltern bisher nicht erkennbar.

Jährlich sterben in der Bundesrepublik – nach einer Statistik des Statistischen Bundesamtes – etwa 100 Kinder an den Folgen einer *Mißhandlung durch ihre Erziehungsberechtigten*. Die Quote von Kindsmißhandlungen bzw. Vernachlässigungen bewegen sich in einer Größenordnung von 150–200 000. Dabei sind Mißhandlungen nur zu einem Teil Auswirkungen unkontrollierter Affekte der Erwachsenen. Häufig kommen sie zustande, weil Eltern sich zur uneingeschränkten Anwendung von Gewalt gegenüber ihren Kindern berechtigt glauben. Was sie ihren Kindern mit derartigen Strafen tatsächlich einprägen, ist indessen eine für jedes spätere Zusammenleben schädigende Erfahrung. Bei einer „Erziehung", die sich der Gewalt bedient, lernen Kinder letzten Endes, daß nicht Einsicht und Verständigung, sondern Gewalt der geeignete Weg ist, um seine eigenen Absichten zu verwirklichen. Sie werden später nicht nur ihre eigenen Kinder wieder schlagen, sondern auch als Erwachsene bereit und fähig sein, sich mit Gewalt und Willkür zu behaupten und sich – ohne Rücksicht auf Recht oder Unrecht – fremden Zwängen fügen. Ihre Mitwirkung an einem Gemeinwesen wird dadurch entscheidend behindert.

Das Delikt der Kindesmißhandlung ist mit einer ungewöhnlich hohen *Dunkelziffer* belastet, die zwischen 15 und 20% geschätzt wird. Für ländliche Verhältnisse werden höhere Ziffern angegeben. Es gibt kaum eine aggressive Einwirkung auf Kinder, die bei Kindesmißhandlungen nicht angewandt wird, wie Trube-Becker in ihrer neuen Monographie belegt: Kinder werden geschlagen, getreten, gewürgt und unter Wasser getaucht. Man bringt ihnen Schnitt- und Brandwunden bei, sie müssen auf Scheiten knien und man läßt sie hungern. Aber Gewalteinwirkung sind auch das Einsperren in dunkle Räume, die systematische Verängstigung durch Drohungen, die mannigfaltigen Formen, Kinder zu demütigen, herabzusetzen oder sie sonst durch psychische Einwirkungen zu manipulieren. Der Übergang von der körperlichen Gewalteinwirkung zu Formen, die als seelische Mißhandlung qualifiziert werden müssen, ist fließend.

Unter Ärzten ist nicht so gut wie nötig bekannt, daß auch *seelische Kindesmißhandlung* strafbar ist. Dabei stellt der sexuelle Übergriff eine besondere Form körperlicher und seelischer Gewalteinwirkung dar. Zusätzlich werden diese Kinder eingeschüchtert und für den Fall, daß sie sich anderen anvertrauen, mit der Einweisung in ein „Erziehungsheim" oder nicht selten mit dem Leben bedroht. Diese Androhung von Sanktionen ist eine durchgehende Erfahrung, die insbesondere der Kinder- und Jugendpsychiater als Sachverständiger bei der Glaubwürdigkeitsbegutachtung des Opfers machen kann.

Wir finden insbesondere auch Kinder und Jugendliche mit spezifischen, insbesondere *geistigen Behinderungen* unter den Opfern, die oft jahrelang Aggressionen ausgesetzt sind. Dieser Personenkreis ist noch einmal stärker auf Hilfe von außen angewiesen, einer Hilfe, die auch für das Opfer schmerzlich sein kann. Denn die Not der Helfer besteht ja gerade darin, daß die Hilfe selbst in die Familien eingreift, wenn z.B. der Vater inhaftiert und/oder das Kind in ein Heim eingewiesen wird. Die Opfer sind nicht selten der Auffassung, daß sie „zu Recht und aus Strafe" für ihr eigenes Verschulden geschlagen würden und nehmen nicht selten den Täter in Schutz. Sie drängen in das Elternhaus zurück und schreiben dem Vater rührende Briefe ins Gefängnis, die dieser exkulpierend für sich in Anspruch nimmt.

So entstehen Situationen, die unerwartet sind: eine 16jährige Jugendliche vertraut sich zunächst dem Jugendamt und dann dem Jugendpsychiater unter dem Vorbehalt an, daß sie seit dem 8. Lebensjahr durch den eigenen Vater *sexuell mißbraucht* werde. Sie wolle aber, daß dem Vater Hilfe zuteil werde und wolle nicht, daß der Staatsanwalt eingeschaltet werden solle. Der Arzt ist gehalten, zwischen den Rechtsgütern „ärztliche Schweigepflicht und Wohl des Kindes" abzuwägen. Es entsteht eine Grauzone, die man therapeutisch nutzen kann, bei der sich der Arzt aber auch der Verantwortung inne werden muß, die Nichthandeln und Handeln gleichermaßen auslösen. Neben der Wiederholungsgefahr wird bei der Entscheidung auch noch die Frage eine Rolle spielen, ob andere Geschwister gefährdet sind.

Nach Scinner und Castle werden 60% der Eltern, die einmal mißhandelt haben, wieder *rückfällig*. Dieses Ergebnis ist um so schwerwiegender, wenn man feststellt, daß Jugendämter insbesondere bei Inzestproblemen keineswegs – wie früher selbstverständlich – sich dazu verstehen, eine Anzeige zu erstatten. Dabei nehmen die Ämter für sich in Anspruch, das Problem unter dem Gesichtspunkt zu beurteilen, welche Konsequenzen sich durch eine Anzeige für die gesamte Familie ergeben. Oliver und Cox konnten zeigen, daß die Hoffnungen auch für die nachfolgende Generation, Mißhandlungen zu begehen, begrenzt sind, wenn man den Eltern vielfältige soziale und therapeutische Hilfe zukommen läßt.

Statistische Untersuchungen haben gezeigt, daß Abhängigkeiten von Bildungsgrad, Beruf, Hautfarbe, Geschlecht oder Religion der Eltern, die wegen Kindesmißhandlung angeklagt wurden, gerade nicht bestehen. Die Familienverhältnisse pflegen nicht ungeordneter oder zerrütteter zu sein als sonst in der Bevölkerung. Weniger als ein Prozent zeigte Zeichen psychotischer Störungen und nur anderthalb Prozent konnten als Sadisten eingestuft werden. Dagegen spielen bei 18% der Eltern regelmäßiger Alkoholkonsum und bei 14% Schlafmittel und Weckamine eine Rolle. Die besondere Empfindlichkeit gegenüber Störungen automatischer Reibungslosigkeit in den engen Wohnverhältnissen – letzteres erklärt die Zunahme der Gewalt gegen Kinder in den Wintermonaten.

Ärzte sollten erkennen, welche Schuld eine Gesellschaft auf sich lädt, die Gewalt in Notfällen als Erziehungsmittel sanktioniert, aber die Öffentlichkeit nicht darüber orientiert, daß körperliche Züchtigung Hilflosigkeit des Erziehers bedeutet. Wir müssen uns fragen, ob wir deutlich genug gemacht haben, daß zwischen dem Schlag ins Gesicht und der schweren Mißhandlung eines Kindes kein grundsätzlicher Unterschied besteht. Wir müssen deutlich machen, daß *geschlagene Kinder seelisch gefährdete Kinder* sind. Daß die Aufklärung über Kindesmißhandlungen psycho-hygienische Konsequenzen hat, zeigt die Erfahrung, daß nach entsprechenden Kampagnen, Vorträgen und Informationswochen die Rate der Hinweise an Jugendämter steigt. Wir sollten als Ärzte bemüht sein, die Rufgestalt des „Feindbildes Jugendamt" zu demontieren und durch Zusammenarbeit mit Elternschulen, Elterninitiativen und dem Kinderschutzbund prophylaktische Maßnahmen fördern. In der Bevölkerung sollte die Überzeugung wachsen, daß jeder Bürger die Möglichkeit eines anonymen Hinweises an das Jugendamt hat, wenn der Verdacht auf eine Kindesmißhandlung aufkommt. Wir sollten das System der Nichteinmischung in die Familien aufgeben und an die Mitverantwortung aller Erwachsenen appellieren.

Der *Einfluß der Medien* auf die Auswirkung von Gewalt wird nicht einheitlich diskutiert. Wir sollten uns aber auch daran erinnern, daß im Bundesdurchschnitt Kinder bis zum 14. Lebensjahr auf 4% der Lebenszeit hochgerechnet werden. Noch bedeutsamer aber sind die Ergebnisse der Untersuchungen von Bandura und Berkowitz. Die Autoren haben nachgewiesen, daß die aggressionserhöhende Wirkung von aggressiven Beispielen bei Kindergruppen verschiedenen Alters nachweislich dieselbe ist, gleichgültig ob die später nachgeahmte Aggressionsdarstellung ursprünglich im wirklichen Leben, in Filmen oder in Cartoons erfolgte.

Kindesentführung: eine neue Form seelischer Kindesmißhandlung

Eine besondere Form seelischer Kindesmißhandlung ist die Kindesentführung. Vor genau 50 Jahren wurde das berühmte Lindbergh-Baby entführt. Für dieses Kind, das schon nach wenigen Stunden getötet wurde, ist eine für heutige Verhältnisse bescheidene Lösegeldsumme gezahlt worden. Für die Tat wurde ein deutscher Einwanderer als Täter hingerichtet, obwohl er nicht aufhörte, seine Unschuld zu beteuern. Seine Witwe betreibt zur Zeit die Wiederaufnahme des Verfahrens und eine Revision erscheint wahrscheinlich.

In Amerika ist damals die Bedeutung der Tat hellsichtig eingeschätzt und ein Gesetz erlassen worden, das Kindesentführung mit der Todesstrafe belegte. Die abschreckende Wirkung dieser Lex Lindbergh hat einige Jahrzehnte vorgehalten. Nach dem 2. Weltkrieg kam es zu vereinzelten Kindesentführungen aus Familien, die sich gleichermaßen durch Ansehen und Besitz auszeichneten. Die Situation änderte sich in der zweiten Hälfte der 50er Jahre, als erstmalig in Frankreich ein Kind eines kleinen Sparkassenangestellten entführt wurde. Dabei war offensichtlich, daß die Eltern eine Lösegeldsumme nie würden erbringen können. Die Entführer spekulierten darauf, daß die Sparkasse oder andere Geldinstitutionen das Lösegeld bezahlen würden. Damit hatte das Problem der Kindesentführung eine neue Dimension erreicht: kein Elternpaar konnte nunmehr darauf vertrauen, daß das eigene Kind nicht zum potentiellen Opfer eines Entführers werden kann. In der Bundesrepublik sind in den letzten Jahren insgesamt 30 bis 40 Kinder entführt worden. Die

Mehrzahl der Eltern waren nicht im landläufigen Sinne vermögend und die Lösegeldforderungen bewegten sich in Millionenhöhe.

Die Besonderheiten dieses Verbrechens veranlassen auch die Polizei zu unorthodoxen Verhaltensmustern: sie hält sich zurück oder garantiert sogar, sich nicht einzuschalten. Den Tätern werden Vorgaben in Form von Zeitvorsprüngen eingeräumt. Gleichwohl ist die Zahl der bisher bekannt gewordenen Fälle, in denen Kinder dieses auch in der Bevölkerung als besonders verabscheuungswürdig angesehene Verbrechen nicht überlebten, erheblich. Die Kindesentführung kann wohl nur von einer Gruppe von Tätern begangen werden, die überdies als intelligent eingeschätzt werden müssen. Dennoch sind sie häufig wohl nicht in der Lage, das Verhalten ihres Opfers zu prognostizieren. Es gilt ja eine Reihe von Bedingungen zu erfüllen, die ein Gelingen ermöglichen: das Opfer muß ernährt und gepflegt werden. Die Kontaktpersonen dürfen nicht wiedererkannt werden und eine Isolation ist unumgänglich. Das Kind ist zu beruhigen, gleichwohl kann es in Panik, ja in Todesangst geraten. Der Täter gerät seinerseits in Erregung, weil er begründet befürchten muß, daß sein Plan gefährdet wird. Die besten *Überlebenschancen* haben Kinder, die sich unterwerfen oder sich sogar mit dem Aggressor identifizieren. Die Namen Andrea Adler, Nina von Gallwitz oder die Kronzucker-Geschwister stehen für die verschiedensten Formen des Verhaltens von Opfer und Täter. Wir werden lernen müssen, uns auf diese neue Form eines sich epidemisch ausbreitenden Verbrechens einzustellen. Diese Aussage schließt die Frage ein, ob es zweckmäßig erscheint, prophylaktische Maßnahmen zu ergreifen, die eine systematische Verunsicherung breiter Bevölkerungskreise einschließen.

Wir sollten uns dabei daran erinnern, daß in den 60er Jahren eine gesundheitspolitische Aktion durchgeführt wurde, bei der Kinder über die verschiedensten Medien – bis hin zu einer sogenannten Löschblattaktion – vor Sexualtätern gewarnt wurden. Der Täter wurde als ein Mann mit einem schwarzen Mantel und großem Schlapphut beschrieben, der dem Kind unbekannt ist. Tatsache ist aber, daß ⅔ aller Sexualstraftaten an Kindern gerade nicht von Tätern begangen werden, die den Kindern fremd sind: der Personenkreis der Täter ist im Gegenteil überwiegend auf das engere Umfeld einzugrenzen, d. h. auf Menschen, denen Kinder gerade Vertrauen entgegenbringen.

Nach meiner persönlichen Einschätzung möchte ich zum derzeitigen Zeitpunkt befürchten, daß eine systematische Aufklärungskampagne nicht als geeignete Maßnahme angesehen werden kann.

Literatur

Bandura A, Walters RH (1964) Social Learning and Personality Development. New York
Berkowitz L (1968) Roots of Aggression. New York
Oliver, Cox (1982) zit. in: Goldstein J, Freud A, Solnit AJ (eds) Diesseits des Kindeswohls. Suhrkampp
Persönliche Mitteilung Dr. Katz, Göteborg, Schweden
Portmann A (1953) Das Tier als soziales Wesen, Zürich
Prügelstrafe und Kindesmißhandlung (1976) Stellungnahme der Deutschen Vereinigung für Kinder- und Jugendpsychiatrie. Deutsches Ärzteblatt 47:3029–3030
Scinner und Castle (1982) zit. in: Goldstein J, Freud A, Solnit AJ (eds) Diesseits des Kindeswohls. Suhrkamp
Trube-Becker E (1982) Gewalt gegen das Kind. Verlag für Kriminalistik, Heidelberg

Neuroseprävention als ärztliche und gemeinschaftliche Aufgabe

H. Schepank

Passend zu diesem Thema wäre der Untertitel „Sisyphus und die Antinomik menschlicher Bedürfnisse". – Zum einen gleicht es einer Sisyphusarbeit, der außerordentlichen Komplexität des Gegenstandes gerecht zu werden. Zum anderen sind bei Neurosen intraindividuelle und zwischenmenschliche Triebkonflikte sowie unbewußte Vorgänge im Spiel. Das bedeutet: Viele Vorschläge zur Prävention berühren zwangsläufig auch persönliche Interessen, Wertungen, religiöse Ideale oder politische Programme.

Auf eine geschichtliche und problemzentrierte Einleitung kann hier verzichtet werden mit Hinweis auf die Übersichtsreferate im gleichen Band (Kind, Ciompi, Remschmidt, Kanowski) und die Literaturangaben [insbes. 1 u. 2].

Zwei *definitorische Abgrenzungen* sollen zuvor festgelegt werden:

1. Der Neurosebegriff wird in dieser Darstellung weit gefaßt: Ihm sind alle Störungen von Krankheitswert subsumiert, in denen eine psychogene Komponente maßgeblichen ätiopathogenetischen Einfluß ausübt [12, 14]. Es gehören dazu die Psychoneurosen sensu strictissimo sowie die meisten funktionellen psychosomatischen Störungen und charakterneurotischen Auffälligkeiten (wie z. B. viele krankhafte Leistungsstörungen und Partnerprobleme, sowie oftmals suizidales, süchtiges, delinquentes Verhalten etc.).
2. Das Schwergewicht der Überlegungen soll auf der von Gerald Caplan [1] sogenannten Primärprävention liegen. Eine Konsequenz davon ist: Die ärztlich therapeutische erweitert sich zur gemeinschaftlichen Aufgabe und bezieht somit sehr viele verschiedene Fachkompetenzen und Initiativen mit ein.

Eine sinnvolle und wirksame Neuroseprävention setzt vor allem ein fundiertes medizin-psychologisches und sozialwissenschaftliches *Wissen* in vier Bereichen *voraus:*

1. Wir benötigen ein verläßliches *epidemiologisches Basiswissen* [3, 12] über die Häufigkeit der in Betracht kommenden Erkrankungen und die mit ihnen korrelierenden demographischen Variablen. Zu wenig wissen wir bisher auch über den Verlauf, wobei ebenso an mögliche Spontanheilungen wie insbesondere an den Wandel verschiedener Manifestationen zu denken ist.
2. Unsere Detailkenntnis der verschiedenen *ätiologischen* und *neurosepathogenetischen Faktoren* und vor allem von deren Zusammenwirken ist noch lückenhaft und ergänzungsbedürftig [7, 11].
3. Wir stehen gerade erst am Beginn einer soliden *Psychotherapieforschung.*
4. Eine wissenschaftlich fundierte Neuroseprävention ist auf entsprechende *evaluative Studien* angewiesen. Diese haben (a) die Wirksamkeit getroffener oder vorge-

schlagener Präventivmaßnahmen methodisch einwandfrei zu kontrollieren und (b) insbesondere auch deren Wechselwirkung zu überprüfen; denn: es wäre ja denkbar, daß z. B. ein bestimmtes Erziehungsprinzip (oder eine Gesetzgebungsmaßnahme oder eine Therapieform etc.) langfristig zwar Zwangsneurosen und die Suizide [9, 10] reduziert, dieser Effekt jedoch mit einer Steigerung von Verwahrlosung oder von Süchten verknüpft ist. – Da die Neurosenprophylaxe mindestens zwei aufeinanderfolgende Generationen umfaßt, kann sich jeder in der Forschung Erfahrene die außerordentlichen methodischen Schwierigkeiten ausmalen.

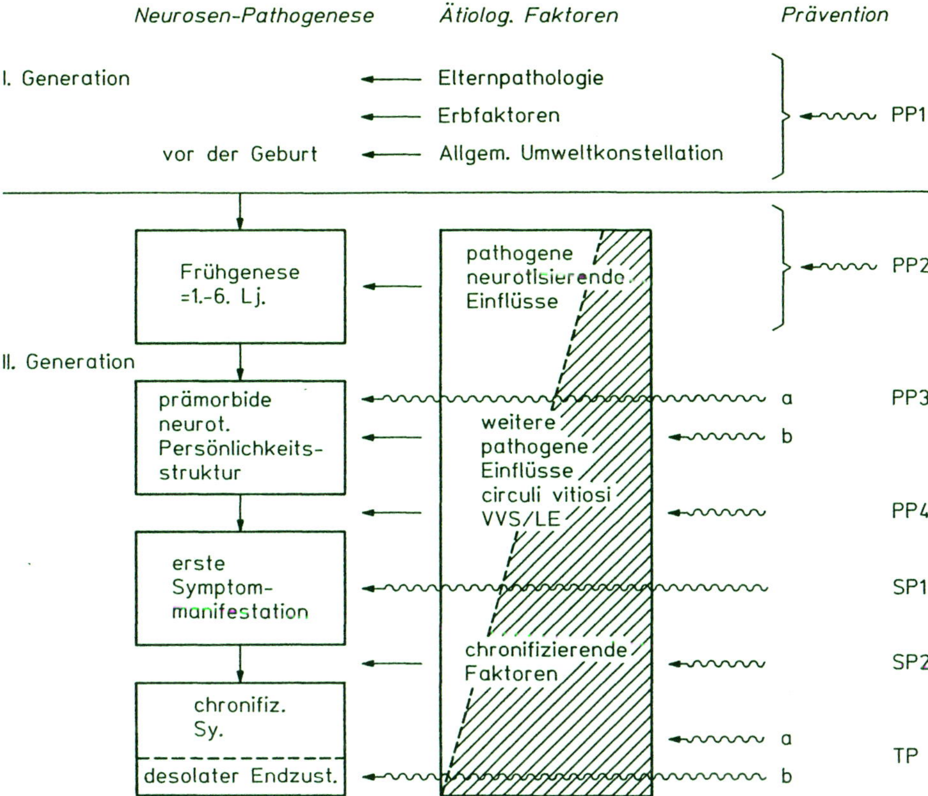

Abb. 1. s. Text
Der *linke Block* zeigt schematisch – im individuellen Zeitablauf von oben nach unten zu lesen – die Neurosengenese. Der *Mittelblock* benennt die ätiologischen/pathogenetischen Faktoren, die auf den jeweiligen individuellen neurotischen Entwicklungsstand Einfluß nehmen. Dabei verschiebt sich im Laufe des individuellen Lebens das Gewicht der pathogenen Faktoren von den mehr intrafamiliären (weißer Bereich) in der Frühkindheit zu den mehr außerfamiliären Faktoren (schraffiert) im späteren Leben. *Rechts* in der Abbildung sind die primär-präventiven (PP 1 bis PP 4), die sekundär-präventiven (SP 1 bis SP 2) und die tertiär-präventiven (TP) Maßnahmen durch Buchstaben mit ihrem zeitlichen und präventiven Angriffspunkt (durch Wellenpfeil) angedeutet.
← = Angriffs(zeit)punkt der krankmachenden Einflüsse; ←⌀ = Ansatz möglicher gegensteuernder präventiver Einflüsse.

Die aphoristische Skizze präventiver Maßnahmen soll in Anlehnung an unsere herrschende Vorstellung über die Entstehung neurotischer Erscheinungen gegliedert werden.

Auf der Abbildung ist links – in der Zeitabfolge von oben nach unten zu lesen – ein Schema der Neurosengenese abgetragen. Im mittleren Block sind die auf das jeweilige Entwicklungsstadium Einfluß nehmenden pathogenetischen Faktoren angedeutet und rechts die vier Ansatzpunkte für primärpräventive Maßnahmen (PP 1 bis PP 4), darunter die für Sekundär- und für Tertiärprävention (SP, TP).

Von einigen schulischen und terminologischen Differenzen abgesehen gilt heute folgendes Grundschema der *Neurosenentstehung* als allgemein akzeptiert: Eine neurotische Persönlichkeitsstruktur wird in der Frühkindheit geprägt, insbesondere in den ersten sechs Lebensjahren. Es entsteht bei der entsprechenden Risikopopulation eine Persönlichkeitsdeformation, wobei das neurotische Geschehen noch latent in der Balance gehalten wird, bis es zur ersten Symptommanifestation kommt. Bei ungünstigem Verlauf chronifiziert sich das Bild bis zu einem evtl. desolaten Endzustand.

Der mittlere Block der Abbildung zeigt die *ätiologischen Faktoren:* Der Grundstein für das neurotische Elend wird da gelegt, wo zwei Menschen ein Kind zeugen, ohne die sozialen, physischen und vor allem emotionalen Voraussetzungen für eine störungsfreie Aufzucht gewährleistet zu haben: Riskante Partnerarrangements [4], schwere psychische Behinderungen, gravierende, unbewußte, neurotische Motivationen etc.

Defizitäre Entwicklungen und pathologische Lernvorgänge, ungünstige Übertragungen, Fehlhaltungen, neurotische Fehlerwartungen entstehen unter dem Einfluß pathologischer Härte oder auch schädigender Verwöhnung [13]. Die Folge der pathogenen Einflüsse in den ersten fünf Lebensjahren werden nach den verschiedenen Entwicklungsphasen und den konsekutiven Störungen in Antriebs-, kognitiven, emotionalen und anderen Bereichen in bekannter Weise beschrieben und klassifiziert [14].

Auf die daraus resultierende prämorbide Persönlichkeitsstruktur können dann weitere ungünstige äußere Schicksalseinflüsse einwirken. Circuli vitiosi bilden sich heraus. – Unter dem Einfluß einer symptomauslösenden Versuchungs-/oder Versagungssituation – oder in anderem Theoriekonzept: einem Life Event [8] – kommt es zur Symptommanifestation. Im Falle einer stärkeren neurotischen Prädisposition genügt bereits der Bagatellanlaß einer üblichen, unvermeidbaren Schwellensituation: Verselbständigung, Berufseintritt, Familiengründung.

Schließlich trägt eine Reihe von Umständen (fehlende, unsachgemäße oder verspätete Therapie; sekundärer Krankheitsgewinn; eine spezifische Familiendynamik oder neurotisch arrangierter Partner- oder Berufsverlust, sowie sozialer Abstieg, etc.) zur Chronifizierung einer Symptomatik bei und das heißt zu ihrer Persistenz oder Ausweitung oder Symptomwandel.

Im Laufe des individuellen Lebens verlieren die möglichen neurosepathogenen Faktoren aus der Primärfamilie an Bedeutung gegenüber den Einflüssen der weiteren Umwelt. Das ist durch die glatte bzw. schraffierte Fläche markiert.

Die Reihe *präventiver Möglichkeiten* ist in der Abbildung rechts unter den jeweiligen Überschriften PP 1 bis PP 4, SP und TP dargestellt.

Die wichtigste *primärpräventive Maßnahme (PP 1)* betrifft die Familien- und Kinderplanung. Sie beginnt bei der Partnerwahl. Prophylaktische, tiefenpsychologisch orientierte Ehe- und Partnerberatung sollte einmal ebenso selbstverständlich sein wie die Pockenimpfung oder wie Röntgenreihen- und Säuglingsvorsorgeuntersuchungen. Neurosepräventive Familienberatung muß das Ziel verfolgen, Nachkommenschaft nur zu zeugen, wenn die Eltern hinreichend psychisch und physisch gesund sind, ihre eigenen basalen und humanen Bedürfnisse befriedigt haben, und sie in einer einigermaßen ambivalenzfreien stabilen Partnerbeziehung leben mit der größtmöglichen Gewähr, einem gemeinsam in die Welt gesetzten Kind bis zu dessen Verselbständigung den Rahmen für eine störungsfreie Entwicklung bieten zu können. Nicht selten habe ich während meiner früheren kinderpsychotherapeutischen Tätigkeit psychisch kranke Mütter berichten hören, ihr Hausarzt habe ihnen damals, als sie selbst krank waren, in aller Naivität geraten, die eigenen psychischen Störungen würden sich schon von selbst beheben, wenn sie nur heirateten und sich ein Kind anschafften. – Kinderreichtum heute und hier dient nicht mehr der Existenzsicherung einer Familie. Eher trifft das Gegenteil zu: Die Aufzucht eines Kindes bedeutet in aller Regel eine zusätzliche Belastung der Eltern und erfordert ihre psychische Gesundheit. – Antikonzeptiva und großzügige gesetzliche Abtreibungsregelungen – religiöse ethische Bedenken einmal ausgeklammert – unterstützen heute die Möglichkeit, Nachwuchs zu planen und das heißt die Prophylaxe durch Reduzierung der neurosedisponierten unerwünschten und unehelichen Geburten.

Primärprävention bedeutet weiterhin *(PP 2) Verhütung neurotisierender Einflüsse* während der sensiblen frühkindlichen Entwicklungsphase eines Menschen. Das erfordert die ebengenannten Voraussetzungen bei den Eltern: Möglichst konfliktfreie und offen abgesprochene Regelungen von Pflichten und Rechten, von Arbeits- und Berufsverteilung, von Einkommens- und Vermögensverwaltung, und last not least gesunder Umgang der Eltern mit Sexualität, Zärtlichkeit, Emotionalität und Aggression; persönliche Autonomie bei ausreichendem Respekt vor den Bedürfnissen des Partners. – Neurosepräventiv wirksam ist ferner die vernünftige Planung weiterer Kinder, also von Geschwistern, für einen Menschen. Für das betroffene Kind selbst bedarf es der notwendigen Geborgenheit und Reizstimulation ebenso wie Triebverzichtsleistungen und dem Alters- und Entwicklungsstand angemessener Lernangebote. – Für den Fall neurotischer Dekompensation eines Elternteiles in dieser Entwicklungsphase ist dessen fachgerechte Behandlung für das Kind neuroseprophylaktisch außerordentlich wichtig. – Bei unvermeidlicher Trennung (z. B. durch Krankenhausaufenthalt oder Elternehescheidung) sind besondere Maßnahmen erforderlich. Handelt es sich um eine irreparabel schwerstgeschädigte Familienkonstellation, so kann die Entfernung des gefährdeten Kindes aus dem pathogenen Milieu ungünstige Folgen vermindern.

In dem folgenden Entwicklungsstadium, in dem bereits neurotische Schädigungen eingetreten sind, aber eine Symptomatik noch nicht manifest geworden ist, liegt die Chance der Primärprävention *(PP 3)* zunehmend in der *Einflußsphäre außerfamiliärer Faktoren:* Neue Beziehungspersonen, Experten für Pädagogik, könnten Risikopopulationen erfassen und bereits erkennbare Schäden durch spezifische Maßnahmen kompensieren: Im Kindergarten und später in der Schule; schulpsychologische Beratung; präventive (und nicht nur wie bisher kurative) Erziehungsberatung; individuell differenziertere Beschulung mit Vermeidung von Leistungsüberforderung ebenso wie auch von -unterforderung; bis zur Überleitung in einen angemessenen Beruf. – Besonders auch der Umgang mit Freizeit will gelernt sein. Spezifische Freizeitangebote sind nötig. Ausgewogene Balance zwischen Genußfähigkeit, Sinnerfüllung und Rücksichtnahme muß vermittelt werden. Ganz besonders vonnöten ist eine fachkompetente Hilfestellung bei den beiden bedeutsamsten, weichenstellenden, lebenswichtigen Entscheidungen: bei der Berufswahl und bei der Partnerwahl [11].

Die hier zu treffenden Maßnahmen könnte man nach Ciompi unterscheiden (a) in solche, die an der Risikopopulation selbst ansetzen und ihre Widerstandskraft stärken (z.B. Förderung von Copingmechanismen, Kompensationen, Sublimierungen, Ersatzbefriedigungen, etc.) und (b) in diejenigen Maßnahmen, die die von außen kommenden pathogenen Faktoren reduzieren (z.B. Vermeidung zusätzlicher Leistungsüberforderung bei bereits neurotisch leistungsschwachen Menschen oder Vermeidung von Regressionsangeboten bei Menschen mit neurotischen Haltungsstrukturen).

An dem letzten primärpräventiven Ansatzpunkt *(PP 4)*, der *symptomauslösenden Versuchungs- und Versagungssituation,* den Life Events, sind Maßnahmen denkbar, wie z.B. die spezielle psychologische Betreuung von Menschen in Krankenhäusern vor Operationen und von anderen Kasernierten, von Waisen, Verwitweten, Geschiedenen, von Studenten, Berufsanfängern, von Emigranten, Vereinsamten, Eheschließenden, Berenteten, etc. etc. Aufklärung und gesetzliche Sicherheitsmaßnahmen sollten Risiken mindern helfen und auch die Exposition, d.h. das Angebot an öffentlichen Versuchungssituationen vernünftigen Regulativen unterwerfen (Nackt-, Porno- und Hippiesubkulturen; der Bereich von Großgruppeninitiativen mit aggressiven Risiken; Alkoholkonsum; sowie die gesamte Vergnügungs- und Unterhaltungsindustrie und Medienpolitik sind noch einmal unter psychohygienischen Gesichtspunkten zu durchdenken. Manches in dieser Richtung geschieht bereits, z.B. Jugendschutzgesetze, Medienkontrolle, etc.).

Sobald eine erste Symptomatik manifestiert ist, sind als wichtigste Maßnahmen der sogenannten *Sekundärprävention (SP 1)* die Früherfassung, die kompetente Diagnostik und eine angemessene(!) Soforttherapie, und das heißt meist eine ärztlich-psychologische Intervention, einzuleiten [16]. – Wenn es richtig ist, daß ungefähr ein Drittel der Arbeitszeit des niedergelassenen Allgemeinarztes [15] auf die Versorgung psychovegetativer und psychoneurotischer Störungen bei seinen Patienten entfällt, und daß etwa ein Viertel der Bevölkerung unter solchen Störungen leidet [3, 12, 15], dann muß man feststellen, daß der Allgemeinarzt bisher nicht zureichend darauf vorbereitet ist, sachkompetent zu reagieren. Durch Pharmaka seine Patienten, sein eigenes Gewissen und das der für die Versorgung verantwortlichen Organisatoren ruhigzustellen, genügt nicht. Gerade an diesem ersten Anlaufpunkt für die Inanspruchnahme wegen neurotisch bedingter Beschwerden bleibt noch viel zu tun.

Weitere sekundärpräventive und tertiärpräventive Maßnahmen (SP2 und TP) seien der Phantasie und Sachkunde des Lesers überlassen. Hier ist an das bestehende Versorgungsnetz mit seinen Möglichkeiten und Mängeln, sowie an rehabilitative Maßnahmen zu denken.

Nicht nur in Zeiten kritischer Wirtschaftslage gebietet die Vernunft auch eine *Kostenüberlegung:* Selbstverständlich erfordern eine ganze Reihe der vorgeschlagenen prophylaktischen und therapeutischen Maßnahmen einen gewissen finanziellen Aufwand, vor allem meist dann, wenn eine institutionelle Organisation geboten ist.

Es ist jedoch die Überzeugung des Autors, daß das gesamte neurotische Elend mit seinen Folgen für die betroffene Gesamtbevölkerung erheblich mehr Kosten verursacht. Bei der Finanzierungsfrage wesentlich ist jedoch folgendes: Kompetente(!) verbale und beratende Maßnahmen des Arztes müssen angemessener, und das heißt relativ viel höher als bisher, honoriert (im doppelten Wortsinn) werden, damit er nicht immer wieder verführt wird, unnötige apparative und andere, besser dotierte Dienstleistungen und viele auf Dauer schädliche Medikamente zu applizieren. Das Prinzip der finanziellen Selbstbeteiligung sollte dabei grundsätzlich und in Anbetracht unseres im Laufe der Jahrzehnte erworbenen allgemeinen Wohlstandes nicht nur als zumutbar sondern auch für sinnvoll angesehen werden.

Zu unterstreichen ist an dieser Stelle die gar nicht hoch genug einzuschätzende Aufgabe der *öffentlichen Medien*. Zwar unterliegen auch die Verantwortlichen und die Macher der Medienprodukte ihren menschlichen Schwächen, wobei die Abhängigkeit von den die Medien konsumierenden Menschen wohl zu den größten Versuchungen gehört; und diese Menschen suchen seit altersher „panem et circences". Trotzdem gebietet die Vernunft, gerade auch in den puren Unterhaltungskonsum das Postulat des Maßhaltens einzuführen, dieses gegebenenfalls sogar zu institutionalisieren. – Das sei einmal so phantasiert, ohne damit die freie Entscheidung des Menschen antasten oder auch nur schlicht Moral predigen zu wollen.

Vor einer Zusammenfassung seien dem Katalog von Anregungen und Wünschen jedoch auch einige *Positiva* an die Seite gestellt: In den letzten beiden Jahrzehnten ist der Krankheitswert der Neurose in der deutschen Medizin und Psychiatrie sowohl von der Wissenschaft wie von den Kostenträgern zunehmend anerkannt worden. Es gibt bereits ein einigermaßen leistungsfähiges fachpsychotherapeutisches Versorgungssystem. Es hat sogar den Anschein, daß die Prävalenzrate – also nicht etwa die absolute Zahl Erkrankter als Folge geburtenschwacher Jahrgänge – neurotischer Erkrankungen im Kindesalter zurückgegangen ist aufgrund einer liberaleren, weniger neurotisierenden Erziehungspraxis und einer bereits psychisch gesünderen Elterngeneration. – Die neue Approbationsordnung für Ärzte und zahlreiche Fort- und Weiterbildungsaktivitäten in den Sozialwissenschaften, die Einrichtung vieler Erziehungsberatungsstellen und last not least eine ganze Reihe beachtlicher Großforschungsprojekte über Psychosomatik, Psychotherapie und psychiatrische Epidemiologie in verschiedenen deutschen Zentren zeigen bereits Ergebnisse in den oben erwähnten Grundlagenwissenschaften und lassen uns somit begründet auch auf eine besser fundierte Prophylaxe in der Zukunft hoffen.

Abweichend von der bisherigen Gliederung, die sich an der Neurosetheorie und den entsprechenden Krisenpunkten in der individuellen Lebensentwicklung orientierte, seien die Ausführungen zur Prävention in fünf Punkten *zusammengefaßt:*

1. Ein effektives fachpsychotherapeutisches *Versorgungssystem* für die gegenwärtige Erwachsenengeneration bietet die beste Prophylaxe gegenüber der Neurosenentwicklung in der kommenden heranwachsenden Generation.
2. *Forschung* tut not: a) im Bereich der Epidemiologie und Ätiopathogenese der psychogenen Erkrankungen; b) in der Psychotherapieforschung und schließlich c) in der langfristig evaluativen Überprüfung spezieller und allgemeiner Präventivmaßnahmen.

3. Aus dem *Pathogeneseschema* der Neurose leiten sich zahlreiche, im Optimalfall wissenschaftlich fundierte *Maßnahmen* im ärztlichen, pädagogischen, familientherapeutischen, berufsberatenden Bereich ab, die primärpräventiv an verschiedenen zeitlichen Ansatzpunkten der individuellen Lebensentwicklung bzw. gegenüber einer erfaßbaren Risikopopulation wirksam werden könnten.
4. Noch mehr *Information* ist nach meiner Überzeugung präventiv hilfreich; a) in Form besserer Aus- und Weiterbildung aller derjenigen beteiligten Berufsgruppen, die erste Anlaufstellen sind und somit prophylaktisch oder therapeutisch tätig werden könnten; b) als allgemeine Öffentlichkeits- und Medienarbeit, Aufklärung, Gesundheitserziehung, Propagierung vernünftiger und ggf. Sanktionierung schädlicher Verhaltensweisen, – flankiert von politischen und gesetzgeberischen Maßnahmen, die solche Verhaltensweisen durchsetzen helfen.
5. Schließlich gilt besondere Aufmerksamkeit einer umfassenden *Sekundärprävention,* also der Früherfassung und einer sachgerechten Soforttherapie. Dabei ist hier nicht einmal bevorzugt an die fachpsychotherapeutische und psychiatrische Versorgung gedacht als vielmehr und ganz besonders an die Allgemeinärzte und andere medizinische Fachdisziplinen sowie außermedizinische Institutionen.

Alle Überlegungen zur Primär-Prävention können nur das Hier und Heute zum Ausgangspunkt nehmen: Eine Berücksichtigung auch transkultureller Aspekte hätte dieses Referat überfordert. Einige der geäußerten Gedanken sind ansatzweise bereits realisiert, andere mögen manch einem Leser als utopisch erscheinen. Der Autor hat sich einmal gestattet, das Wünschenswerte konsequent auszuphantasieren.

Literatur

1. Caplan G (1964) Principles of Preventive Psychiatry. Basic Books, Inc., New York London
2. Ciompi L (1975) Primärprävention psychischer Störungen. S. 760–786. In: Anhang (Bd. II) Zum Bericht über die Lage der Psychiatrie in der Bundesrepublik Deutschland – Zur psychiatrischen und psychotherapeutisch/psychosomatischen Versorgung der Bevölkerung. Drucksache 7/4201, Deutscher Bundestag, 7. Wahlperiode
3. Dohrenwend BP, Dohrenwend BS (1965) The Problem of Validity in Field Studies of Psychological Disorder. – J Abnorm Psychol 70:52–69
4. Dührssen A (1968) Präventive Maßnahmen in der Familie. Psychother Psychosom 16:319–332
5. Fatke R (1980) Psychohygiene und Pädagogik. S. 729–753. In: Spiel W (Hrsg) Die Psychologie des 20. Jahrhunderts, Bd. XII: Konsequenzen für die Pädagogik (2). Kindler, Zürich
6. Freud S (1952) Gesammelte Werke, Bd I, S 508, Bd VII, S 112 f, Bd XVI, S 77, Bd XV, S 161. Imago Publishing Co. Ltd., London
7. Heigl-Evers A, Schepank H (1980/81) Ursprünge seelisch bedingter Krankheiten. 2 Bd. Vandenhoek & Ruprecht, Göttingen
8. Hönmann H, Schepank H (1983) Life-Events in der Allgemeinbevölkerung. Vorläufige Ergebnisse aus einer psychosomatisch-epidemiologischen Feldstudie. Z Psychosom Med Psychoanal 2/29:110–126
9. Lester D (1972) The Myth of Suicide Prevention. Compr Psychiatry 13:555–560
10. Ringel E (1969) Selbstmordverhütung. Huber, Bern Stuttgart Wien
11. Schepank H (1974) Erb- und Umweltfaktoren bei Neurosen. Monographien aus dem Gesamtgebiet der Psychiatrie. Bd XI. Sringer, Berlin Heidelberg New York

12. Schepank H (1982) Epidemiologie psychogener Erkrankungen. Ein Beitrag zur Grundlagenforschung aus einer Feldstudie. Z Psychosom Med Psychoanal 2/28:101–125
13. Schultz-Hencke H (1951) Lehrbuch der analytischen Psychotherapie. Thieme, Stuttgart
14. Schwidder W (1972) Klinik der Neurosen. In: Kisker KP, Meyer JE, Müller M, Strömgren E (Hrsg) Psychiatrie der Gegenwart II/1. Springer, Berlin Heidelberg New York
15. Strotzka H (1969) Kleinburg. Eine sozial-psychiatrische Feldstudie. Österreichischer Bundesverlag für Unterricht, Wissenschaft und Kunst, Wien München
16. Wesiak W (1979) Allgemeinmedizin. Die Psychologie des 20. Jahrhunderts, Bd IX. In: Hahn P (Hrsg) Ergebnisse für die Medizin (1). Kindler, Zürich S 317–336

Können kosmetische Operationen die ungünstige Weiterentwicklung einer neurotischen Fehlhaltung verhindern?

H. Mester

Die Annahme des eigenen Körpers als Konfliktfaktor

„Anatomie ist Schicksal" (Freud 1912). Zu den wichtigsten Reifungsaufgaben während der pubertären und postpubertären Individuationsphase gehört die Annahme des Leibes und seiner Begrenztheit. Von hierher können sich schwere Integrationskonflikte ergeben. Für vielfältige neurotische Adoleszenzkrisen oder delinquente Entwicklungen von Jugendlichen sind sie ein wichtiger Anlaß. Doch findet sich Selbst-Unsicherheit, die um das eigene Aussehen zentriert ist, in diesem Lebensabschnitt manchmal auch bei Psychosen und öfter bei ihnen nahestehenden Krankheiten wie der Anorexia nervosa als psychodynamisch bedeutsame Störung.

Ernsthafte Selbstwertproblematik kommt also nicht nur bei von der Natur besonders stiefmütterlich behandelten Menschen vor, die an körperlichen Mißbildungen leiden. Bei Verunstaltungen, wie sie z. B. von Mühlbauer (1982) als Amazonensyndrom beschrieben wurden, ist die plastisch-chirurgische Korrektur zweifelsohne indiziert. Häufig knüpfen sich intensive Unterlegenheits- und Insuffizienzgefühle bis hin zu wahnhafter Selbstverachtung jedoch an objektiv nur sehr diskrete nachteilige Besonderheiten der äußeren Gestalt. Subjektiv werden sie zum Skandal. An sich geringfügige „Unvollkommenheiten" werden nicht ertragen und zum Ausgangspunkt ständiger Zweifel am Wert der gesamten eigenen Person. Die Unzufriedenheit mit dem Erscheinungsbild führt fast stets zu weitgehender Abkehr von den wichtigsten sozialen Begegnungen, und schon allein aus dieser Isolation, aus dem autistischen Rückzug und der relativen Vereinsamung heraus verstärkt sich die Neigung zu überkritischer Selbstbeobachtung. In vielen Fällen ist die typische narzißtische Verwundbarkeit der Patienten eng mit hypochondrischen Ängsten verbunden.

Die Dysmorphophobie

Bis zum Anfang unseres Jahrhunderts galt als ein Hauptziel der Wissenschaften, objektiv faßbare Gegebenheiten oder auch bestimmte Einzelverbände von Naturphänomenen gegeneinander abzugrenzen, um sie so gezielt zum Forschungsgegenstand machen zu können (Friedman 1977). Auf diesem geistigen Hintergrund beschrieb der genuesische Psychiater Morselli 1886 die Dysmorphophobie. Bei ihr handelt es sich aber nun nicht um eine klinisch klar umrissene Krankheitsentität, sondern eher um einen Komplex im tiefenpsychologischen Sinne, der im Zusammenhang mit sehr unterschiedlicher Psychopathologie hervortreten, dann allerdings die Symptomatik auch weitgehend beherrschen kann (Jungbluth 1979; Mester 1983).

Diese Kranken verschanzen sich gleichsam mit allen Lebensschwierigkeiten hinter einem vermeintlichen ästhetischen Makel. Er wird als Maske benutzt, hinter der sich tiefer gelegene Schwierigkeiten und Ängste verbergen lassen. Naiv wird von seiner operativen Korrektur Abhilfe von sämtlichen Erschwernissen und Niederlagen erwartet, die sich im zwischenmenschlichen Bereich bisher ergaben. Emotionale Probleme sollen durch ein anatomisches ersetzt werden. Unterliegt ein Patient solcher Selbsttäuschung und macht er sich allein von der Beseitigung des Häßlichkeitsstigmas übermäßige Versprechungen, erweist das erhoffte Ziel sich alsbals als illusionär. Der psychologische Erfolg des Eingriffs bleibt auf die Dauer unbefriedigend. Kosmetische Chirurgen, die intensiv um diese Gruppe von Patienten werben, sammeln nicht selten die schmerzhafte Erfahrung, daß die letztlich unerfüllbare Erwartung der Operierten diese veranlaßt, eine gerichtliche Klärung anzustreben und die Bestrafung des Arztes zu wünschen, wenn sie nicht sogar von sich aus Rache an ihm üben. Stets besteht die Gefahr, daß auch der Chirurg seine Aufmerksamkeit zu stark auf den äußeren „Schönheitsfehler" richtet und auf das technische Problem, wie dieser behoben werden kann, daß darüber hinaus aber nicht genügend Zeit verbleibt, um auch die übrigen biologischen sowie die psychologischen und interpersonellen Dimensionen des jeweiligen Syndroms hinreichend in Betracht zu ziehen (Bernsdorfer 1949).

Schwierigkeiten der Indikationsstellung bei kosmetischen Operationen

Bis heute sind Antworten auf die wichtigsten Fragen, von denen die sichere Einschätzung der Indikation zur Durchführung kosmetischer Korrekturen des Äußeren und des etwaigen Komplikationsrisikos abhängt, nur teilweise bekannt:

1. Um was für eine Psychopathologie handelt es sich bei diesem Patienten im allgemeinen? Gibt es eine einheitliche Psychodynamik, und aus welchen Störungen, die womöglich auch zu anderer Symptomatik führen, geht sie hervor?

2. Kann eine vielleicht nur diskrete körperliche Auffälligkeit von sich aus zum Ursprung einer neurotischen Entwicklung werden? Falls das zutrifft, wäre die Beseitigung des kosmetischen Fehlers eine Komponente im Behandlungsplan, die sehr Wichtiges leistet. Stutte (1971) äußerte, das therapeutische Einkalkulieren des von ihm so genannten Thersiteskomplexes stelle bei realen ebenso wie bei nur eingebildeten kosmetischen Entstellungen „nicht nur entscheidende Hilfe für die Persönlichkeitsentwicklung des Patienten" dar, sondern könne darüber hinaus „unter Umständen auch eine wesentliche psychohygienische, ja sogar Verwahrlosungs- und Kriminalitätsprophylaxe bedeuten".

3. Ist aber die krankhafte Vorstellung, abstoßend häßlich zu sein, die das Denken und Verhalten des Patienten zunehmend beherrscht, nicht häufig nur ein psychopathologisches Symptom neben anderen, die zwar weniger aufdringlich hervortreten, die aber insgesamt Wesentlicheres aussagen? Erfolgte hier überwiegend eine Verlagerung emotionaler Konflikte in den körperlichen Bereich hinein? Und auf wel-

chem Gebiet haben wir dann die hauptsächlichen Störungen zu suchen, die dem Krankheitsgeschehen ursächlich zugrunde liegen? Die beiden letztgenannten Fragenbereiche lassen sich nicht eindeutig klären, solange sie als Alternativen gegenübergestellt bleiben.

4. Gibt es einschränkend auf lange Sicht auch negative psychische Folgewirkungen der Operation, und in welchen Fällen sind sie zu erwarten? Kennen wir Gefahrenzeichen? Wie sind in diesem Zusammenhang die Ergebnisse von Connolly u. Gibson (1978) zu werten, nach denen bei katamnestischen Erhebungen an kosmetisch Operierten nach durchschnittlich 15 Jahren sowohl schwere neurotische Krankheitsbilder als auch schizophrene Prozesse signifikant häufiger auftraten als bei Verletzten, bei denen wegen einer Entstellung ähnliche Korrekturen notwendig wurden?

Von chirurgischer Seite scheint mit allen diesen Schwierigkeiten verhältnismäßig schnell fertig geworden zu sein. Man geht gleichsam davon aus, daß eine Art von Psychochirurgie etwa an den äußeren Geschlechtsmerkmalen einer Frau grundsätzlich möglich ist. Ein exakter, unwiderlegbarer Beweis für die Richtigkeit der einen oder anderen Grundannahme – wie sie in den oben aufgeführten Fragen enthalten ist – liegt jedoch bis heute nicht vor.

Die aufgegriffenen Probleme sind vielschichtig und ihrem Wesen nach schwer durchschaubar. Ratschläge, die psychische „Labilität" der Patienten und inre pathologische Haltung gegenüber der Anomalie – oder auch die verzerrte Einstellung gegenüber dem Arzt und seinem Handeln – gegebenenfalls „intuitiv" zu erkennen, wie Morani (1964) sie erteilte, helfen kaum weiter. Im übrigen könnte es auch hier so sein, daß sich Chirurgen und Psychotherapeuten wechselseitig zur Entlastung gebrauchen (Burzig 1982), um Gefühle der Imkompetenz, der Hilflosigkeit, von Verärgerung oder auch Schuld abzuwehren, wenn deutlich wird, daß die hochgespannten Erwartungen der Patienten enttäuscht werden müssen.

Psychiatrische Befunde bei den Bewerbern um eine kosmetische Operation

In der Klinik für Psychiatrie der Universität Münster wurden während der letzten Jahre insgesamt 105 Patienten untersucht, die an der objektiv nicht berechtigten Überzeugung litten, wegen einer bestimmten als häßlich erlebten Eigenschaft ihres Körpers von der Umgebung abgelehnt oder gar verachtet zu werden. Bis auf einige Ausnahmen handelt es sich primär um ein Kontingent von Bewerbern um eine kosmetische Operation, also nicht um Menschen, die auch psychiatrische Behandlung wünschten. Bei der Auswertung der Befunde wurde zum Teil eine quantifizierende Betrachtungsweise versucht, ohne daß die grundsätzlich idiographische, individualisierende Orientierung deshalb aufgegeben worden wäre. Der Vergleich der bei dieser Untersuchung erhobenen Resultate mit im Schrifttum zusammengefaßten Feststellungen erlaubt zu den vorgetragenen Fragen einige Teilaussagen:

1. Motive für den hartnäckig verfolgten Entschluß, sich einem kosmetischen Eingriff zu unterziehen, finden sich in ein weites Spektrum psychischer Fehlhaltungen oder Erkrankungen eingebettet. Es reicht von milden, nahezu symptomlosen Neu-

rosen über ernsthafte Adoleszentenkrisen in seltenen Fällen bis hin zu einem schizophrenen Zerbrechen der Ich-Identität.

2. Vielfach wird davon ausgegangen, daß hauptsächlich ablehnende Bemerkungen anderer über ein bestimmtes äußeres Merkmal bei Jugendlichen oder jungen Erwachsenen zu Kränkungen führen, die zum Ausgangspunkt seiner ganz und gar negativen Selbsteinschätzung wurden. Solche Anstoßreaktionen der Umgebung wirken sich jedoch vor allem dann traumatisch aus, wenn bereits so große Ungewißheit über den eigenen Körper besteht, daß er schließlich als fremdartig erlebt und subjektiv nur mit Ablehnung betrachtet werden kann. Auf der pathogenetischen Wegstrecke sind Ereignisse, die zwar Auslöser darstellen, aber doch nur als Folgeerscheinungen einer bereits vorgegebenen Schädigung auftreten, von solchen Einflüssen zu trennen, die zuvor diese Schädigung bewirken.

3. Die eigentlichen Ursprünge dieser Symptomatik gehen auf Störungen des Körpererlebens und des Erwerbs einer stabilen Geschlechtsidentität zurück. Da das Bild von der eigenen Körperlichkeit während der Pubertät besonders raschen und auch drastischen Veränderungen unterworfen ist und da die Auseinandersetzung mit flutartig angeschwollenen Triebforderungen, die es zu zähmen und zu beherrschen gilt, dem Ich viel Kraft abverlangt, konstellieren entsprechende Integrationskonflikte sich fast stets während dieser Lebensphase, auch wenn psychopathologische Manifestationen manchmal erst später in Erscheinung treten.

In diesen Zusammenhang gehört, daß derartige Symptomatik im weiblichen Geschlecht wesentlich häufiger ist als bei Männern. Bei ihnen neigt sie allerdings zu einem viel ungünstigeren Verlauf (Schmidt-Tintemann 1972a; eigene Beob.). So beträgt etwa die Geschlechterproportion unter Kandidaten für eine chirurgische Veränderung der Nasenform aus ästhetischen Gründen durchschnittlich 2:1. Konflikte, die für das signifikante Ungleichgewicht der Geschlechter verantwortlich sind, liegen auf sehr verschiedenen Ebenen; Schamthematik im Zusammenhang mit Exhibitionswünschen sowie Allizerationsangst (Mester 1981, 1982b) spielen regelmäßig eine wichtige Rolle. Mädchen im 2. Lebensjahrzehnt bringen mehr Unzufriedenheit mit ihrem Körper zum Ausdruck als gleichaltrige Jungen (vgl. Kiener 1973). Die Beibehaltung einer starken narzißtischen Besetzung des eigenen Leibes über die Adoleszenz hinaus als eine Schutzmaßnahme des Ichs aufzufassen, wurde als spezifisch weiblicher Zug betrachtet (H. Deutsch 1944).

4. Wie die ständige intensive Auseinandersetzung mit einem als anormal wahrgenommenen Körperbereich krank machen kann, so führt umgekehrt die psychische Weiterentwicklung des Patienten manchmal auch zu eindrucksvollen Veränderungen seines Äußeren.

F. Deutsch (1926) behandelte eine junge Frau, „bei der die eine Mamma bis zur Pubertät sich stärker als die andere entwickelte und im Unbewußten der Patientin einer phallischen Darstellung entsprach". Nachdem diese Patientin zur Annahme ihrer Weiblichkeit und zu normaler Triebbefriedigung gefunden hatte, so daß „das Darstellungsbedürfnis aus dem Unbewußten wegfiel, glich sich mit der Zeit auch die Größendifferenz zwischen beiden Mammae aus". Aus grundsätzlichen Überlegungen, die in solcher Kasuistik eine wichtige Stütze fänden, werden Operationen, die der Verbesserung des Körperbildes dienen sollen, von psychoanalytischer Seite vielfach grundsätzlich abgelehnt (Blanck u. Blanck 1974; u.a.). Doch zeigte Blos (1960), wie Asymmetrien des pubertären Reifungsablaufs noch mehr als sein vorzeitiges Ingangkommen oder seine beträchtliche Retardierung eine verzerrte und unvollständige Entwicklung des Körperbildes herbeiführen können, die dann ihrerseits eventuell schwere Beeinträchtigungen wichtiger Ich-Funktionen – wie des Denkens und der Realitätsprüfung – nach sich zieht. Die erwähnte Untersuchung ist aus theoretischer Sicht deshalb besonders wichtig, weil sich die „Verwirrung" des Körperbildes fast stets allein durch die korrigierende Operation beheben ließ. Die vorherigen Störungen bestimmter Ich-Leistungen erwiesen sich übrigens als weitgehend unabhängig von der jeweiligen Trieborganisation: „Geschlechtsgerechte Körperveränderungen in der Pubertät können – wenigstens teilweise – ein verzerrtes Selbstbild richtigstellen, mit dem Resultat, daß die Abwehr, die daran gebunden ist, überflüssig wird" (Blos 1962). Ganz allgemein gilt, daß die Erleichterung, die ein Patient durch die Behebung eines ästhetischen Fehlers erfährt, nicht von dessen Größe und Ausmaß abhängig ist, sondern allein vom Quantum der psychischen Energie, die er auf sich zog und an sich band (Linn u. Goldman 1949).

Je nachdem, welcher Körperteil erkennbar verändert werden soll, um ein anziehenderes Äußeres zu gewinnen und so mehr Selbstbestätigung zu finden, ist manifeste Psychopathologie bei diesen Patienten unterschiedlich häufig anzutreffen (Schmidt-Tintemann 1972b). Frauen, die eine Veränderung der Größe und Form ihrer Brüste wünschen, sind in vielen Fällen frei von sonstiger Symptomatik. Jedoch findet sich nahezu ausnahmslos eine bestimmte Neurose der Lebensgestaltung (Mester 1982a). Schon die wichtigsten biographischen Daten lassen diese Patientinnen als unter sich recht einheitliches Kollektiv erscheinen, das zum Teil sehr deutliche Unterschiede gegenüber Kranken aufweist, die wegen bestimmter psychoneurotischer Erscheinungen zur Behandlung kommen. Dabei sind Bewerberinnen um eine Mamma-Augmentation als Gruppe betrachtet seelisch weniger gestört als etwa Menschen, die aus ästhetischen Gründen eine Rhinoplastik anstreben.

Psychische Auswirkungen der Operation auf verschiedenen Wegen

Eine allgemein gültige Antwort auf die Ausgangsfrage käme verfrüht. Denn trotz der großen Verbreitung, die kosmetisch-chirurgische Eingriffe in den letzten Jahrzehnten gewannen, fehlen paradoxerweise langfristige Verlaufsbeobachtungen fast ganz. Die Arbeit von Connolly u. Gipson (1978), die sehr konkret darauf hindeutet, daß von den Operierten später viele ernsthaft psychisch erkranken, stellt eine Ausnahme dar. Genaue Zahlen über die Weiterentwicklung entsprechender Syndrome gibt es sonst nicht. Es könnte sogar zutreffen, daß in manchen Fällen psychische Stabilität mühsam gerade mittels derjenigen Symptomatik aufrechterhalten wurde, deren Anknüpfungspunkte der Chirurg dann beseitigte.

Die subjektiv auf Dauer häufig befriedigenden Endresultate einer Mamma-Augmentationsplastik müssen zu Erwägungen darüber führen, welche neuen innerpsychischen Abläufe durch die Veränderung der Körperstruktur mit dem Ergebnis in Gang gesetzt wurden, daß die Ich-Stärke zunimmt. Andererseits sind die Folgen einer Reduktionsplastik der Brüste aus psychiatrischer Sicht auch dann kritisch zu beurteilen, wenn die operierten Mädchen oder Frauen sich zunächst seelisch sehr erleichtert fühlen.

Psychische Entlastung wird zumeist nicht nur durch die Veränderung physiognomischer Merkmale herbeigeführt. Hinter der Ablehnung einer besonderen Körpereigenschaft und dem Wunsch, sie in bestimmter Richtung zu „korrigieren", gibt es noch andere Beweggründe für die Operation. Oft besitzt sie schon an sich große symbolische Bedeutung in der Phantasie des Patienten. Der Eingriff kann bestimmten neurotischen Bedürfnissen sehr entgegenkommen, etwa einer starken masochistischen Tendenz. Indem so das gesamte Geschehen in der chirurgischen Klinik erlebnismäßig anhaltenden Nachklang hervorruft, übernimmt drittens die Person des Arztes, dem väterlich-strafende oder aber mehr -permissive Aspekte zugesprochen werden, eine wichtige Funktion innerhalb der Vorgänge, die die Einstellung des Operierten zu sich selbst womöglich positiv beeinflussen. Indirekt macht der Chirurg auch dann große Autorität geltend, wenn er es gar nicht beabsichtigt.

Einem Kranken mit schweren Identitätskonflikten, der nach der Operation einen ganz neuen Körper an sich bemerken will, um so wie Faust in der Schlußszene doch noch aus großer Gefahr erlöst zu werden, kann die Chirurgie nicht wirklich helfen, eher sogar schaden. Hier ergeben sich eindeutige Kontraindikationen. Beispielsweise leiden Mädchen und Frauen, die eine Verkleinerung der Brüste begehren, sehr häufig an einer abortiven Magersucht (Mester 1982b; indirekt auch Goin u. Goin 1981). In diesen Fällen entspricht der Operationswunsch zum Teil einer Ablehnung der eigenen Weiblichkeit, insbesondere aller sexuellen Strebungen und körperlichen Attraktivität, zum anderen Teil dem Versuch, sich von der Mutter zu distanzieren, die unbewußt durch die Brüste repräsentiert wird. Die schwere Fehlentwicklung fährt sich vielleicht sogar irreversibel fest, wenn der Arzt nun die Selbstablehnung der Patientin faktisch unterstützt.

Umgekehrt zur eingangs formulierten Frage bleibt zu erörtern, inwieweit die Aufdeckung psychodynamischer Zusammenhänge und ihre therapeutische Bearbeitung unnötige kosmetische Operationen vermeiden kann. Im Einzelfall gelingt die Heilung selbst schwerer Wahnentwicklungen mit dysmorphobischer Thematik durch Psychotherapie. Der ungünstige Weiterverlauf, zu dem ein solches Krankheitsbild sonst neigen würde, läßt sich unter bestimmten Umständen auf diese Weise verhindern. Allerdings sind häufig die großen technischen Schwierigkeiten kaum zu umgehen, die sich aus dem starken Streben dieser Kranken nach Selbstbestimmung und Selbstbehauptung ergeben. Sie versuchen, den Behandlungsweg von sich aus genau vorzuschreiben. Äußerungen einer abweichenden Ansicht werden als Distanzierung aufgefaßt und führen reaktiv leicht zur Trennung. Das Arbeitsbündnis mit narzißtisch Kränkbaren wie diesen bleibt lange Zeit äußerst störanfällig; Erschütterungen des Selbstwerterlebens sind während der Therapie kaum zu vermeiden.

Die Gefahr, Konflikte der Patienten mitzuagieren

Bereits wegen ihrer ausgeprägten Abhängigkeits-/Unabhängigkeitskonflikte werfen diese Patienten oft große therapeutische Probleme auf. Auch hier betreten wir „undankbaren Boden der Psychiatrie, der weder das Interesse des Theoretikers noch

des Praktikers weckt" (Pankow 1976). Das Verständnis für die Motive einer kosmetischen Operation ist nicht viel größer als andererseits gesichertes Wissen über ihre
langfristigen Auswirkungen auf die psychische Stabilität des Betreffenden. Um so
größer ist die Versuchung, daß bei der Durchführung solcher Eingriffe vorschnell
gehandelt wird, auch wenn der Gynäkologe oder Chirurg betont, um „Schönheits-
chirurgie könne, solle und dürfe es dabei nicht gehen, sondern nur um Eingriffe, die
aus medizinischer Indikation vorgenommen werden müssen". Dabei wird dann etwa daran gedacht, der Gefahr von Wirbelsäulen- oder Schultergelenksveränderun-
gen durch zu schwere Brüste vorzubeugen (Anon. 1981). Neuere Gerichtsurteile liegen übrigens auf dieser Linie, etwa wenn eine Frau ein hohes Schmerzensgeld zugesprochen erhielt, weil die bei ihr aus ästhetischen Gründen durchgeführte Reduktionsplastik nach Strömbeck einer Körperverletzung entsprochen habe: Bei einer
Makromastie sei die Operation nur dann angezeigt, wenn infolge der Hyperplasie
sonstige körperliche Beschwerden eintraten. Hier zeichnet sich deutlich ab, wie
weitgehend ärztlicher- und juristischerseits die Somatisierungstendenzen, die Seque-
strierung und Rationalisierung jener unbewußten emotionalen Konflikte ausdrücklich nachvollzogen werden, die dem Operationswunsch häufig zugrunde liegen.

Literatur

Anon. (1981) Corriger la nature. Sexualmedizin 10:276–277
Bernsdorfer A (1949) Plastic surgery, physiognomy and psychoanalysis. Plast Reconstr Surg
    4:453–457
Blanck G, Blanck R (1978) Angewandte Ich-Psychologie. Klett-Cotta, Stuttgart (Orig. 1974)
Blos P (1960) Comments on the psychological consequences of cryptorchism. A clinical study.
    Psychoanal Study Child 15:395–429
Blos P (1978) Adoleszenz. Eine psychoanalytische Interpretation (2. Aufl). Klett-Cotta, Stutt-
    gart (Orig. 1962)
Burzig G (1982) Der Psychoanalytiker und der transsexuelle Patient. Ein Beitrag zur notwen-
    digen Auseinandersetzung mit „psycho-"chirurgischen Eingriffen an den Geschlechtsmerk-
    malen. Psyche (Stuttg) 36:848–856
Connolly FG, Gibson M (1978) Dysmorphophobia – a long-term study. Brit J Psychiatry
    132:568–570
Deutsch F (1926) Der gesunde und der kranke Körper in psychoanalytischer Betrachtung. In-
    ternat. Z. Psychoanal. 12:493–503; Neudruck (1977). In: Gruner (Hrsg) Körperbild und
    Selbstverständnis. Kindler, München, S 19–31
Deutsch H (1948) Die Psychologie der Frau. Bd I. Huber, Bern (Orig. 1944)
Freud S (1972) Über die allgemeinste Erniedrigung des Liebeslebens. Studienausgabe Bd V.
    Fischer, Frankfurt/M., S 197–209 (Orig. 1912)
Friedman L (1977) A view of the background of Freudian theory. Psychoanal Q 46:425–465
Goin JM, Goin MC (1981) Changing the Body. Williams & Wilkins, Baltimore-London
Jungbluth B (1979) Zur Psychopathologie der Dysmorphophobie. Diss. Aachen
Kiener F (1973/74) Untersuchungen zum Körperbild (Body Image). Z Klin Psychol Psycho-
    ther 21:335–351 und 22:45–66
Linn L, Goldman IB (1949) Psychiatric observations concerning rhinoplasty. Psychosom Med
    11:307–314
Mester H (1981) Die Anorexia nervosa. Springer, Berlin Heidelberg New York
Mester H (1982a) Der Wunsch einer Frau nach Veränderung der Busengröße. Ein Beitrag zur
    Frage der Dysmorphophobie. Z Psychosom Med Psychoanal 28:69–91

Mester H (1982 b) Motive einer kosmetischen Operation der Brüste. Schwierigkeiten der Indikationsstellung. Sexualmedizin 11:433–439

Mester H (1983) Die Dysmorphophobie: Klinische Bilder und die ihnen gemeinsame Psychodynamik. Extracta Dermatol 7:113–135

Morani AD (1964) The adolescent, his parents and the plastic surgeon. J Int Coll Surg 42:301–310

Mühlbauer W (unveröff.) Vortrag über Plastische Chirurgie der weiblichen Brust. München, am 14. 7. 1982

Pankow G (1976) Das Körperbild in der hysterischen Psychose. Z Klin Psychol Psychother 24:232–250

Schmidt-Tintemann U (1972 a) Indikation und Ergebnisse der Brustplastik. Therapiewoche 1972:1973–1979

Schmidt-Tintemann U (1972 b) Zur Lage der plastischen Chirurgie. Hefte Unfallheilkd. 109. Springer, Berlin Heidelberg New York

Stutte H (1971) Thersiteskomplex bei Jugendlichen. Dtsch Ärztebl 68:71–72

Prävention sexueller Delinquenz. Psychotherapeutische und chemotherapeutische Überlegungen

G. Kockott

Das Thema Prävention sexueller Delinquenz ist sehr umfassend. Es reicht weit über den Bereich der klinischen Psychiatrie hinaus. Viele, nicht ausschließlich psychiatrische Themen werden zur Zeit sehr kontrovers diskutiert wie z. B. die Reform des geltenden Sexualstrafrechts und die Frage, ob und wann sexuell delinquente Personen behandelt werden sollen. Viel schwieriger ist die Entscheidung über eine Therapie- und Präventionsnotwendigkeit bei sexuellen Deviationen. Hier kommt noch das Problem der ganz unscharfen, vor allem durch soziale Normen bestimmten Abgrenzung des üblichen vom deviaten Sexualverhalten hinzu. Da einerseits diese Abgrenzungsschwierigkeiten sehr breit und den Rahmen der vorliegenden Arbeit sprengend erörtert werden müßten, andererseits präventive Maßnahmen bei sexueller Delinquenz große Bedeutung haben könnten, soll der letztgenannte Bereich das Hauptthema der weiteren Darstellung sein.

Sexuelle Delinquenz ist juristisch definiert. Es sind hiermit Straftaten gegen die sexuelle Selbstbestimmung gemeint. Dazu gehören vor allem sexueller Mißbrauch Abhängiger, sexueller Mißbrauch von Kindern, Vergewaltigung, sexuelle Nötigung, sexueller Mißbrauch Widerstandsunfähiger, Förderung sexueller Handlungen Minderjähriger, Menschenhandel, Verführung, exhibitionistische Handlungen und Ausübung der verbotenen Prostitution. Für das Thema relevant sind der sexuelle Mißbrauch Abhängiger, dabei besonders die Pädophilie, der Exhibitionismus, sexuelle Nötigung und Vergewaltigung. Diese Formen sind die häufigsten Straftaten gegen die sexuelle Selbstbestimmung, die zur Verhandlung vor Gericht kommen. Ihr Anteil an der Gesamtzahl rechtskräftig Verurteilter (ohne Straftaten im Straßenverkehr) ist zwar niedrig, aber die absolute Zahl von 1160 Verurteilungen nur in einem Jahr und nur in Bayern dann doch erschreckend hoch (s. Tab. 1). Sieht man sich die Verurteilten-Ziffern der einzelnen Altersgruppen an, so wird deutlich, daß vor allem Heranwachsende und auch Jugendliche Straftaten gegen die sexuelle Selbstbestimmung begehen. Die Verurteilten-Ziffer Heranwachsender ist doppelt so hoch wie jene der Erwachsenen (Tab. 1).

Die Prävention sexueller Delinquenz ist keine ausschließlich ärztlich-psychiatrische Aufgabe. Vergewaltigungsdelikte und Delikte sexueller Nötigung sind häufig mit anderen kriminellen, meist aggressiven Straftaten vergesellschaftet. Rechtliche Aspekte sind hier ganz wesentlich. Beim Exhibitionismus und der Pädophilie geht es neben psychologisch relevanten Aspekten auch um die Verletzung geltender Sexualnormen. Dies wird auch von Juristen so gesehen. Sie bemühen sich z. B. bei der Reform des derzeitigen Sexualstrafrechts, Notzucht und andere aggressive Sexualdelikte sonstigen aggressiven kriminellen Delikten näher zuzuordnen und exhibitionistische sowie pädophile Handlungen gesondert zu betrachten. Eine Behandlung i. S. von Psycho- oder Chemotherapie ist beim progredienten Verlaufstyp sexueller

Tabelle 1. Rechtskräftig Verurteilte in Bayern 1980

	Insgesamt	Erwachsene	Heranwachsende (18–21 Jahre)	Jugendliche (14–18 Jahre)
Straftaten ohne Straftaten im Straßenverkehr				
Verurteiltenziffer[a]	769,4	567,1	1764,1	1232,7
Straftaten gegen die sexuelle Selbstbestimmung				
Verurteiltenziffer[a]	12,9	11,7	26,0	15,7
Absolute Zahlen	1160	906	138	116

[a] Verurteiltenziffer = Verurteilte auf 100 000 der betreffenden Personengruppe der Bevölkerung

Deviationen, wohl auch bei sexuellen Impulshandlungen indiziert, bei den übrigen Verlaufsformen eher fraglich (Schorsch 1971, s. u.).

Primärprävention

Hierzu existieren keine systematischen Untersuchungen. Aus retrospektiven Studien sind jedoch Faktoren bekannt, die das spätere Auftreten sexueller Delinquenz zu begünstigen scheinen (Schorsch 1971). Hierzu gehören Faktoren wie soziale Randständigkeit, Alkoholeinfluß, broken-home-Situation in der Kindheit und Hirnschädigung, alles Faktoren, die auch zu sonstigen psychischen Auffälligkeiten führen können. Die Ergebnisse einer Untersuchung von Kolarsky et al. (1967) lassen einen spezifischeren Faktor erkennen: Wenn Patienten mit cerebralen Anfällen aufgrund einer Hirnschädigung sexuell auffällig werden, dann hängt die Art der Auffälligkeit vom Zeitpunkt der Hirnschädigung ab. Ist sie vor dem dritten Lebensjahr erfolgt, so gehen die Auffälligkeiten in Richtung sexueller Devianz. Bei späterer Hirnschädigung ist dagegen meistens fehlende Appetenz das Hauptsymptom. Primärprävention ist nicht unproblematisch. Green et al. berichteten 1972 über 5 Jungen im Alter zwischen 5 und 10 Jahren, die wegen geschlechtsuntypischen Verhaltens den Eltern, Lehrern und neutralen Beobachtern aufgefallen waren. Nach Beendigung einer Behandlung, die zur Prävention einer späteren Transsexualität gedacht war, verhielten sich alle Jungen geschlechtskonform. Gleichzeitig begann die gleiche Forschergruppe mit einer prospektiven Studie unbehandelter Kinder mit dem gleichen auffälligen Verhalten. Bei einer kürzlichen Nachuntersuchung dieser jetzt 15- bis 20jährigen Jugendlichen hatten 50% inzwischen eine völlig unauffällige psycho-sexuelle Entwicklung durchlaufen. Nur 50% zeigten Tendenzen homosexueller Entwicklung, kein einziger ließ Anzeichen einer transsexuellen Entwicklung erkennen. Primärprävention bleibt gerade im Bereich sexueller Devianz fraglich und kontrovers, solange wir keine spezifischen Faktoren kennen, die mit großer Sicherheit zu sexuelldelinquentem Verhalten führen. Außerdem kann sich die Einstellung der Gesellschaft gegenüber sexueller Devianz wandeln. Es ist jetzt schon sehr zweifelhaft, ob es berechtigt ist, den Exhibitionismus als sexuelle Delinquenz zu bezeichnen.

Sekundärprävention

Auch hierzu existieren keine systematischen Untersuchungen. Möglichkeiten einer Sekundärprävention ergeben sich jedoch durch die Früherkennung des progredienten Verlaufstyps einer sexuellen Deviation. Schorsch (1971) konnte nach einer statistischen Auswertung der Akten von 416 begutachteten Sexualstraftätern über eine Faktorenanalyse einen „Perversionsfaktor" analysieren. Dieser Faktor weist auf das Syndrom sogenannter *sexueller Süchtigkeit* hin, wie es von Gebsattel 1932 beschrieben und von Giese 1962 an Hand psychopathologischer Kategorien, „Leitsymptomen", präzisiert worden ist. Dieser progrediente Verlaufstyp läßt sich gut durch folgende „Leitsymptome" Giese's beschreiben: Periodische Akzentuierung eines als dranghaft erlebten sexuellen Verlangens, Progression, d.h. Intensitätszunahme im Laufe der Zeit, immer weitere Ausfaltung der devianten Sexualität in der Phantasie und in der Realisierung, innere Unruhe während der Zeiten akzentuierten Verlangens, Neigung zu szenischer sexueller Tagträumerei, das subjektive Gefühl von „Triebstärke", Reduzierung der erotischen Stimuli auf signalhafte Auslöser in der Umwelt, der Wunsch nach Behandlung, nach Heilung von der als dranghaft-unwiderstehlich erlebten Sexualität. Diese Verlaufsform kann bei allen Arten sexueller Devianz gefunden werden.

Die klinische Erfahrung lasse nach Chatz (1972) die Früherkennung gefährlicher sexueller Delinquenz zu. Gefährlichkeit sei vor allem bei Wiederholern gegeben, wenn in den bisherigen Delikten bereits vorsätzliche Aggressivität eine Rolle gespielt habe, wenn unspezifische Auslöser zu den Delikten führten, wenn Alkoholeinfluß das Auftreten der Delikte begünstige und wenn aggressive Impulse schwer zu kontrollieren seien.

Prävention im Sinne von Verhinderung von Rückfällen

Hierzu existieren sehr viele klinische Erfahrungsberichte und einige wenige kontrollierte Untersuchungen.

Chemotherapie. Eine medikamentöse Behandlung, die die sexuelle Deviation spezifisch verändert, kann es nicht geben. Chemotherapie führt immer zu einer Herabsetzung des gesamten sexuellen Erlebens. Bei ihrer Anwendung sind deshalb ethische Gesichtspunkte streng zu beachten. Bei ihrem Einsatz sind die Vor- und Nachteile für den Patienten gegen Vor- und Nachteile für die Gesellschaft abzuwägen. Halleck (1981) spricht sich deshalb auch für die Entwicklung eines ethischen Leitfadens dieser Behandlungsform aus, ein Gedanke, der nur zu begrüßen ist.

In einer kontrollierten Studie überprüften Tennet et al. (1974) an einer kleinen Patientengruppe die Wirksamkeit von *Psychopharmaka.* Die Studie genügt dem zu fordernden Standard wissenschaftlicher Untersuchungen in diesem Bereich. Die Messung der Veränderungen durch die Medikation wurde auf der Verhaltensebene (Skala zur Erfassung der Frequenz sexueller Aktivitäten und sexueller Gedanken), auf der Ebene der subjektiven Einstellung (semantisches Differential) und auf der physiologischen Ebene gemessen (penisplethysmografische Untersuchungen, bei denen Phantasievorstellungen, Diapositive und Filme als sexuelle Stimuli benutzt wurden). Unter Doppelblind-Bedingungen wurden 12 pädophile Patienten 6 Wochen lang mit täglich 1,25 mg Benperidol, 125 mg Chlorpromazin oder Plazebo behandelt. Die Ergebnisse ließen eine leichte Reduktion in der Häufigkeit sexueller Phantasien unter Benperidol erkennen. Im semantischen Differential und bei den physiologischen Messungen ergaben sich für beide Psychopharmaka keine signifikanten Unterschiede zur Plazebobehandlung. Somit sind in dieser Dosierung Psychopharmaka ohne therapeutisch sinnvollen Effekt.

Im gleichen Jahr berichtet die gleiche Autorengruppe (J. Bancroft et al. 1974) über eine Untersuchung zur Wirksamkeit weiblicher Keimdrüsenhormone bzw. eines *Antiandrogens* auf sexuelle Devianz. Sechs Wochen lang wurden 12 sexuell delinquente Patienten (meist Notzuchtdelikte) mit täglich 0,02 mg Ethynil-Östradiol bzw. 100 mg *Cyproteronazetat* behandelt. Die Veränderungen wurden in gleicher Form wie bei der ersten Untersuchung auf der Verhaltens-, Einstellungs- und physiologischen Ebene gemessen. Beide Pharmaka führten zu einer signifikanten Reduktion in der Frequenz sexueller Aktivitäten und Gedanken, das Cyproteronazetat führte zusätzlich auch zu einer signifikanten Reduktion der Erektionsstärke und -dauer sowie zu einer Erhöhung der Latenzzeit (Zeitraum zwischen Beginn eines Reizes und Auftreten einer Erektion) in der physiologischen Untersuchung. Diese Veränderungen ergaben sich, wenn Diapositive oder Filme als sexuelle Reize angeboten wurden. Die Resultate entsprachen den Ergebnissen einer Vielzahl von klinischen Berichten an insgesamt über 500 Patienten, die mit Cyproteronazetat behandelt wurden. Leider fehlen auch heute noch kontrollierte Studien, die Aussagen über die notwendige Länge einer solchen Behandlung machen und kontrollierte Untersuchungen mit Langzeitkatamnesen. Allerdings scheint manchmal ein anhaltender Effekt einer Antiandrogenmedikation über ihr Absetzen hinaus zu bestehen.

In den USA werden derzeit erste kontrollierte Untersuchungen zur Wirksamkeit von *Medroxyprogesteronazetat* auf die sexuelle Delinquenz unternommen. Cyproteronazetat ist in den USA im Handel nicht erhältlich. Nach dem bisherigen klinischen Eindruck ist Medroxyprogesteronazetat ähnlich wirksam wie Cyproteronazetat, scheint aber gelegentlich zu einer irreversiblen Reduktion der Spermiogenese zu führen, eine Nebenwirkung, die bisher von Cyproteronazetat nicht bekannt geworden ist.

Psychotherapie. Bräutigam (1978) äußert sich skeptisch: „Einem beträchtlichen Teil von Sexualdelinquenten mit schweren und bedrohlichen Delikten kann sie (die *psychoanalytische Therapie,* vom Verfasser ergänzt) mit ihren jetzigen Mitteln keine Erleichterung bieten." In der Literatur findet sich eine Reihe von Studien, die über erfolgreiche Behandlung berichten, jedoch keine systematischen Untersuchungen, die eine generelle Aussage über die Wirksamkeit psychoanalytisch orientierter Therapie erlauben würden. 1978 teilt Goudsmit erste summarische Erfolgszahlen aus der Dr.-S.-van-Mesdag-Kliniek Groningen mit. Sie beziehen sich auf psychisch gestörte

Rechtsbrecher aller Art, die in dieser Klinik untergebracht sind. In den üblichen Gefängnissen Hollands läge die Rückfallquote innerhalb von 2 Jahren bei 75%, in der van-Mesdag-Kliniek waren zwischen 1970 und 1974 nur 36% innerhalb von 2 Jahren nach der Entlassung rückfällig. Nach der bisherigen Auswertung der Ergebnisse sei für diese günstige Rückfallquote das Gesamtmilieu der Klinik entscheidend, nicht die Teilnahme an individueller Psychotherapie. Eine Behandlungsdauer von 3 Jahren oder länger wirke sich hinsichtlich der Rückfallgefahr günstig aus. Die spezifische Auswirkung der Psychotherapie auf die Rückfallquote sei unklar, da sie neben den Auswirkungen anderer therapeutischer Aktivitäten schwer zu erfassen sei.

Einen neuen Aufschwung erlebte die Psychotherapie sexueller Delinquenz mit der Entwicklung der *Verhaltenstherapie.* Inzwischen liegen Berichte über ca. 250 Patienten mit sexuellen Deviationen vor, die mit den verschiedensten, individuell angepaßten verhaltenstherapeutischen Methoden behandelt wurden. Bei etwa der Hälfte der Berichte handelt es sich um Einzelfallstudien. Zwei kontrollierte Untersuchungen liegen vor. Evans (1970) erbrachte den Nachweis, daß die Masturbationsphantasien in die Behandlung mit hineingenommen werden müssen. Exhibitionisten, bei denen nach einer verhaltenstherapeutischen Behandlung sexuell-deviante Masturbationsphantasien weiter bestanden, waren signifikant häufiger und schneller rückfällig als behandelte Exhibitionisten mit üblichen Masturbationsphantasien. Rooth und Marks (1974) therapierten Exhibitionisten mit verschiedenen verhaltenstherapeutischen Methoden in unterschiedlicher Reihenfolge. Sie erreichten beste Resultate, gemessen an Verhaltens- und Einstellungsänderungen sowie einer kurzen katamnestischen Beobachtung, wenn sie einer anfänglichen kurzen Aversionstherapie Methoden der Selbstkontrolle folgen ließen. Zur Zeit werden ambulante Psychotherapieformen in Gruppen erprobt, in die neben verhaltenstherapeutischen Methoden psychodynamische Aspekte eingehen. Wir erwarten mit Interesse Ergebnisse des wissenschaftlichen Begleitprogrammes dieser Behandlungen. Insgesamt wird jetzt weniger symptomorientiert gearbeitet als in den Anfangszeiten der Verhaltenstherapie, der Stellenwert der Selbstkontrollmethoden nimmt zu.

Zusammenfassung

Zur Primär- und Sekundärprävention sexueller Delinquenz existieren keine systematischen Untersuchungen. Möglichkeiten einer Sekundärprävention ergeben sich aus klinischer Erfahrung und frühzeitiger Diagnose des progredienten Verlaufstyps einer sexuellen Deviation. Zur Prävention im Sinne von Verhinderung von Rückfällen existieren eine Vielzahl klinischer Erfahrungsberichte und einige wenige kontrollierte Untersuchungen. Danach ist die Antiandrogentherapie effektiv, ebenso verschiedene verhaltenstherapeutische Methoden. Eine Kombination von Chemo- und Psychotherapie erscheint sehr sinnvoll, ihre Notwendigkeit ist allerdings noch nicht systematisch untersucht. Primärprävention bleibt kontrovers, solange spezifische Faktoren unbekannt sind, die zu sexueller Delinquenz führen.

Literatur

Bancroft H, Tennent G, Loucas K, Cass J (1974) The Control of Deviant Sexual Behaviour by Drugs. Brit J Psychiatry 125:310–315

Bräutigam W (1978) Möglichkeiten und Erfolge der psychotherapeutischen Behandlung sexueller Störungen, insbesondere bei Sexualstraftätern. In: Füllgraf G, Barbey I (Hrsg) Stereotaktische Hirnoperationen bei abweichendem Sexualverhalten – bga-Berichte 3/1978. D. Reimer Verlag, Berlin

Chatz TL (1972) Recognizing and treating dangerous sex offenders. Int J Offender Ther Comparative Criminology, 16 (2):109–115

Evand DR (1968) Masturbatory Fantasy and sexual Deviation. Behav Res Ther 6:17–19

Gebsattel VE von (1932) Süchtiges Verhalten im Gebiet sexueller Verirrungen. Monatsschr Psychiatr Nervenkrankh 82:113

Giese H (1962) Psychopathologie der Sexualität. Enke, Stuttgart

Goudsmit W (1978) Psychotherapeutische Erfahrungen bei Delinquenten mit ernstem gesellschaftlichem Risiko: Indikation, Methoden, Resultate. In: Füllgraf G, Barbey I (Hrsg) Stereotaktische Hirnoperationen bei abweichendem Sexualverhalten – bga-Berichte 3/1978. Reimer, Berlin

Green R, Newman LE, Stoller RJ (1972) Treatment of boyhood „transsexualism". Arch Gen Psychiatry 26:213–217

Green R, Williams K, Finch St, Stoller RJ (1981) Boyhood cross-gender behavior and later sexual orientation. In: Abstracts of the 5th World Congress of Sexology, June 21–26, 1981

Halleck SL (1981) The ethics of antiandrogen therapy. Am J Psychiatry 138:642–643

Kolarsky A, Freund K, Machek J (1967) Male sexual Deviation: Association with early temporal lobe damage. Arch Gen Psychiatry 17:735–743

Rooth FG, Marks IM (1974) Persistent exhibitionism: short-term response to aversion, self-regulation and relaxation treatments. Arch Sex Behav 3:227–248

Schorsch E (1971) Sexualstraftäter. Enke, Stuttgart

Tennent G, Bancroft J, Cass J (1974) The Control of Deviant sexual Behavior by drugs: A Double-blind controlled Study of Benperidol, Chlorpromazine, and Placebo. Arch Sex Behav 3:261–271

Die Prävention streßbedingter Erkrankungen

L. Levi

In allen Ländern der Welt finden grundlegende soziale Wandlungen statt, die u. a. die Ehe, die Kindererziehung, die Arbeitsverhältnisse und Arbeitsumwelt und die Pflege der Alten und Kranken betreffen. Solche Wandlungen stehen in Wechselwirkung mit Erscheinungen wie Bevölkerungswachstum, Urbanisierung, Industrialisierung, biologischem Raubbau, Umweltverschmutzung, ungleiche Verteilung der Ressourcen und Mangel an Lebensmitteln, an Wasser, an Arbeitsplätzen und an Wohnungen für einige hundert Millionen Menschen. Gleichzeitig führt die verstärkte Kommunikation zu erhöhten Ansprüchen.

All dies hat die Bedeutung psychosozialer Faktoren für die Gesundheit – im Guten wie im Bösen – stark in den Vordergrund treten lassen. Dabei beziehen wir uns mit dem Begriff „psychosozial" auf Faktoren, die ihren Ursprung im gesellschaftlichen Leben haben und die in ihrer Wirkung durch Wahrnehmung und Erfahrung, d. h. durch die höhere Nerventätigkeit, vermittelt werden.

Streß und Krankheit bei Kindern und Jugendlichen

Viele Kinder sind unerwünscht. In vielen Fällen kommen Konflikte vor zwischen den Ansprüchen des Arbeitslebens und der Kleinkinderpflege. Viele Eltern von Kleinkindern arbeiten ganztägig, machen Überstunden, haben Extraarbeit und/ oder lange Fahrzeit zu und von der Arbeit. Viele Eltern sind alleinstehend. Oft mangelt es an der notwendigen Elternkompetenz.

Gesundheitliche Folgen bei Kindern und Jugendlichen in Schweden sind z. B.:
- jedes dritte Vorschulkind im Alter von 4 Jahren leidet an psychischen oder psychosomatischen Störungen;
- jedes sechste 13jährige Kind in Stockholm ist ein- oder mehrmal schwer betrunken gewesen;
- jeder vierte 12–16jährige Junge in Stockholm ist ein „Aussteiger";
- jeder fünfte 18jährige Junge betrinkt sich wenigstens einmal wöchentlich.

Streß und Krankheit bei Erwachsenen

Reizverarmung und Reizüberflutung, Konflikte zwischen sozialen Rollen, zwangsweise Steuerung der Arbeiter, schwache Eigenkontrolle, Entlassungsrisiko und Arbeitslosigkeit – alle Faktoren kommen im heutigen Arbeitsleben oft vor. Gesundheitliche Folgen bei der erwachsenen Bevölkerung in Schweden sind z. B., daß jeder dritte erwerbstätige Schwede über Niedergeschlagenheit, Angst, Schlaflosigkeit und ähnliche Symptome klagt, die sein Wohlbefinden beeinträchtigen. Bei zehn Prozent aller Männer findet man einen Alkoholmißbrauch, und jährlich ereignen sich – bei 8,3 Millionen Einwohnern – 2000 Selbstmorde und 20 000 Suizidversuche. Die Herzinfarkt-Rate ist zwischen 1969 und 1978 ständig gestiegen, vor allem bei den jüngeren Männern. In der Altersgruppe der 35- bis 39jährigen hat sie sich mehr als verdoppelt. Man weiß zwar nicht, worauf das im einzelnen zurückzuführen ist, doch deuten Untersuchungen darauf hin, daß Veränderungen im Arbeitsleben damit zu tun haben. Die technischen Möglichkeiten sind nicht optimal für den Menschen, sondern maximal für die Produktion genutzt worden.

Psychosoziale Stressoren

Von einer ökologischen Sichtweise ausgehend sind als gemeinsame Generalnenner in der Ätiologie psychosozial induzierter Erkrankungen die *Paßform* zwischen Mensch und Umwelt anzusehen – zwischen Fähigkeit und Anforderung, Bedürfnissen und Möglichkeiten, sowie Erwartungen und erlebter Wirklichkeit –, darüber hinaus auch Rollenkonflikte, unklare Rollen und Rollenmangel.

Pathogenese

Die pathogenetischen Mechanismen umfassen:

1. gefühlsmäßige Reaktionen wie Angst, Depression, Hypochondrie und Entfremdung;
2. Verhaltensreaktionen wie Drogen-, Alkohol- und Tabakmißbrauch, destruktives und selbstzerstörerisches Verhalten sowie Hemmungen, therapeutische, präventive und rehabilitative Hilfeleistungen zu suchen und in Anspruch zu nehmen und
3. physiologische Reaktionen, wie neuroendokrine und immunologische Dysfunktionen, z. B. persistierende Sympathiko- oder Vagotonie.

Diese allgemeinen Feststellungen sollten jedoch in keiner Weise die Tatsache verschleiern, daß es uns an schlüssigen Beweisen dafür fehlt, in welchem Umfang Umweltkorrekturen bzw. psychosoziale Hilfeleistungen zugänglich sind, und wenn sie es sind, zu welchem „Preis". Natürlich bedeutet das nicht, daß wir die Hände in den Schoß legen und den Dingen ihren Lauf lassen sollten. Vielmehr wollen wir uns einem allgemeinen Zugang zur Lösung des Problems zuwenden, der in dem folgenden Abschnitt zusammengefaßt ist.

Prävention

Die präventive Medizin bevorzugt hauptsächlich jeweils eine der folgenden drei Strategien: Die erste zielt auf eine geringe Anfälligkeit und erhöhte Widerstandsfähigkeit der Gesamtbevölkerung, z.B. durch Immunisierung, bessere Ernährung oder körperliches Training. Die zweite umfaßt Maßnahmen zur Früherkennung von Risiko-Personen, denen dann eine vorbeugende Behandlung, bzw. ein Milieuwechsel empfohlen wird, z.B. Diät für Kinder mit einer diabetischen Familienanamnese. Die dritte Strategie besteht im Ausschluß schädlicher Umweltfaktoren, wie etwa Strahlung oder chemische Noxen, oder in der weitgehenden Abschirmung gegen diese.

Was dementsprechend im *psychosozialen* Bereich nötig ist, sind soziale Strukturen und Prozesse, die fördern und Hindernisse beseitigen, damit jeder, ob Kind oder Greis, eine als sinnvoll empfundene Aufgabe hat, und erfährt, wofür und nicht nur wovon er lebt. Gemeinschaft, Nächstenliebe, Wille, Fähigkeit und Möglichkeit zur Selbsthilfe, soziales Beziehungs- und Sicherungsnetz – das sind weitere Stichworte.

Die Politiker könnten diese Voraussetzungen schaffen, indem sie strukturelle Veränderungen beschließen, die zur Lösung psychosozialer und gesundheitlicher Probleme beitragen. So ließe sich etwa der Konflikt zwischen Arbeitsleben und Versorgung von Kleinkindern entschärfen, wenn beiden Elternteilen eine verkürzte Arbeitszeit zustehen würde.

Vieles über die Auswirkungen der Wechselbeziehungen zwischen Mensch und Umwelt auf Gesundheit und Wohlbefinden ist bereits bekannt. Es muß zusammengetragen und in eine Sprache übersetzt werden, die der Verbraucher versteht; es muß mit anderem Wissen integriert werden, so daß medizinische, soziologische, psychologische und ökonomische Informationen einander ergänzen, und vor allem muß es allen Entscheidungsebenen sowie den professionellen und nichtprofessionellen Fürsorgeeinrichtungen weitervermittelt werden. Information ist außerdem nötig, um den Bürger zur Teilnahme an Entscheidungen und Hilfeleistungen zu befähigen. Das bedeutet, daß wir zuerst dazu beitragen müssen, die notwendige Kompetenz zu schaffen, um dann einen Teil der Verantwortlichkeit an jene zu delegieren, die es direkt angeht – die Bürger selbst.

Die Hauptaufgabe ist also, vom Menschen und seinen geistigen und biologischen Fähigkeiten und Bedürfnissen auszugehen und zu versuchen, die soziale Umwelt diesen Faktoren anzupassen. Die Vorbereitung wissenschaftlicher Grundlagen für solch ein Programm ist das Ziel unserer Forschungsarbeit.

Zusammenfassung

Grundlegende soziale Wandlungen in allen Bereichen der Menschen, gefördert durch eine extreme Veränderung der Umwelt, lassen neue psychosoziale Faktoren entstehen, die für die Gesundheit negative Folgen haben können. Ein hoher Prozentsatz der schwedischen Bevölkerung – Kinder und Jugendliche eingeschlossen – leidet an psychischen oder psychosomatischen Störungen und an Alkoholmißbrauch. Herzinfarkte, Suizidversuche und Selbstmorde steigen ständig an. Diese Symptome werden aus ökologischer Sicht als Folgen fehlender *Paßform* zwischen Mensch und Umwelt angesehen.

Zur Lösung des Problems
– werden der präventiven Medizin drei Strategien vorgeschlagen;
– wird an die politische und administrative Verantwortung für strukturelle Veränderungen appelliert und
– wird von den Wissenschaftlern die umfassende Information der professionellen und nicht-professionellen Fürsorgeeinrichtungen sowie der Bevölkerung über die genannten Zusammenhänge gefordert.

Literatur

Ackoff RL (1974) Redesigning the Future: A Systems Approach to Societal Problems. New York

Bronner K, Levi L (1973) Streß im Arbeitsleben. Ursachen und Folgen. Möglichkeiten zur Vorbeugung und Heilung. Göttingen Zürich Frankfurt (Main)

Elliott GR, Eisdorfer C (eds) (1982) Research on Stress and Human Health. A National Academy of Sciences Institute of Medicine Report. New York

Hagnell O (1966) A prospective study of the incidence of mental disorder. A study based on 24 000 personyears of the incidence of mental disorders in a Swedish population together with an evaluation of the aetiological significance of medical, social, and personality factors. Scand. University Books

Hagnell O (1970) Psykiska insufficienser i en totalbefolkning. Incidens och duration. Läkartidningen 67:3664–3668

Levi L (ed) (1971) Society, Stress and Disease, Vol. I: The Psychosocial Environment and Psychosomatic Diseases. London New York Toronto

Levi L (ed) (1975) Society, Stress and Disease, Vol. II: Childhood and Adolescence. London New York Toronto

Levi L (ed) (1975) Emotions – Their Parameters and Measurement. New York

Levi L (ed) (1978) Society, Stress and Disease, Vol. III: Male/Female Roles and Relationships. Oxford New York Toronto

Levi L (1979) Psychosocial factors and preventive medicine. In: Institute of Medicine, National Academy of Sciences: Report to the Surgeon General on "Health Promotion and Disease Prevention" (Healthy People). Washington

Levi L (1980) Psychosoziale Faktoren und Gesundheit – Ätiologie, Pathogenese, Prävention. In: Rösler H-D, Ott J, Richter-Heinrich E (eds) Neuropsychologische Probleme der Klinischen Psychologie. Berlin

Levi L (ed) (1981) Society, Stress and Disease, Vol. IV: Working Life. Oxford New York Toronto

Levi L (1981) Preventing Work Stress. Reading, Massachusetts

Levi L (1981) Prevention of stress-related disorders on a population scale. Int J Ment Health 9:1–2; 9–26

Levi L (1983) Mental Stress in Industry – Causes, Effects and Prevention. International Labour Office. Geneve (in press)

Levi L, Andersson L (1975) Psychosocial Stress – Population, Environment and Quality of Life. New York

Levi L, Frankenhaeuser M, Gardell B (1982) Work stress related to social structures and processes. In: Elliott GR, Eisdorfer C (eds) Research on Stress and Human Health. New York

Lohmann H (1978) Krankheit oder Entfremdung? Psychische Probleme in der Überflußgesellschaft. Stuttgart

Mahler H (1977) Tomorrow's Medicine and Tomorrow's Doctors. WHO Chron 31:60–62
Meyer EE, Sainsbury S (eds) (1975) Promoting Health in the Human Environment. Geneve
Nightingale EO, Cureton M, Kalmar V, Trudeau MB (1978) Perspectives on Health Promotion and Disease Prevention in the United States. Institute of Medicine, National Academy of Sciences. Washington
President's Commission on Mental Health (1978) Report to the President. Vol. I. Washington D.C.
Rosenman RH (ed) (1983) Psychosomatic Risk Factors and Coronary Heart Disease – Indications for Specific Preventive Therapy. Bern
Schwedisches Gesundheits- und Wohlfahrtsamt (Socialstyrelsen) (1978) Psykisk hälsovård 1. Stockholm
Schwedisches Institut für Sozialforschung (Institutet för social forskning) (1977) Hälsa 1968–1974. Stockholm

Internistische Prävention des Herzinfarktes

D. Klaus

1 Prävention in der inneren Medizin

„Die Kunst, das Leben zu verlängern, besteht darin, es nicht zu verkürzen". Verfolgen wir Entwicklung und Verlauf einer Erkrankung, so können vorbeugende Maßnahmen zu verschiedenen Zeitpunkten eingreifen: Früherfassung und Ausschaltung von Kausalfaktoren *vor* Entstehung der Krankheit (primäre Prävention), Früherkennung einer Erkrankung (sekundäre Prävention), Erfassung und Verhinderung von Komplikationen (tertiäre Prävention). Eine primäre Prävention ist nur möglich, wenn wir alle Kausalfaktoren einer Erkrankung kennen. Viele Erkrankungen haben aber eine genetische Disposition zur Voraussetzung und werden erst durch *mehrere* exogene und endogene Realisationsfaktoren manifest (Abb. 1). Die Begriffe Realisationsfaktor (oder Manifestationsfaktor) und Risikofaktor sind nicht identisch. Risikofaktoren sind Variablen von Personen oder Umwelt, die in einem statistisch gesicherten Zusammenhang mit einer Krankheit stehen. Ein Risikofaktor wird erst dann zu einem Kausalfaktor, wenn es gelingt, in Interventionsstudien zu zeigen, daß seine Eliminierung zur Abnahme von Inzidenz oder Mortalität einer Erkrankung führt. Im allgemeinen Sprachgebrauch werden Risikofaktor und Realisations- oder Manifestationsfaktor häufig gleichgesetzt. Risikofaktoren können sich in bezug auf die Realisation einer Erkrankung addieren oder potenzieren.

Dies sei am Beispiel der *koronaren Herzkrankheit* verdeutlicht. Anstieg des systolischen Blutdrucks über 180 mm Hg oder Erhöhung des Cholesterins auf über 260 mg% verdoppeln das Risiko für eine koronare Herzkrankheit [1, 2]. Tritt zu diesen beiden Faktoren noch inhalatives Zigarettenrauchen hinzu, so steigt die Wahrscheinlichkeit für eine koronare Herzkrankheit auf das Zehnfache an [1, 3].

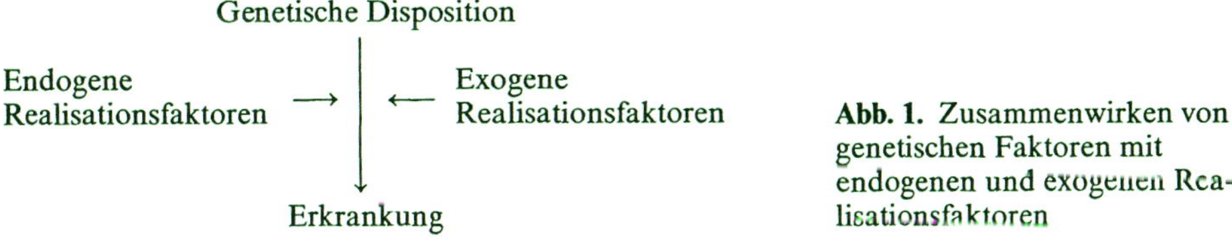

Abb. 1. Zusammenwirken von genetischen Faktoren mit endogenen und exogenen Realisationsfaktoren

2 Primäre Prävention der koronaren Herzkrankheit

Durch die Framingham-Studie wurde die Bedeutung einer Vielzahl von Risikofaktoren für die Entwicklung der koronaren Herzkrankheit bewiesen oder wahrschein-

Tabelle 1. Risikofaktoren des Myokardinfarktes

Hypercholesterinämie
Zigarettenrauch-Inhalation
Hypertonie
Diabetes mellitus
Adipositas
Hyperurikämie
Familiäre Belastung
Verringerte Vitalkapazität
Körperliche Inaktivität
Persönlichkeits-Typ A
Streß

---

lich gemacht [1]. Neben Risikofaktoren erster und zweiter Ordnung gibt es eine Reihe von vermuteten Risikofaktoren, zu denen auch die psychoemotionalen und psychosozialen Faktoren gehören (Tab. 1, [1]). Bemerkenswert ist, daß die Rangordnung der Risikofaktoren für die Arteriosklerose in den verschiedenen Gefäßprovinzen unterschiedlich ist. So steht beispielsweise für die Arteriosklerose der Herzkranzgefäße Nikotin an erster Stelle der Risikofaktoren, während für arteriosklerotisch bedingte Hirninfarkte und Hirnblutungen dem Nikotinkonsum eine geringere Bedeutung zukommt. Die primäre Prävention der koronaren Herzkrankheit durch Ausschaltung bekannter Risikofaktoren muß frühzeitig beginnen, da arteriosklerotische Wandveränderungen schon bei 20jährigen nachweisbar sind. Eine individuelle. gezielte primäre Prävention im Kindes- oder frühen Jugendalter ist beispielsweise bei Kindern von Eltern mit familiärer Hypercholesterinämie (Typ II a) notwendig. Wichtig ist, daß weniger das Gesamt-Cholesterin als vielmehr das Verhältnis von LDL/HDL-Cholesterin im Serum für das Ausmaß der Arteriosklerose bedeutsam ist. HDL-Cholesterin wird durch körperliche Aktivität erhöht, durch Ovulationshemmer gesenkt.

Ovulationshemmer fördern auch die Thromboseneigung bei Arteriosklerose erheblich. Bei jungen Frauen, die Ovulationshemmer einnehmen und stark rauchen, sind Myokardinfarkte 3- bis 4mal und Thrombosen in Hirnarterien 9mal so häufig. Die unter verschiedenen Aspekten propagierte Gabe von Ovulationshemmern fordert ihren Preis durch Verursachung oder Verschlimmerung anderer Erkrankungen. Das Problem ähnelt dem der als Nebenwirkung auftretenden Hyperlipidämie durch Diuretika und Beta-Blocker. Als primäre Präventionsstudie bei Arteriosklerose ist eine Untersuchung bei 15 000 Männern zu nennen, bei denen durch Gabe von Clofibrat eine Senkung des Cholesterins um 9% erreicht wurde. Die Inzidenz des Myokardinfarktes wurde in dieser Studie um 20% gesenkt. Wegen des gehäuften Auftretens von Gallensteinen unter Clofibrat mußte die Studie abgebrochen werden.

3 Sekundäre und tertiäre Prävention beim Myokardinfarkt

Für die Langzeit-Betreuung von Patienten, die einen akuten Myokardinfarkt erlitten haben, steht die Prophylaxe (Tertiär-Prävention) eines Re-Infarktes oder des

Tabelle 2. Sekundäre Prävention des Myokardinfarktes

Körperliche Aktivität:	Dynamische Übungen
Raucher-Entwöhnung	
Hochdruck:	Gewicht ↓
	Kochsalz ↓
Diät:	Cholesterin < 300 mg/d
	Fettzufuhr ↓
	Pectine ↑
Pharmaka:	Beta-Blocker
	Thrombozyten-Aggregationshemmer?

plötzlichen Herztodes an erster Stelle. Für Interventionsmaßnahmen ist es wichtig, diejenigen Faktoren zu nennen, die innerhalb kurzer Zeiträume den Verlauf der koronaren Herzkrankheit beeinflussen. Diese Faktoren sind nicht immer mit den Faktoren identisch, die für die Entstehung der Erkrankung eine Rolle spielen. In einer ausführlichen Studie haben Proudfit, Bruschke und Sones [3] bei Patienten mit angiographisch definierter koronarer Herzkrankheit, die nach 10 Jahren erneut untersucht wurden, gezeigt, daß zwar auch für die kurzfristige Prognose der koronaren Herzkrankheit Nikotin, Hochdruck und Diabetes bedeutsam sind, es vor allem aber auf die Zahl der befallenen Herzkranzgefäße und die Herzmuskelfunktion ankommt. Das Lipidmuster hat dagegen für die Kurzzeit-Prognose eine geringere Bedeutung.

Die Sekundär- und Tertiärprävention eines Re-Infarktes am Herzen hat bisher keine so überzeugenden Resultate erbracht wie die Prävention von Hochdruckfolgen. Gesichert erscheint in der Tertiärprophylaxe des Myokardinfarktes bisher lediglich die Reduzierung des plötzlichen Herztodes oder tödlicher Re-Infarkte durch eine prophylaktische Gabe von Beta-Blockern. Zu dieser Frage liegt eine Studie mit dem Beta-Blocker Timolol bei über 2000 Patienten vor, die über 3 Jahre behandelt wurden [4]. Es ist bemerkenswert, daß durch die Behandlung mit dem Beta-Blocker Timolol die Zahl der tödlichen Reinfarkte auf die Hälfte (44,7% gegenüber der nichtbehandelten Kontrollgruppe) reduziert, die Zahl der nicht tödlichen Reinfarkte aber nur um 28,4% gesenkt wird.

Der Wert anderer Maßnahmen für die Prophylaxe eines Re-Infarktes ist bisher nicht eindeutig gesichert (Tab. 2). Das gilt für die Behandlung mit Thrombozyten-Aggregationshemmern ebenso wie für das körperliche Ausdauertraining. Auch die Antikoagulantien-Prophylaxe ist von den meisten Kardiologen verlassen worden. Von allgemeinem Interesse ist im Hinblick auf die Beurteilung von Präventivmaßnahmen, daß die Güte der Prävention eine bedeutende Rolle spielt. Bei optimaler Einstellung des Quickwertes durch Antikoagulantien-Gabe konnte eine signifikante Reduktion des Auftretens sowohl tödlicher als auch nicht-tödlicher Re-Infarkte erzielt werden [1].

Literatur

1. Kannel WB et al. (1971) Serum cholesterol, lipoproteins and the risk of coronary heart disease. The Framingham Study. Ann Int Med 74:1
2. Kannel WB (1974) Role of blood pressure in cardio-vascular morbidity and mortality. Prog Cardiovasc Dis 17/1:5
3. Proudfit WL, Bruschke AVG, Sones FM (1978) Natural history of obstructive coronary artery disease: ten-year study of 601 nonsurgical cases. Prog Cardiovasc Dis 21:53
4. The Norwegian multicenter study group (1981) Timolol-induced reduction in mortality and reinfarction in patients surviving acute myocardial infarction. N Engl J Med 304:801
5. Vries WA, Tijssen JGP, Loediger EA, Ross J (1980) A double blind trial to assess long-term oral anticoagulant therapy in elderly patients after myocardial infarction. Lancet 989

Psychische Vorboten des Herzinfarktes

A. Appels

Die ältere Literatur spricht vom Herzinfarkt als einer akuten Krankheit. Es ist heute klar, daß „akuter Infarkt" kein sehr passender Ausdruck ist, da in mehr als 50% der Fälle dem Eintreten des Infarktes Symptome vorausgehen, die das bevorstehende Unheil anzukündigen scheinen. Die folgende Beschreibung illustriert diese Symptome:

Herr De Wit ist 60 Jahre alt. Früher war er Vorarbeiter in einem Werk, das unter anderem Kanalisationsrohre herstellt. Er erzählt, daß er berühmt gewesen wäre wegen seiner Genauigkeit und wegen seines Verantwortungsgefühls und auch weil er ein Herz für die Firma gehabt hat. Er ist sehr pünktlich. Jeden Morgen ging er genau um 7.14 Uhr zum Bus. Die Nachbarn wußten dann immer, wie spät es war.

Als er 58 war, hatte er einen Betriebsunfall, wodurch er auf seine Arbeit verzichten mußte. Über diese Invalidität konnte er nicht hinwegkommen. „Wer nicht arbeitet, ist nicht länger achtungswürdig", sagte er oft. Mit diesem Gefühl plagte er sich mehr als ein Jahr. Während dieser Zeit ging er noch täglich um 7.14 Uhr zum Bus. Nach einem Jahr realisierte er jedoch, daß mit dem Bus nach Nirgendwo zu fahren nur Selbstbetrug war. Er wurde depressiv und fühlte sich auch allgemein nicht wohl, hatte Stiche und manchmal ein beklemmendes Gefühl in der Brust. Er saß manchmal still in seinem Stuhl und weinte. Es war, als ob die Kraft seinen Körper verließ, „wie die Luft allmählich aus einem Fahrradreifen entweicht, nachdem man über einen Reißnagel gefahren ist". Einige Monate nach Eintreten dieser Gefühle erlitt er einen Infarkt.

Diese Geschichte illustriert, was verschiedene Autoren beobachtet haben: daß „fatigue" und „general malaise" sehr oft zusammen mit pektanginösen Schmerzen in der Zeit vor dem Auftreten des Herzinfarkt oder plötzlichen Tod angegeben werden (Rissanen et al. 1978; Kuller et al. 1972; Feinleib et al. 1975). In der Liste der *Prodromalbeschwerden* stellen „fatigue–emotional changes–general malaise" die relativ am meisten notierte Symptomgruppe dar. Es ist klar, daß gerade bei diesen Gefühlen die Validität und die Zuverlässigkeit der Beobachtungen durch verschiedene Einflüsse beeinträchtigt werden können. Wie zuverlässig ist das Gedächtnis der Patienten? Wonach soll man fragen? Wo findet sich der Ursprung dieser Gefühle?

Als mögliche Erklärung dieser Gefühle erwähnt man manchmal das Low-Output-Syndrom, womit man suggeriert, daß Müdigkeit und Mißbefinden die Nebenerscheinungen eines geschwächten Herzens sind. Dieser Gedanke liegt nahe, wobei man jedoch auf zwei Schwierigkeiten stößt: erstens ist keine deutliche pathophysiologische Basis für diese Gefühle nachweisbsr, und zweitens hat man bei den *patho-anatomischen Untersuchungen keine Beziehungen zu den Warnsymptomen* festgestellt (Kuller 1978; Meyers und Dewar 1975). Es ist, mit anderen Worten, bis jetzt unsicher, ob diese Beschwerden nur Symptome eines bereits bestehenden Herzleidens sind. In dieser Situation wäre es zu wünschen, den Komplex von Müdigkeit–Depression–allgemeinen Mißbefindens auch mittels verhaltenswissenschaftlicher Methoden zu beschreiben und meßbar zu machen, sowie ein Modell zu entwickeln, das den Ursprung dieser Gefühle darzustellen erlaubt. Wie sieht ein allgemeines Modell aus?

Allgemeines Modell

Das verhaltenswissenschaftliche Schrifttum über die Ätiologie des Herzinfarktes beschreibt die *„coronary prone personality"* als jemanden, der gehetzt, hastig, ehrgeizig, aggressiv, in ständiger Zeitnot, mit großem Verantwortungsgefühl und in starker Verbundenheit mit seinem Job arbeitet. Wenn er in Schwierigkeiten gerät, ist er geneigt, darauf mit einer Zunahme der Aktivitäten zu reagieren, um die Lage wieder in den Griff zu bekommen. Gelingt ihm dies nicht, entstehen Gefühle der Schutzlosigkeit und Hilflosigkeit (Roseman 1980; Glass 1977). Diese Reaktion läßt sich im Rahmen der ich-psychologischen Theorie gut verstehen. Nach dieser Auffassung stellt die erschütternde *Entdeckung des hilflosen Ichs* im Hinblick auf die Verwirklichung von Absichten den Kern der *depressiven Reaktion* und der neurotischen Depression dar (Bibring 1968). Gefühle der Hilflosigkeit entstehen, wenn das Ich realisiert, daß es seine Absichten nicht verwirklichen kann. Der depressive Mensch, der von sich selber und anderen enttäuscht ist, strengt sich nicht mehr an und gibt auf. Er gibt aber nicht seine Ideale auf, sondern nur seine Versuche, sie zu verwirklichen. Er fühlt, daß es keinen Sinn mehr hat. Er fühlt sich müde. Die physisch erschöpfte Person ist nicht imstande, neue Anstrengungen aufzubringen; sie fühlt sich deprimiert. Die Vitalität, die Kraft, womit sie sich für ihre Ideale einsetzt, verringert sich oder wird völlig gehemmt.

Dieser Zustand tritt oft nach einer gravierenden *Verlusterfahrung* ein. Dieser Verlust kann ein echter Verlust sein, wie der des Partners (Rees und Lutkins 1967), oder ein symbolischer Verlust, wie der Verlust der Identität und Selbstachtung bei unfreiwilliger Entlassung durch Invalidität oder Betriebsschließung. Als erste Reaktion auf diesen „Objektverlust" sieht man oft eine Zunahme von Aktivitäten mit dem Ziel, das verlorene Objekt wiederzugewinnen. Da diese Anstrengung wiederum zum Scheitern verurteilt ist, bekommt das Erleben des Objektverlustes eine größere Intensität. Die Depression vertieft sich und nimmt jetzt auch die Form der *Inaktivität* und des Nichtstuns an: man stattet keine Besuche ab, wird lustlos, verliert das Sexualinteresse, was sich oft durch Potenzstörungen manifestiert. Das Syndrom ist ein Versuch, Energie zu sparen. Die Barrieren für neue Reize werden erhöht. Die deutsche Psychiatrie bedient sich dafür des Ausdrucks „Reizschutz". Die *Müdigkeit* ist ein Warnsignal, sich nicht weiter anzustrengen. Neue Reize kann man kaum ertragen, es kommt zu zunehmender Reizbarkeit und erniedrigter Frustrationstoleranz. Es besteht ein starkes *Bedürfnis nach Ruhe,* das sich auch dadurch manifestiert, daß man zu ungewohnten Zeiten in einen tiefen Schlaf fällt. Der normale Schlaf ist dagegen oft gestört, was Ruhe und Erholung beeinträchtigt.

Untersuchungen in bezug auf die psychischen Vorboten des Herzinfarktes

Wir haben dieses Modell in einer Serie von Studien mittels eines eigens zu diesem Zweck entworfenen *Fragebogens* überprüft. Die wichtigsten Befunde sind: die Ergebnisse der Fragebogen zeigten keine Korrelation mit den Cholesterol- und Blutdruckwerten und dem Raucherverhalten. Zwischen Patienten und Kontrollpersonen gab es signifikante Unterschiede (Appels 1979).

Die prädiktive Validität des Fragebogens wird jetzt in einer zweiten, prospektiven Untersuchung geprüft. 3571 Männer haben unseren Fragebogen ausgefüllt. Keiner von ihnen litt bisher an einem Herzinfarkt. Die Follow-up-Daten liegen noch nicht ganz vor. Sechs Männer haben in einer Periode von drei Monaten nach dem Anfang der Untersuchung einen Herzinfarkt erlitten. Elf Fragen differenzierten zwischen diesen sechs neuen Fällen und den anderen Männern, die während der Beobachtungszeit von drei Monaten nicht erkrankten (Fischer Exact Probability Test). Die prognostisch relevanten Items sind:

– Haben Sie das Gefühl, daß Sie in eine Sackgasse geraten sind?
– Überkommt Sie gelegentlich das Gefühl, mehr und mehr zu versagen?
– Haben Sie das Gefühl, daß die Zukunft mehr und mehr ungewiß wird?
– Werden Ihre Gedanken von dem Gefühl beherrscht, krank zu sein?
– Machen Sie sich oft Gedanken über den Tod?
– Sind Sie mit sich selbst immer weniger zufrieden?
– Hatten Sie in letzter Zeit manchmal das Gefühl: „Ich leiste nicht genug, ich könnte mehr schaffen, wenn ich nur gesünder und nicht so müde und so schlapp wäre"?
– Kommt es Ihnen manchmal so vor, als ob Ihr Körper eine Batterie ist, die ihre Energie verliert?
– Haben Sie in letzter Zeit mitunter ungewöhnliche Empfindungen in Ihrem Körper?
– Gibt es Momente, in denen Sie sich völlig erschöpft fühlen?
– Brauchen Sie, verglichen mit früher, mehr Zeit, um „in Gang" zu kommen?

Diese Fragen reflektieren Kraftlosigkeit, Vitalitätsverlust und Erschöpfung. Zusammen stehen diese Symptome denen der vitalen Depression nahe. Das sind die Gefühle des Herrn De Wit, über die am Anfang berichtet wurde. Er beschrieb sie mit den Worten: „Es war, als ob die Kraft meinen Körper verließe wie die Luft, die allmählich aus einem Fahrradreifen entweicht, nachdem ich über einen Reißnagel gefahren bin".

Solch ein emotionaler Zustand ist an sich keine notwendige oder hinreichende Voraussetzung für das Eintreten eines Infarktes, aber in der Interaktion mit einer körperlichen Anlage können diese Emotionen auf neurohormonalem Wege den Gang zum Infarkt beschleunigen. Sie sind wie ein starker Wind, der die Flamme nicht anzündet aber die Glut größer macht.

Sie werden fragen, wie man diese Untersuchungsergebnisse für die *Prävention* nutzen kann. Wir haben versucht, Gesprächsgruppen von Menschen mit Angina pectoris zu bilden, die von starker vitaler Erschöpfung und Depression berichten. Unsere Absicht war, in diesen Gruppen die Situationen, die in den Augen der Patienten zu den genannten Gefühlen geführt hatten, miteinander zu besprechen. Unsere Bestrebungen sind nicht gelungen, weil die Kardiologen für fast alle diese Patienten eine Herzoperation vorgeschlagen hatten. Ein Gespräch war mit dem von uns gedachten Inhalt nicht möglich, da die Patienten gedanklich und emotional mit den Problemen des operativen Eingriffs befaßt waren. Deswegen gehen wir jetzt zu denjenigen Patienten, die auf den Wartelisten für eine Herzoperation stehen. Die Wartezeit beträgt in Holland fast ein Jahr. Wir hoffen, daß eine Gruppentherapie den Erfolg der Herzoperationen günstig beeinflussen kann und in einzelnen Fällen eine Prävention vor dem Messer des Chirurgen möglich ist.

Literatur

Appels A (to be published) Vital exhaustion and depression as precursor of myocardial infarction. In: Spielberger Ch, Defares P (eds) Stress and Anxiety
Appels A, Pool J, Lubsen Van der Does E (1979) Psychische Prodromalbeschwerden des Herzinfarktes. Ned Tijdschr Psychol 34:213–223
Bibring E (1968) The mechanism of depression. In: Greenacre P (ed) Affective disorders. International University Press, New York
Dembrovski TM, Wiess SM, Shields JL, Haynes SG, Feinleib M (1978) Coronary prone behaviour. Springer, Berlin Heidelberg New York
Feinleib M, Simon A, Gillum RF, Margolis JR (1975) Prodromal symptoms and signs of sudden death. Circulation [Suppl] 52:155–159
Glass DC (1977) Behavior patterns, stress, and coronary disease. Lawrence Erlbaum, Hillsdale
Kuller LH (1978) Prodromata of sudden death and myocardial infarction. Adv Cardiol 25:61–72
Kuller LH, Cooper M, Perper J (1972) Epidemiology of sudden death. Arch Intern Med 129:714–719
Myers A, Dewar HA (1975) Circumstances attending 100 sudden deaths from coronary artery disease with coroners autopsies. Br Heart J 37:1133–1143
Rees WD, Lutkins SG (1967) Mortality of bereavement. Br Med J 4:13–16
Rissanen V, Romo M, Siltanen P (1978) Premonitory symptoms and stress factors preceding sudden death from ischaemic heart disease. Acta Med Scand 204:389–396
Rosenman RH, Chesney M (1980) The relationship of type A behavior pattern to coronary heart disease. Acta Nerv [Suppl] 22:1–44

Sucht

Was ergeben empirische Untersuchungen für die Prävention von Suchtentwicklungen?

K. Wanke

Ursachenforschung und Prävention

Ursachenforschung bei Abhängigkeiten erschien von jeher als Quelle für die Durchführung präventiver Maßnahmen. Nicht selten jedoch scheiterten Versuche, die Ergebnisse empirischer Erhebungen unmittelbar für die Vorbeugung zu nutzen: Bereits die Vermittlung entsprechender Informationen kann bei verschiedenen Zielgruppen unterschiedliche Effekte, ja inverse Reaktionen erzeugen – Beobachtungen auf dem Gebiet des Alkoholismus, die sich im Bereich der Rauschmittelabhängigkeit ebenfalls bestätigen. Inzwischen liegen fundierte und systematische Arbeiten zu diesem Problemkreis auch im deutschen Sprachraum vor, insbesondere von Feser, Renn und aus dem Kreis der Bundeszentrale für gesundheitliche Aufklärung. Nachfolgend wird der Versuch unternommen, zu diesen gegebenen Ansätzen aus klinisch-psychiatrischer Sicht ergänzend zu referieren.

Differenzierte Vorbeugung

Zu unterscheiden ist zwischen grundlegender und angewandter Präventionsforschung (Glynn): Erstere umfaßt jegliche ätiologischen Untersuchungen mit Bezug zu Mißbrauch und Abhängigkeit. Letztere verwertet die Resultate der Basisforschung für die Entwicklung vorbeugender Programme und prüft deren Wirksamkeit. Im Rahmen der angewandten Prävention ist wiederum zu differenzieren zwischen strukturellen Maßnahmen, wie Reduzierung der Griffnähe von Substanzen, und kommunikativen Maßnahmen, also der eigentlichen Drogenerziehung. Nach Feser hat Drogenerziehung ihren Standort in einem synoptischen Modell der Primärprävention abweichenden Verhaltens.

Strukturelle und kommunikative Maßnahmen sind aufeinander abzustimmen. Grundlagenforschung und angewandte Forschung können sich erstrecken auf primäre Prävention, also die Verhütung des Auftretens von Süchten, sekundäre Prävention, also Früherkennung und -behandlung, und tertiäre Prävention, also Rückfallverhinderung und Wiedereingliederung. In allen genannten Bereichen sind individual- und generalpräventive Ansätze denkbar. Das sei für die Primärprävention beispielhaft belegt: Nach Hornung heißt dies auf der Seite des Individuums die Vermittlung von Handlungskompetenzen, die eine Auseinandersetzung mit den Anforderungen der sozialen Umwelt ermöglichen. Der generalpräventive Ansatz zielt auf die Verbesserung ungünstiger gesellschaftlicher Bedingungen hin, z.B. in Familie, Schule, am Arbeitsplatz, im Wohnbereich.

Drogennahe und drogenferne Maßnahmen

Beschäftigen wir uns nun mit der Rolle des Zulieferers, den die ätiopathogenetisch orientierte empirische Forschung für die angewandte Primärprävention spielt, so ist festzustellen, daß resultierende Maßnahmen nur zum Teil drogen*nahe* sein können, etwa im Hinblick auf die Leitbildfunktion der Eltern für das Konsumverhalten ihrer Kinder. Andere Implikationen sind drogen*fern* und können nur in allgemeine Bemühungen zur Verbesserung gesellschaftlicher Bedingungen einmünden, beispielsweise mit den Zielen einer Begünstigung des emotionalen Klimas in den Familien oder der Behebung von Arbeitslosigkeit. Ersteres wäre eine kommunikative, letzteres eine strukturelle Maßnahme. So fand unsere Arbeitsgruppe bei einem unausgewählten Kollektiv von Drogenkonsumenten mit ungünstigem Verlauf, daß diese, soweit sie höhere Schulen oder Universitäten besuchten, einen häufiger nur durchschnittlichen oder geringeren Intelligenzquotienten besaßen. Schulische Überforderung und das Ausbleiben geeigneter Hilfen bei der Wahl des Ausbildungsweges stellen somit einen wichtigen Faktor für den ungünstigen Verlauf einer Drogenkarriere dar. Anspruchsniveaukonflikte bei objektiver Überforderung scheinen Rauschmittelmißbrauch zu begünstigen und lassen auf entsprechende – in diesem Falle strukturelle – Korrekturmöglichkeiten seitens der Umwelt schließen (Wanke, Leiser, Süllwold und Ziegler). Ein anderes Beispiel ist die Einschränkung der Verfügbarkeit von Alkohol durch Verteuerung, die in Dänemark die Zahl der Todesfälle an Alkoholismus und Lebercirrhose, den Alkoholkonsum und die Zahl der Delirien in quadratischer Größenordnung eindrucksvoll senkte (Nielsen u. Sorensen).

Evaluierungsstudien zur Prävention

Daß Ergebnisse der Ursachenforschung einer Aufbereitung bedürfen, um im Rahmen angewandter Präventionsforschung umgesetzt zu werden, ist das Resultat zahlreicher Evaluierungsstudien (Müller): Zwischen Wissen und Einstellung sowie zwischen Einstellung und Verhalten existiert keine konsistente Beziehung. Die wohl umfangreichste Untersuchung primärpräventiver Maßnahmen auf dem Suchtgebiet stammt von Schaps u. Mitarb. aus den Vereinigten Staaten: Bei der Analyse von 127 Programmen mit unterschiedlichen Vorgehensweisen fanden die Autoren u.a. die niedrigsten durchschnittlichen Ergebnisse bei reinen Informationsstrategien, die höchsten, wenn Information mit systematischer Entwicklung von affektiven Kompetenzen verbunden wurde, also mit Entschluß- und Kommunikationsfähigkeit, Selbstbehauptung und Fähigkeit zur Definition von Werthaltungen. Am erfolgreichsten waren Strategien, die Familienbeziehungen förderten und alternative Freizeitbeschäftigungen boten. Neben den Hauptmediatoren der Programme, Lehrern und Beratern, wurden Gleichaltrige eingesetzt. Ungenügend genutzt – nämlich nur in 2% – wurde die Möglichkeit, Eltern als Vermittler einzubeziehen. In diesem Zusammenhang bestätigt sich die Notwendigkeit, entwicklungspsychologische Erkenntnisse bei der Präventionsplanung zu berücksichtigen.

Aufklärung oder Abschreckung?

Daß reine Aufklärungs- und Abschreckungsstrategien bei bestimmten Gruppen gegensätzliche Folgen haben können, erwies sich im Massenexperiment: Informationen über die schädlichen Folgen des Rauschmittelgebrauchs beeinflußten zwar die Einstellung Erwachsener im Sinne einer Ablehnung des Konsums, bei Jugendlichen mit ihrem phasenspezifischen, risikobereiten Entdeckungsdrang wurde die Bereitschaft zum Probierkonsum jedoch eher erhöht. Biener belegte dies am Beispiel der Effektivität einmaliger Vorträge gegen Drogengebrauch: Nach der Veranstaltung war die Konsumbereitschaft sogar gestiegen. Der Konsum selbst blieb unverändert. Die allgemeine Einstellung zum Drogenverbot besserte sich allerdings. Öffentliche Massenaufklärung zeigte oft negative Wirkungen. Als günstiger erwies sich die kontinuierliche Aufklärung im persönlichen Gespräch in kleinen Gruppen. Untersuchungen der Bundeszentrale für gesundheitliche Aufklärung ergaben bei gesundheitsriskant lebenden Bürgern zwei Risikotypen: Typ I lebt risikobewußt und behält sein Fehlverhalten dennoch bei, Typ II ist sich seines riskanten Verhaltens nicht bewußt. Die Methode der Wahl wäre für Typ I ein Alternativangebot, etwa für Alkohol, für Typ II eine gezielte Aufklärung.

Früherkennung von Risikofaktoren

Zur Relevanz von Vorsorgemaßnahmen hat Baric sich am Beispiel der koronaren Herzkrankheit grundlegend geäußert und entsprechende Risikofaktoren formuliert (Baric 1980). Gesundheitsbewußtes Verhalten ist in diesem Zusammenhang zu erreichen durch Modellernen, Lernen durch Einsicht und Bekräftigungslernen (Baric 1977).

Ein Ideal primärpräventiver Maßnahmen wären die Erkennung sogenannter suchtoffener Persönlichkeiten und die Entwicklung von speziellen Angeboten für diese Gruppen: Suchtoffen ist hier sowohl biologisch zu verstehen, etwa im Hinblick auf Stoffwechselanomalien und hereditäre Disposition, als auch psychologisch, etwa in bezug auf Fluchttendenzen im Rahmen von Konfliktbewältigungen oder im Zusammenhang mit permanenter Suche nach Identität, Selbstausdruck, Zugehörigkeit und Sinnvermittlung. Eine Doppelstellung nimmt das für die Entstehung von Abhängigkeit wichtige Bedürfnis nach Stimulation ein, das sowohl biologischen, nämlich neurophysiologischen, als auch psychologischen Ansätzen zugänglich ist. Wir selbst konnten empirisch an 351 Drogenkonsumenten ein ähnlich zentrales Merkmal isolieren: Bestand der Risikofaktor vegetative Labilität bereits vor Beginn des Rauschmittelgebrauchs, so stieg damit die Wahrscheinlichkeit für einen ungünstigen Verlauf der Drogenkarriere (Wanke, Leiser, Süllwold u. Ziegler). Verschiedene Interpretationsmöglichkeiten bieten sich an: schlechtere Verträglichkeit von Rauschmitteln bei vegetativ Labilen oder aber eine stärkere Verstrickung vegetativ Labiler in Umweltschwierigkeiten, da vegetative Labilität mit hohen Neurotizismus-Scores korrelierte, die wir testpsychologisch nachweisen konnten.

Zur Prävention von Alkoholismus und Polytoxikomanie

Die Erkennung von Risikofaktoren und das Ansprechen von Risikogruppen spielen eine noch größere Rolle im Bereich der sekundären und der tertiären Prävention. Als ein Beispiel konnten wir die Gefährdung von Patienten mit chronischer Pankreatitis herausstellen: Häufig handelt es sich dabei um Alkoholgefährdete, bei denen eine unkritische Schmerzbehandlung zu einer iatrogenen Suchttransposition auf Analgetica oder Tranquilizer führen kann (Wanke 1977). Feuerlein u. Mitarb. entwickelten aus empirisch gewonnenen Merkmalen den Münchener Alkoholismustest als zuverlässiges Suchinstrument zur Identifizierung von Alkoholikern, das auch in der Allgemeinpraxis anwendbar ist.

Zur Prävention der Rauschmittelabhängigkeit

Für den Rauschmittelbereich zitiert Franke epidemiologische Erhebungen mit sogenannten Biogrammen, aus denen sich qualitative Faktoren als Orientierungshilfen auch für sekundär- und tertiärpräventive Maßnahmen ergeben: Im Vergleich zu Gesamtkollektiven zeigen Drogenkonsumenten wesentlich häufiger eine broken-home-Situation, negative Einstellung durch den Vater, orientierungsloses Verhalten der Mutter, Leistungsversagen in Schule und Beruf, belastende Ereignisse, Unzufriedenheit mit der derzeitigen Tätigkeit und Arbeitslosigkeit. Franke erwähnt auch die Gefahr einer zu wenig spezifischen Zielgruppenbeschreibung, die rein statistisch gewonnen wurde: Danach ist der typische Mißbrauchsgefährdete unter 29 Jahre alt, eher männlich als weiblich, hatte seinen Erstkontakt mit Drogen vor dem 17. Lebensjahr, wenn er nicht älter als 24 Jahre ist, und vor dem 24. Lebensjahr, wenn er bis zu 49 Jahre alt ist; dabei gehört er eher zu den unteren als zu den oberen sozialen Schichten.

Prävention und Therapie trennen!

Abschließend ist aus klinisch-psychiatrischer Sicht darauf hinzuweisen, daß Fehlentwicklungen und Gefahren drohen, wenn bewährte Erkenntnisse der Primärprävention unreflektiert auf Sekundär- und Tertiärprävention oder gar auf die Therapie übertragen werden, in der die Eigengesetzlichkeit der Such*krankheit* eine dominierende Rolle spielt. So gelten Motivationen, die für den Probierkonsum von Drogen herausgestellt wurden, keinesfalls für den Dauergebrauch bei Abhängigen, die durch ständigen Einsatz von Suchtmitteln um eine Homöostase ihrer Befindlichkeit ringen. Die Betonung der ungünstigen Prognose einer Heroinabhängigkeit unter präventiven Aspekten mag den Gesunden vom Konsum abschrecken, beim Suchtkranken dagegen können die negativen Motivationen zur Behandlung und damit der weitere Gebrauch gefördert werden, weil die Therapie subjektiv aussichtslos erscheint. Die Neigung Abhängiger zur Selbsttäuschung und Verdrängung ist hier von besonderem Gewicht: Befunde über vegetative Störungen bei Drogenkonsumenten mögen den Abstinenten beeindrucken, den User oft selbst dann nicht, wenn er unter diesen Symptomen leidet.

Zukunftsperspektiven

Zukunftsperspektiven sekundärer und tertiärer Prävention eröffnen Forschungen, die sich mit zwei Ansatzpunkten befassen: zum einen die Bemühungen um eine Verbesserung der verbalen Zugangsmöglichkeiten zu Abhängigen, zum anderen Versuche, dem Suchtkranken den Wiederaufbau positiver Erfahrungsfelder zu ermöglichen. Beide Aspekte besitzen einen inneren Zusammenhang und haben Bedeutung insbesondere für Rezidivprophylaxe und Rehabilitation. Wir alle kennen das Stadium, in dem wir den Rückfallgefährdeten nicht mehr erreichen können, und wir wissen um die Schwierigkeiten, der hedonistischen Grundhaltung akzeptable Alternativen entgegenzusetzen. Neue Formen des Lusterlebens und der Einbau kognitiver Komponenten werden hier diskutiert. Dabei benutzt man bewährte Elemente, wie Hinwendung zu sinnlicher Wahrnehmung, Körpererleben, Spiel und Rhythmus.

Allerdings sind Gefahren zu vermeiden, die Rieth in unserer gesellschaftlichen Wertausrichtung sieht: Die Abwesenheit von positiver Autorität, das Nicht-Aussprechen des Nein und damit das Nichtertragen-Lernen von Einschränkung und Frustration führe zu einem Verhaftetbleiben in Lust-Unlust-Zuständen, was eine faktische Hilflosigkeit in unendlich vielen Situationen des Lebens mit sich bringe. Aus der Unfähigkeit, Belastungen zu ertragen, wurden neue Beziehungsideale kreiert, insbesondere im Hinblick auf die Kontinuität interpersonaler Beziehungen. Demnach wäre eine differenzierte Emanzipation gesellschaftspolitische Aufgabe einer ursachenorientierten Suchtprophylaxe.

Literatur

Baric L (1977) zit. n. Feser
Baric L (1980) Formelle Gesundheitserziehung und die Prävention koronarer Herzkrankheiten. In: Bundeszentrale für gesundheitliche Aufklärung (Hrsg) Europäische Monographien zur Forschung in Gesundheitserziehung 1. Köln
Biener K (1972) Sozial- und präventivmedizinische Studien. Zum Drogenproblem der Jugend. Suchtgefahren 18: 14–18
Bundeszentrale für gesundheitliche Aufklärung (1971) Einstellungen und Verhaltensweisen zum Thema Gesundheit. Techn. Bericht der GfG, Köln
Feser H (1981) Grundlagen der Drogenerziehung. In: Feser (Hrsg) Drogenerziehung. Armin Faas Verlag, Langenau-Albeck
Feuerlein W, Küfer H, Ringer Ch, Antons K (1979) MALT Münchner Alkoholismustest. Beltz Test GmbH, Weinheim
Franke M (1980) Prävention aus gesundheitspolitischer Sicht. In: Deutsche Hauptstelle gegen die Suchtgefahren (Hrsg) Prävention, Möglichkeiten und Grenzen bei Suchterkrankungen. Hoheneck-Verlag GmbH, Hamm

Glynn TJ (1981) Forschung zur Prävention des Drogenmißbrauchs in den Vereinigten Staaten. Die Familie im Brennpunkt. In: Häfner H, Welz R (Hrsg) Drogenabhängigkeit und Alkoholismus. Rheinland-Verlag GmbH, Köln

Hornung R (1980) Soziologische Aspekte der Prävention. In: Deutsche Hauptstelle gegen die Suchtgefahren (Hrsg) Prävention, Möglichkeiten und Grenzen bei Suchterkrankungen. Hoheneck-Verlag GmbH, Hamm

Müller R (1982) Die Wirksamkeit der Drogenerziehung. Wien Suchtforsch 5:23–28

Nielsen J, Sorensen K (1979) Alcohol policy. Alcohol consumption, alcohol prices, delirium tremens and alcoholism as cause of death in Denmark. Social Psychiatry 14:133–138

Renn H (1981) Evaluierungsprobleme der Drogenerziehung. In: Feser H (Hrsg) Drogenerziehung. Armin Faas Verlag, Langenau-Albeck

Rieth E (1981) Suchtprophylaxe und Gesellschaft. Nicole-Verlag, Kassel

Schaps E, DiBarolo R, Moskowitz J, Palley CS, Churgin S (1981) A review of 127 drug abuse prevention program evaluations. J Drug Issues 11:17–43

Wanke K (1977) Schmerzbehandlung der chronischen Pankreatitis und Suchtgefahr. In: Bartelheimer H, Classen M, Ossenberg FW (Hrsg) Die Behandlung der kranken Bauchspeicheldrüse. Georg Thieme Verlag, Stuttgart

Wanke K, Leider E, Süllwold L, Ziegler B (1972) Soziale Mobilität von Drogenkonsumenten. Z Rechtsmed 70:25–31

Entwicklungskonstellationen im Vorfeld der Drogensucht

H. Hünnekens

Es gibt viele Untersuchungen über Persönlichkeitsvariablen und Entwicklungsfaktoren, die ein Gefährdungsmoment für die Entwicklung einer Drogensucht darstellen. Trotz kritischer Distanz zu den Festlegungen psychopathischer Eigenschaften kennt man seit eh und je die Haltlosen und Willensschwachen, deren Verhaltenseigentümlichkeiten natürlich auch im Vorfeld einer Sucht Bedeutung haben. Insgesamt aber ist die Entstehung von Drogenabhängigkeit und Suchtentwicklung nur durch ein Bedingungsgefüge erklärbar, das vieldimensional angelegt ist (Wanke 1972).

Wanke u. Mitarb. (1976) haben besondere *Persönlichkeitszüge von jungen Drogenabhängigen* herausgestellt. Sie fanden, daß extravertierte Personen, die impulsiv, gesellig, gefühlslabil sind, mehr in der Gruppe der Drogenabhängigen zu finden sind, ebenso empfindliche, verstimmbare und ängstliche Personen. Diese Persönlichkeitstypen sind weniger zuversichtlich und selbstvertrauend und vermindert belastbar. Sie reagieren auf Schwierigkeiten mit Flucht- und Vermeidungsverhalten (Wanke 1972). Zu ähnlichen Ergebnissen kamen auch Hobi und Ladewig (1975). An Persönlichkeitsmerkmalen junger Drogenabhängiger fanden sie: emotionale Labilität, Unreife und Unsicherheit, Empfindsamkeit, hohe Triebspannung und geringe Selbstkontrolle, dazu eine dysphorische, oft angstbesetzte Befindlichkeit. Sie faßten ihre Ergebnisse dahingehend zusammen: Wenn man Suchtpersönlichkeiten in einer Aussage psychopathologisch fixieren wolle, so seien sie „als psychosozial, psychovegetativ und ganzheitlich emotional labil zu bezeichnen".

Da die Jugendpsychiater eine Persönlichkeit entwicklungsdynamisch betrachten, sind diese Aussagen eigentlich eher Feststellungen über Frühprägungen, Umwelt- und insbesondere Erziehungsbedingungen als über festgelegte Persönlichkeitseigenschaften.

Bis zu 50% der Drogenabhängigen sind in *zerrütteten Familienverhältnissen* großgeworden (Wanke 1972), in denen Trennung der Eltern oder Tod eines Elternteils und nachfolgender wechselnder Aufenthalt bei Großeltern, in Heimen oder in Pflegefamilien sehr häufig vorkommen. Durch solche ungünstigen Lebensbedingungen in der Zeit der ersten Sozialisation werden Mangel an Geborgenheitsgefühl, geringe Selbständigkeit und Selbstsicherheit erzeugt. Der Mangel an mütterlicher Fürsorge kann auch durch die innerfamiliären Bedingungen, z. B. durch die *Erziehungshaltung*, entstehen. Die Ablehnung oder mindestens die Zwiespältigkeit der Mutter bei einem unerwünschten Kind kann die Konsistenz der Zuwendung verhindern. Wenn die Kinder als Urheber notwendiger Verzichtleistungen empfunden werden, können verheerende Wechselhaftigkeit, reizbare Ungeduld und überströmende Zärtlichkeit aus Schuldgefühl entstehen (Dührssen 1954). Gerade dieser Gesichtspunkt hat bei manchen jungen Müttern Gewicht, die den Eindruck haben, das

Kind würde sie um die Möglichkeit bringen, noch etwas vom Leben zu haben, es in ihrer Selbstverwirklichung behindern.

Im Zusammenhang mit Suchtentwicklungen ist von großer Bedeutung, ob ein Kind von frühester Jugend an auch *Verzichtenkönnen* gelernt hat. In den psycho-analytischen und verhaltensbiologischen Forschungsergebnissen über die Bedeutung der frühen Kindheit wird als wichtig festgehalten, daß Grenzen gesetzt werden müssen, um den „narzißtisch" triebhaften Charakter des Kleinkindes den Anforderungen der sozialen Gemeinschaft anzupassen. Die liebende Zuwendung der Mutter bildet den Anreiz für das Kind, selbst zu lieben und geben zu lernen. Fehlt die liebevolle Verbindung und damit der Anreiz, sich mit der Mutter zu identifizieren, lernt das Kind nicht, Versagungen auf sich zu nehmen und zu ertragen (Künzel 1973). Untersuchungen über den *Erziehungsstil* in den Familien, aus denen Drogenabhängige stammen, zeigen übereinstimmend, daß besonders eine inkonsequente und prinzipienlose Haltung dominiert (Wanke 1972). Benos (1977) hält die Uneinigkeit im Erziehungsstil der Eltern für noch wichtiger als die Art des Erziehungsstiles selbst. Diese Unterschiedlichkeit ist sicher nicht allein durch das Temperament, die eigene Prägung und die Überzeugungen und damit das unterschiedliche Verantwortungsbewußtsein verursacht, sondern heute sehr oft auch durch den Grad der *Verunsicherung der Erzieher*. Man kann vielleicht pointiert feststellen: je mehr die Erzieher informiert oder gar wissenschaftlich durch Pädagogik und Psychologie orientiert sind, desto unsicherer sind sie. Die Ächtung des autoritären Erziehungsstiles ist oft mit der Aufgabe jeglicher Autorität einhergegangen. Die Auflösung der Sitten, der haltgebenden Ordnungen und grenzensetzenden Strukturen hat nicht die Befreiung von Zwängen bewirkt, sondern den Verlust jeglicher Orientierung. Dadurch ist auch die Sensibilität für die Verantwortung als Erzieher gemindert worden. Man muß heute nicht nur *Mut zur Erziehung* fordern, sondern auch die Anstrengung einer verantwortlichen Erziehungshaltung mit dem Bemühen, das Geforderte auch selbst zu leben. In der Praxis des Alltags ist der Laissez-faire-Stil weit verbreitet, oft wegen eigener Verwirrung, aber auch aus Schwäche, Bequemlichkeit, Erschöpfung und Resignation. Daraus entsteht ein Gewährenlassen, das praktisch ein Laufenlassen bedeutet.

Verwöhnung entsteht aus vielen Quellen: die Kinder sollen es einmal besser haben; man bemüht sich krampfhaft um Verständnis, will nicht, daß die Kinder durch Versagung mißmutig werden, und versteht das Ganze als partnerschaftlichen Umgang. Die Fähigkeit zum Verzicht, die Möglichkeit eigener Beschränkung wird weder motiviert noch entwickelt. Nichts verunsichert aber mehr als ständiges Gewähren (Dührssen 1954).

Es ist in der Kürze nicht möglich, alle wesentlichen Elemente heutiger Fehlerziehung zu nennen. Ein Gesichtspunkt erscheint aber noch wichtig: Bei der bemerkenswerten Respektierung kindlicher Individualität, bei dem partnerschaftlichen Umgang, der Eigenständigkeit und Selbständigkeit erzeugen soll, werden die Kinder sehr oft *durch zugemutete Entscheidungen überfordert,* zu denen sie aufgrund ihres Entwicklungsstandes noch gar nicht fähig sind. Das große Angebot materieller Mittel, der fast unbegrenzte Raum der Freiheit überfordert sie. Sie werden entweder maßlos, gierig oder hilflos. So entsteht die *neurotische Verwahrlosung.* Sie wird unter anderem gekennzeichnet durch Riesenansprüche. Wünsche und Triebregungen müssen sofort und unbeschränkt erfüllt werden. Es besteht eine infantile Egozentrik und daraus erklärt sich die hohe eigene Empfindsamkeit und Kränkbarkeit und die rüde Rücksichtslosigkeit gegen andere. Durch Respektlosigkeit und Verwilderung der Umgangsformen verkümmern die sozialen und emotionalen Fähigkeiten.

Wenn nach den Beziehungen zwischen Verhaltensstörungen im Kindes- und Jugendalter und spezifischer Suchtentstehung gefragt wird, ist nach zahlreichen empirischen Untersuchungen eine Aussage gesichert: Die Entstehung süchtigen Verhaltens ist primär durch *eine soziale Beziehungsstörung* begründbar (Feser 1981).

Wenn aber gefragt wird, warum in dem einen Fall Verwahrlosung und kriminelles Verhalten, in einem anderen Selbstwertkrisen bis zur Suizidalität oder Alkoholismus oder Drogenabhängigkeit entstehen, dann hat das *Verhalten der Eltern Modellcharakter* für solche Entwicklungen. Über lange Strecken besteht kindliches Lernen in Imitation und Identifikation. In Familien mit süchtigen Eltern oder einem süchtigen Elternteil erleben die Kinder das Suchtverhalten eines Abhängigen im Nahraum, ahmen es nach oder wenden sich, kritisch geworden, mit Abscheu ab. Aber nicht nur der Extremfall süchtiger Eltern hat Bedeutung, sondern auch die Art und Weise allgemein, wie Erwachsene, und spezifisch Eltern, mit Alkohol, Nikotin und Medikamenten umgehen. Bei frühem Alkoholgebrauch und frühzeitigem Rauchen ist fast immer ein entsprechendes, zum Teil abhängiges Erwachsenenverhalten in den Familien anzutreffen (Bärsch 1978). Neben dem imitierenden Verhalten der Kinder ist auch die scheinbare Toleranz aus Schwäche und schlechtem Gewissen der Eltern bedeutungsvoll. Diese Entwicklungsbedingungen und Verhaltensprägungen vor einer Suchtentwicklung sind der gefährliche Boden, auf dem eine Drogenabhängigkeit entstehen kann. Die Kippsituation in eine solche Entwicklung wird oft durch die *Peergroup* ausgelöst. In den krisenhaften Entwicklungen der Pubertät mit den existenziellen Bedürfnissen nach Selbstfindung und sozialem Kontakt, mit der Sehnsucht nach Glück und rauschhaftem Erleben, mit den Tendenzen sich durch riskantes und abenteuerliches Handeln selbst zu erproben und, besonders in der heutigen Zeit, Langeweile und Überdruß zu durchbrechen, ist das penetrante Angebot der Drogen eine faszinierende Verführung; hinzu kommen verpflichtende Rituale der Gruppe. Die *Sehnsüchte der Jugend* bleiben in unserer heutigen Gesellschaft oft unerfüllt. Sinnleere und Perspektivelosigkeit, depressive Verfassung bis zur Suizidalität, Langeweile, Überdruß und Angst sind Zustände, für die die Verheißungen und die Realitäten der Drogen Glückszustände, Entspannung und Vergessen anbieten. Sie üben auf viele Jugendliche eine Anziehung aus, der sie nicht oder nur wenig widerstehen können (Hünnekens 1972, 1978). Die *Jugendarbeitslosigkeit* in dem heute erschreckenden Umfang hat für diese Problematik noch eine besonders erschwerende Bedeutung.

Die Betrachtung der Konstellationen vor der eigentlichen Suchtentwicklung ruft die *Forderung nach Prävention* um so mehr heraus, als die therapeutischen Bemühungen der verschiedensten Art immer nur einen relativen Erfolg bringen können. Die Bemühungen um Prävention aber sind bisher von den Ärzten nicht mit derselben Intensität betrieben worden, wie die kurative Medizin. Wir haben uns sowohl im gesellschaftspolitischen Raum als auch im Bereich der Erziehung mitverantwortlich einzusetzen, um bessere Lebens- und Entwicklungsbedingungen für unsere Kinder und Jugendlichen zu erreichen.

Literatur

Bärsch W (1978) Der Alkoholkonsum Jugendlicher. Psychologische und soziologische Aspekte. In: Keup W (Hrsg) Sucht als Symptom. Thieme, Stuttgart, S. 55–62

Benos J (1977) Das Verhältnis junger Drogenabhängiger zu ihren Eltern. In: Familie und Suchterkrankung. Hoheneck, Hamm, S. 114–117

Dührssen A (1954) Psychogene Erkrankungen bei Kindern und Jugendlichen. Göttingen, S. 72–73

Feser H (1981) Ursachen und Drogenwirkungen. In: Feser H (Hrsg) Drogenerziehung. Armin Vaas, Langenau-Albeck, S 16–36

Hobi V, Ladewig D (1975) Spezifische Persönlichkeitsmerkmale Drogenabhängiger. In: Keup W (Hrsg) Mißbrauch chemischer Substanzen. Deutsche Hauptstelle gegen die Suchtgefahren, Hamm

Hünnekens H (1972) Die Existenzproblematik der Jugendlichen – Motiv für den Drogenkonsum? In: Drogen- und Rauschmittelmißbrauch. Hoheneck, Hamm, S 48–56

Hünnekens H (1978) Befinden und Sehnsucht der heutigen Jugend. In: Keup W (Hrsg) Sucht als Symptom. Thieme, Stuttgart, S 117–121

Künzel E (1973) Jugendkriminalität und Verwahrlosung. Verlag für Med. Psychologie, Vandenhoek u. Ruprecht, Göttingen, S 28

Wanke K (1972) Unterschiedliche Gefährdungsgrade in der Persönlichkeitsstruktur junger Drogenkonsumenten. In: Drogen- u. Rauschmittelmißbrauch. Hoheneck, Hamm, S 40–42

Wanke K, Täschner KL, Hünnekens H (1976) Soziale Dienste für Suchtkranke und delinquente Kinder und Jugendliche, Eichholz, Bonn 1976, 1–106

Epidemiologie und Prävention des Alkoholismus

R. Welz

Zur Häufigkeit des Alkoholismus

Die Abhängigkeit vom Alkohol, insbesondere der zunehmende Mißbrauch bei den
jüngeren Menschen, ist während der zurückliegenden Jahre mit gleichbleibender
Tendenz angestiegen und hat dazu geführt, daß das Problem des Alkoholismus verstärkt in den Blickpunkt der Öffentlichkeit gerückt ist und in seinen Auswirkungen
auf Volksgesundheit und Volkswirtschaft als ein ernstzunehmendes gesundheitspoli-
tisches und soziales Problem empfunden und anerkannt wurde. Der *Pro-Kopf-Verbrauch an reinem Alkohol* ist in der Bundesrepublik Deutschland seit dem drastischen Abfall nach dem zweiten Weltkrieg kontinuierlich und zum Teil erheblich angestiegen und hat sich seit 1973 auf einem bereits sehr hohen Niveau zwischen 12
und 13 Litern pro Jahr stabilisiert (Abb. 1).

Die Bundesrepublik liegt damit nicht nur mit an der Spitze im Pro-Kopf-Verbrauch
in Europa, sie weist mit einer Zunahme des Verbrauchs um 247% seit 1952 auch die
dritthöchste Zuwachsrate auf und wird nur noch übertroffen von den Niederlanden
und der DDR (Baert 1981).

Parallel zu dem Anstieg des Pro-Kopf-Verbrauchs sind die *Aufnahmen wegen al-
koholbedingter Erkrankungen* in psychiatrische Krankenhäuser der Bundesrepublik

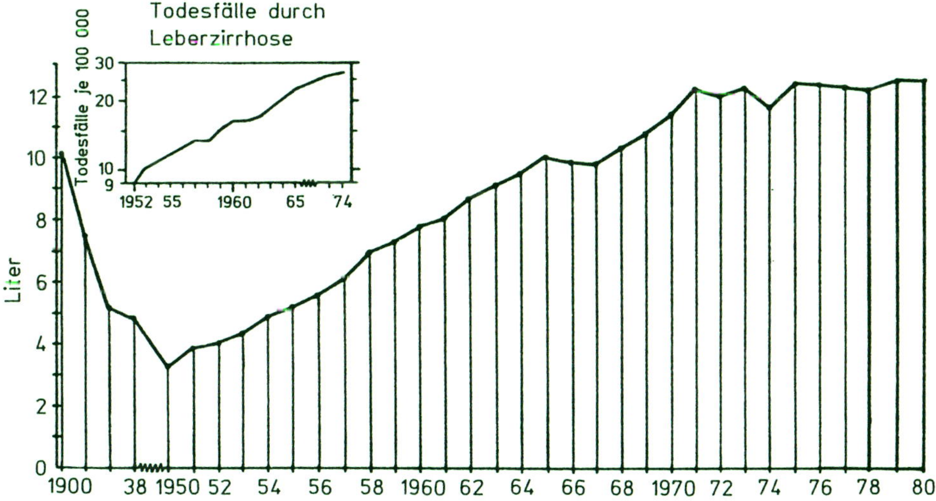

Abb. 1. Veränderung des Pro-Kopf-Verbrauchs an reinem Alkohol in Liter je Einwohner in
der Bundesrepublik Deutschland

Tabelle 1. Ergebnisse von Feld- und Repräsentativstudien über Alkoholmißbrauch in der Bundesrepublik Deutschland

Untersu-chungs-jahr	Stichprobe	Anteil starker Trinker	vermutlicher Anteil von Alkoholikern	Untersucher/ Autoren
1967	Repräsentativ-auswahl von 616 Personen aus der BRD und 408 Personen aus Bremen	33% häufig und mäßig Konsu-mierende	5% trinken mehr als 100 ml/Tag	Wieser 1973
1970	Schüler in Real-schule und Gymnasium in Varel. N = 414	22% trinken zwei oder mehrmals die Woche	–	Herrmann & Lotze 1972
1969	Sekundäranalyse bei 31 476 arbeitenden Sozialversicher-ten (Baden-Württemberg)	19,9% regelmäßige Konsumenten	0.9% geben reich-lich Wein-, Bier-, Spirituosen-konsum an	Antons & Schulz 1976
1971	Schülerbefragung in Hamburg N = 4797	34% geben an, innerhalb der letzten 2 Monate betrunken gewesen zu sein	–	Jasinsky 1973
1972	12–20jährige Gymnasiasten aus Buchen und Mann-heim N = 2000	15,9% gaben regel-mäßigen oder täg-lichen Alkohol-konsum zu	–	Bieringer et al. 1976
1973	Repräsentativbe-fragung in Bremen N = 510	16,1%	4% abhängiger Trinker (= heimli-ches und morgend-liches Trinken und Kontrollverlust beim Trinken)	Wieser & Feuerlein 1976
1973	Schülerbefragung in Hamburg N = 5169	30% innerhalb der letzten 2 Monate betrunken	–	Jasinsky 1973
1973	Jugendliche in Bayern N = 2700	25% der 12jährigen gaben an, mehrfach wöchentlich ein alkohol. Getränk zu nehmen	–	Bayer. Staatsmin. 1976
1973	Repräsentative Stichprobe der 12–25jährigen in der BRD	16% der 12jährigen gaben an, bereits einen Alkoholrausch gehabt zu haben.	–	Benad 1973
1974	Repräsentativ-auswahl BRD und West-Berlin N = 1952	47% trinken täg-lich oder mehrmals wöchentlich	4% (entspr. Punktewert Alkoholindex)	Feuerlein & Küfner 1977

Tabelle 1. (Fortsetzung)

Untersuchungsjahr	Stichprobe	Anteil starker Trinker	vermutlicher Anteil von Alkoholikern	Untersucher/ Autoren
1974	Repräsentativauswahl in der BRD und West-Berlin	36% trinken täglich oder fast täglich	–	Institut für Demoskopie, zit. bei: Trojan 1980
1977	Repräsentativauswahl in BRD und West-Berlin N = 1500	10% trinkt zwischen 40 bis 80 g Alkohol pro Tag	2% trinken mehr als 80 g Alkohol/ Tag	Arbeitskreis Alkohol 1978
1977	12–21jährige Schüler aller Schularten in Saarbrücken	15% waren während der letzten zwei Monate mind. einmal betrunken	–	Schmitt & Stein o. J.

von 40 000 auf rund 90 000 angestiegen (Häfner 1981). Angestiegen sind auch die *Sterbefälle* an Leberzirrhose, und die Bundesrepublik liegt im europäischen Vergleich neben Frankreich (16,4 l reinen Alkohols) und Österreich (11,2 l) an dritter Stelle (vgl. Hackl 1982).

Wie sehr das Gesundheitssystem durch die medizinische und psychiatrische Versorgung von Alkohol- und Drogenkonsumenten belastet wird, macht eine Auswertung von An der Heiden (1981) anhand von Daten des Mannheimer kumulativen psychiatrischen Fallregisters deutlich. Eine Auswertung aller Behandlungsepisoden in dem Zeitraum von Mitte 1973 bis Ende 1978 ergab, daß rund 20% aller institutionell erfaßten Behandlungsepisoden in den Bereich Alkohol-, Drogen- und Medikamentenabhängigkeit fallen; der Anteil der nur alkoholbedingten Erkrankungen alleine beträgt 14,4%.

Nun stellen die hier referierten Daten indirekte Indikatoren dar und lassen nur die Spitze eines Eisberges erkennen, sie sagen aber noch nichts aus über die Größenordnung der chronischen Alkoholkonsumenten oder der schwer Alkoholgefährdeten. Mit dem Ziel, den Anteil von Trinkern in der Allgemeinbevölkerung zu schätzen und mit der Möglichkeit zwischen verschiedenen Konsumentengruppen dabei zu differenzieren, sind in den letzten Jahren mehrere Feld- und Repräsentativstudien durchgeführt worden.

Vergleicht man die in Tab. 1 dargestellten Ergebnisse von insgesamt 13 seit 1967 in der Bundesrepublik durchgeführten *Feld- und Repräsentativstudien* und wird versucht, die übereinstimmenden Ergebnisse festzuhalten, dann ergibt sich für die Bundesrepublik Deutschland folgende Verteilung des Trinkverhaltens:

– ungefähr 20% gehören der Gruppe der seltenen Trinker und fast Abstinenten an.
– Zwischen 16% und 47% der Bevölkerung trinkt täglich oder fast täglich, und
– die Gruppe der stärksten Trinker bewegt sich zwischen 2% und 5% der erwachsenen Bevölkerung. Dies entspricht einer Zahl zwischen einer Million und 2,5 Millionen Einwohnern.

Prävention und individuelle Risikofaktoren

Ohne Kenntnis von Faktoren, die auf die Entstehung des Alkoholismus, des chronischen Alkoholmißbrauchs und des normalen Trinkens Einfluß ausüben, ist wissenschaftlich kein begründetes Programm für seine Prävention ableitbar. Prävention heißt Einflußnahme in Geschehensabläufe, wobei durch bewußte Veränderung von Randbedingungen die Wahrscheinlichkeit, ein bestimmtes Ergebnis zu erzielen oder nicht zu erzielen, verändert wird. Dabei ist zwischen Faktoren zu unterscheiden, die das Risiko beim Einzelnen erhöhen und solchen, die allgemeiner sind und das Risiko bei einer größeren Gruppe von Menschen beeinflussen. Zu den individuellen Risikofaktoren gehören bestimmte, suchtdisponierende *Persönlichkeitsmerkmale* (vgl. Barnes 1980). Auf der Basis von Persönlichkeitsmerkmalen, die auf eine gewisse Alkoholanfälligkeit beim Individuum hindeuten, präventive Maßnahmen ableiten zu wollen, erscheint jedoch nicht sinnvoll. So ist zunächst zu bedenken, daß diese Persönlichkeitsmerkmale nicht isoliert, sondern nur in Verbindung mit anderen Variablen, etwa beruflicher Unter- oder Überforderung, der Tatsache, ob das Individuum einer Gruppe angehört, in der viel getrunken wird oder dem Ausmaß an familiärer Harmonie oder Unzufriedenheit, gemeinsam wirksam. Selbst wenn bestimmte Persönlichkeitsmerkmale – unabhängig von anderen Faktoren zu einer Entwicklung in den Alkoholismus hinleiten würden, würde es niemand für sinnvoll halten als eine präventive Maßnahme, die sich logisch durchaus ableiten ließe, zu fordern, anfällige Individuen frühzeitig zu erkennen und sie aus prophylaktischen Gründen einer Art Ich-stärkender Psychotherapie zuzuführen, um sie für alle Zeit vor dem Risiko des Alkoholismus zu schützen.

Ebenfalls noch auf der Ebene einzelner Individuen sind mögliche akute *Belastungssituationen* in Familie und Beruf oder persönliche Krisen zu sehen, welche eine Ausweitung des normal betriebenen Alkoholkonsums zu gefährlichem Mißbrauch auslösen können. In solchen akuten Krisensituationen sind sowohl fachliche Beratung und der Beistand von Angehörigen, der Kollegen am Arbeitsplatz und schließlich jedes Einzelnen, der bemerkt, daß ein anderer versucht, seine Probleme mit Alkohol zu betäuben, ein unerläßlicher Beitrag zur präventiven Strategie.

Der kulturelle Umgang mit Alkohol

Von den Risikofaktoren, die sich nicht auf einzelne Individuen, sondern auf eine große Zahl von Menschen auswirken, ist zunächst der *gesellschaftliche und kulturelle Umgang mit dem Alkohol* zu nennen.

Das Trinken von Alkohol – gleichwohl ob bei feierlichen Anlässen und in kleineren Mengen oder in Form exzessiven Berauschungskonsums – stellt eine menschliche Verhaltensweise dar und unterliegt wie andere Verhaltensweisen auch normativen gesellschaftlichen Bewertungszusammenhängen. Eine der Bedingungen und ein Ansatzpunkt für eine mögliche Prävention des Trinkens ist die gesellschaftliche Bewertung desselben. In Gesellschaften, wo Alkoholverbot und individuelle Abstinenz im Rahmen religiöser Vorstellungen getragen werden, sind diese in der Lage, das individuelle Risiko auf ein minimales Maß herabzudrücken.

In den sogenannten Ambivalenzkulturen (Pittman 1967), etwa im Einflußbereich des anglo-amerikanischen Protestantismus, unterliegt der Alkoholvertrieb und Verbrauch häufig Einschränkungen zeitlicher und regionaler Art; der Anteil der Abstinenten ist relativ hoch und das gewohnheitsmäßige kontinuierliche Trinken tritt relativ selten auf.

Zu dem dritten kulturellen Grundmuster zählen die sogenannten Permissivgruppen, in denen Alkohol gebilligt und sein Konsum mit einer ganzen Reihe positiv bewerteter Qualitäten verbunden wird. Der Konsum ist zudem eng mit sozialen Anlässen verknüpft und gilt als kommunikationsfördernd wie auch als ein Mittel, das zur Bekräftigung positiver sozialer Beziehungen verwendet werden kann. Häufig ist es in diesen Gesellschaften nicht das Trinken, sondern das Nichttrinken, das den gesellschaftlichen Erwartungen zuwiderläuft. Es ist daher nicht überraschend, daß Wieser (1968) bei einer Imageuntersuchung zu dem Stereotyp des „Trinkers" und des „Abstinenzlers" fand, daß das Vorstellungsbild über den Trinker gleichgesetzt wurde mit dem negativen Persönlichkeitsbild des Alkoholikers; daß aber auch der „Abstinenzler" mit den Eigenschaften „krank", „Sonderling", und „unmännlich" mit einer hohen Übereinstimmung seitens der Befragten negativ eingeschätzt wurde. In Gesellschaften, die dem permissiven Kulturtypus zugehören, liegt der Anteil der Abstinenten sehr niedrig, und das Risiko Alkoholiker zu werden ist deutlich erhöht.

In den Ländern, die den ohnehin schon mit den Folgeproblemen des Alkoholismus belasteten Permissivkulturen angehören, trägt auch die *Alkoholwerbung* entscheidend bei zur Veralltäglichung und noch weiterer Ausweitung der kulturell und normativ akzeptierten Trinksituationen. Die Alkoholreklame bietet ein eindrucksvolles Beispiel, wie vielfältig die Möglichkeiten zur Erzeugung von Trinkmotivationen sind und wie immer wieder neuartige Trinksituationen hergestellt werden können. Die Veränderung der Leitbilder und eine Einschränkung der Alkoholreklame mit der übertriebenen Positivdarstellung des Trinkens und der Erzeugung immer neuer Gelegenheiten, in denen Trinken als gesellschaftlich akzeptiert und zum Teil sogar als sozial erwünscht gilt, sind hier als wesentlicher Beitrag zur Prävention zu nennen.

Eng einher mit der gesellschaftlichen Toleranz und der Allgegenwärtigkeit möglicher Trinksituationen und Trinkgelegenheiten geht eine *hohe Verfügbarkeit* und *geringe Griffnähe* sowie eine *geringe Sichtbarkeitsschwelle*. Die geringe Sichtbarkeitsschwelle hat zufolge, daß nahezu jeder Einzelne einen oder einige kennt, die sehr viel trinken, viele die mäßig trinken und keinen oder nur wenige, die nichts trinken. Dies bedeutet, daß für jeden Einzelnen persönliche Vorbilder oder Modelle für sein eigenes Trinkverhalten existieren.

Die geringe Sichtbarkeitsschwelle stellt kein Risiko für denjenigen dar, der ein reifes Trinken praktiziert und seinen Konsum auf einem mäßigen Niveau hält; sie kann aber ein Risiko beinhalten für ichschwache Persönlichkeiten sowie für Kinder und Jugendliche, die wegen ihrer noch geringeren Selbststeuerungsfähigkeit und ihrer höheren Verführungsbereitschaft in stärkerem Maße gefährdet sind, das Trinkverhalten ihrer Modelle – und häufig sind dies auch die Eltern – zu übernehmen.

Nicht nur, ob *Jugendliche* trinken oder ob sie nicht trinken, ist abhängig von der Konsumption alkoholischer Getränke durch die Eltern, sondern auch, was sie bevorzugt trinken. Teilt man die Jugendlichen ein in Abstinente, Konsumenten von

Wein und Bier und in solche mit regelmäßigem Konsum harter Alkoholika, dann zeigt sich ein deutlicher Zusammenhang zu dem Vorzugsgetränk der Eltern, wobei dieser Zusammenhang sowohl im Hinblick auf die konsumierenden Väter und die konsumierenden Mütter gilt. Bei jugendlichen Abstinenten ist im Vergleich zu den regelmäßigen Konsumenten von Wein und Bier und den Konsumenten harter Alkoholika der Anteil der Eltern, die selbst abstinent sind, am höchsten und der Anteil der Eltern mit Konsum harter Alkoholika am geringsten. Bei den jugendlichen Wein- und Bierkonsumenten ist der Anteil der Abstinenten bei den Eltern bereits deutlich geringer. Der Konsum harter Alkoholika bei den Eltern jugendlicher Wein- und Bierkonsumenten liegt über dem bei den jugendlichen Abstinenten gefundenen Werten, während Wein- und Bierkonsum auch den bei den Eltern vorherrschenden Typus des Alkoholkonsums darstellt (vgl. Soer 1980). Bei der dritten Gruppe jugendlicher Konsumenten – den Konsumenten harter Alkoholika – ist auch der Anteil der Eltern mit bevorzugtem Konsum harter Alkoholika am höchsten, hingegen ist der Anteil elterlicher Abstinenten in dieser Gruppe am geringsten. Ähnliche Ergebnisse, die ebenfalls die Hypothese des *Modellcharakters elterlicher Verhaltensweisen* für die Übernahme und das Lernen ähnlicher Verhaltensweisen durch Kinder belegen, sind uns auch aus dem Bereich des Drogenmißbrauchs bekannt (Smart und Fejer 1972; Kandel 1974). Jugendliche, die illegale Drogen gebrauchen, stammen häufig aus Familien, in denen eine oder mehrere Beziehungspersonen psychoaktive Substanzen konsumieren. Ein freiwilliger Verzicht auf Alkohol durch die wichtigsten Bezugspersonen, wenigstens der Verzicht auf regelmäßiges Trinken und Trinken harter Getränke, könnte in diesem Licht betrachtet einen effektvollen Beitrag für eine frühzeitige Prävention darstellen.

Auch für den Zusammenhang zwischen *Freizeitverhalten und Trinkgewohnheiten* wurden in der letzten Zeit (Schulz et al. 1976) interessante Ergebnisse gefunden. Personen, die regelmäßig Sport treiben, gehören zu den gelegentlichen Konsumenten, jedoch nicht zu den exzessiven Dauertrinkern. Männer, die keiner Freizeitbeschäftigung nachgehen, sind häufig starke Trinker, während die Beschäftigung mit Hobbies zuhause mit geringem oder mäßigem Konsum verbunden ist. Eines der interessantesten Ergebnisse von Schulz und Mitarbeitern ergab sich in der Kombination aus Fernsehen, Rauchen und Trinken. Diese drei Variablen wurden neben Alter und Geschlecht im Rahmen einer mehrdimensionalen Tabelle kontrolliert und mit Hilfe einer Konfigurationsfrequenzanalyse auf Zusammenhänge hin überprüft: Unabhängig von Alter und Geschlecht stand die Häufigkeit und Menge des Trinkens, des Fernsehens und des Rauchens in einer linear ansteigenden Beziehung.

Abgesehen von dem direkten Zusammenhang zwischen Trinken, Fernsehen und Rauchen lassen die hier berichteten Ergebnisse den vorsichtigen Schluß zu, der Vorbildfunktion des Trinkens der Erwachsenen durch Verhaltenserziehung andere Leitbilder, beispielsweise Nüchternheit, Sportlichkeit, Aktivität und Freiheit der eigenen Entscheidung, entgegenzusetzen.

Prävention des Alkoholismus durch globale und administrative Maßnahmen

Zu der geringen Sichtbarkeitsschwelle kommt die leichte Verfügbarkeit und Griffnähe von Alkohol als weiterer Risikofaktor hinzu. Während prohibitive Maßnahmen in einer Kultur, in der die meisten mäßig trinken, nicht durchgeführt werden können und von einem illegalen Markt unterlaufen würden, scheint eine *Kontrolle des Alkoholverbrauchs über Veränderungen des Kaufpreises* möglich.

Massive Erhöhungen der Steuer und eine echte Einschränkung der Verfügbarkeit haben beispielsweise tatsächlich Erfolg. Ein klassisches Beispiel ist die 1917 in Dänemark erlassene scharfe Alkoholbesteuerung. Diese Maßnahme führte zu einer vier- bis sechsfachen Abnahme des Pro-Kopf-Konsums, zu einer achtfachen Abnahme der Todesfälle an Leberzirrhose und zu einer sechzehnfachen Abnahme der Häufigkeit an Alkoholdelirien sowie zu einer Verminderung der Häufigkeit an Sexualdelikten und Gewaltverbrechen (Nielsen und Sorensen 1979). Übereinstimmend mit dem Konsumrückgang bei Preiserhöhung war in Irland der umgekehrte Effekt beobachtbar. Realeinkommenssteigerungen und Rückgang des Preisniveaus bei alkoholischen Getränken haben zu einer Verdoppelung des Alkoholverbrauchs seit 1970 geführt (Walsh und Walsh 1980).

Anhand dieser Ergebnisse wäre die Forderung nach einer gezielten *Konsumerschwerung* abzuleiten. Im Falle fiskalischer Maßnahmen, die letztlich in die Verantwortung des Gesetzgebers gelegt sind, vertritt Häfner (1981) die Auffassung, daß hochprozentige Getränke wesentlich schwerer zugänglich sein müßten als niedrigprozentige, bei denen der hohe Wasseranteil die Zufuhr gefährlicher Alkoholmengen unwahrscheinlich macht. Der Schlußfolgerung, die Häfner daraus zieht, kann man nur zustimmen, sofern man mit dieser Maßnahme primär die Prävention des Alkoholismus im Auge hat; „Der Bundesgesetzgeber müßte sich – wenn er diesem Ziel folgen wollte – den Wünschen der europäischen Gemeinschaft nach einer gleichmäßigen Besteuerung von Bier, Wein und hochprozentigen Getränken entgegenstellen. In der Abwägung zwischen den Rechtsgründen der Steuergerechtigkeit und der Wettbewerbsgleichheit einerseits und der gesundheitlichen, sozialen und rechtlichen Gefährdung der Bevölkerung andererseits ist der Bewahrung der zweiten Gruppe von Gütern der Vorzug zu geben".

Literatur

Antons K, Schulz W (Hrsg) (1976) Normales Trinken und Suchtentwicklung, 2 Bde., Hogrefe, Göttingen

Arbeitskreis Alkohol (Hrsg) (1978) Alkoholkonsum und Mißbrauch in der BRD und Westberlin („Marplanstudie"). Alkohol aktuell, 15. 8. 1978

Baert AE (1981) Entwicklungstendenzen des Alkoholismus und der alkoholbedingten Probleme in Europa. In: Häfner H, Welz R (Hrsg) S 73–80

Barnes GE (1979) The Alcoholic Personality. A Reanalysis of the literature. J Stud Alcohol 40:571–634

Bayerisches Staatsministerium des Innern und Bayer. Staatsministerium Arbeit und Sozialordnung (Hrsg) (1976) Alkohol, Drogen, Medikamente, Tabak. Dokumentation über eine Repräsentativerhebung bei Jugendlichen in Bayern 1976, München 1978

Benad A (1973) Rauschmittelkonsum bei Jugendlichen: Verbreitung und Ursachen. Int J Gesundheitserziehung 16:175–187

Bieringer GM, Mülbert FM, Schmutz EW, Schmidt F (1976) Drogen-, Tabak- und Alkoholkonsum Mannheimer Oberschüler. Med Welt 27:1643–1647

Feuerlein W, Küfner H (1977) Alkoholkonsum, Alkoholmißbrauch und subjektives Befinden: Eine Repräsentativerhebung in der BRD. Arch Psychiatr Nervenkr 224:89–106

Hackl H (1982) Internationale Studie über Korrelationen zwischen Alkoholverbrauch und Leberzirrhose. Suchtgefahren 28:187–191
Häfner H (1981) Möglichkeiten wirksamer Prävention bei Alkoholismus und Drogenabhängigkeit. In: Häfner H, Welz R (Hrsg) S 11–23
Häfner H, Welz R (Hrsg) (1981) Drogenabhängigkeit und Alkoholismus, Rheinland Verlag, Köln
Herrmann D, Lotze J (1972) Drogenkonsum unter Schülern einer norddeutschen Kleinstadt, Bericht über eine Pilotstudie. Münch Med Wochenschr 14:393–397
Jasinsky J (1973) Rauschmittelkonsum Hamburger Schüler. Untersuchung der Behörde für Schule, Jugend und Berufsbildung 1971 und 1973. Reihe: Berichte und Dokumente aus der Freien und Hansestadt Hamburg, Nr. 387
Josephson E, Carroll E (Hrsg) (1974) Drug Use: Epidemiological and Sociological Approaches. Hemisphere, Washington
Kandel D (1974) Interpersonal Influences on Adolescent Illegal Drug Use. In: Josephson E, Carroll E (Hrsg), S 207–240
Nielsen J, Sorensen K (1979) Alcohol policy. Alcohol consumption, alcohol prices, delirium tremens and alcoholism as cause of death in Denmark. Soc Psychiatry 14:133–138
Pittman BJ (1967) International Overview. Social and cultural factors in drinking patterns. In: Pittman's BJ (ed) Alcoholism, New York
Schmitt W, Stein O (1977) Der Konsum von Drogen, Alkohol, Nikotin und Medikamenten bei Schülern des Saarlandes. Drogenreport 1977, vervielfältigtes Manuskript. Schulamt Saarbrücken o.J.
Schulz W, Antons K, van Eimeren, Selbmann HK (1976) Trinken, Ausmaß des Trinkens und Trinkmuster. In: Antons K, Schulz W S 52–86
Smart RG, Fejer D (1972) Drug Use among Adolescents and their Parents: Cloosing the Generation Gap in Mood Modification. J Abnorm Psychol 79:153–160
Soer J van (1980) Jugendalkoholismus. Beltz, Weinheim
Trojan A (1980) Epidemiologie des Alkoholismus und der Alkoholkrankheit in der Bundesrepublik Deutschland. Suchtgefahren 26:1–17
Walsh B, Walsh D (1980) The feasability of price control in reducing alcoholism. In: Epidemiological Research as Basis for the Organization of Extramural Psychiatry. Acta Psychol Scand [Suppl] Vol. 62:265–269
Wieser S (1968) Über das Trinkverhalten der allgemeinen Bevölkerung und Stereotpyen des Abstinenten und Trinkers. Fortschr Neurol Psychiatr 9:485
Wieser S (1973) Das Trinkverhalten der Deutschen. Nicolai, Herford
Wieser S, Feuerlein W (1976) Über die Prävalenz des Alkoholismus im Bundesland Bremen. Fortschr Neurol Psychiatr 44:447–461

Eine prospektive Untersuchung von jungen Männern mit einem hohen Risiko für Alkoholismus

F. Schulsinger
(unter Mitarbeit von D. Goodwin, J. Knop, G. L. Winther, J. Agerskov,
U. Mikkelsen, K. Drejer, A. Theilgaard, T. W. Teasdale und S. A. Mednick)

1 Einleitung

Selbst wenn eine Reihe sozialer Faktoren für das Vorkommen des Alkoholismus Bedeutung hat [1, 2], können diese nicht erklären, weshalb nur ein kleinerer Teil der exponierten Personen tatsächlich zu Alkoholikern wird. Es ist bekannt [3–5], daß genetische Faktoren auch eine Rolle spielen. Worin die genetische Neigung besteht, ist unklar, jedoch muß diese in biologischen Mechanismen verankert sein. Utre et al. [6] haben gezeigt, daß familiäre Belastung nicht mit einem besonders schnellen Alkoholumsatz verbunden ist. Propping [7] zeigte, daß das hochfrequente EEG, wie es bei Alkoholikern beobachtet wird, genetisch bestimmt sein kann, und Gabrielli et al. [8] haben dieses EEG-Muster bei 12jährigen Söhnen von Alkoholikern nachgewiesen.

L. Kaij [9] konnte in einer umfassenden Untersuchung des alkoholischen Demenzsyndroms bei eineiigen männlichen Zwillingen zeigen, daß der weniger Trinkende eines Zwillingpaares in keinem Fall weniger hirnverletzt war, als der, der mehr trank. Kaij zog daraus den Schluß, daß der organische Hirnschaden eher ein Vorläufer für den Alkoholismus als ein Folgezustand desselben sei. Es ist auch gezeigt worden [10], daß männliche Alkoholiker häufiger als ihre nicht alkoholabhängigen Kontrollpersonen als Kinder hyperaktiv gewesen sind.

2 Hypothesen

Im Folgenden wird von einer Untersuchung berichtet, deren Ziel es ist, die frühen Bedingungsfaktoren für Alkoholismus aufzuzeigen. Man wird dann in der Lage sein können, junge Menschen mit einem so hohen Alkoholismusrisiko zu identifizieren, daß es angemessen erscheint, dieser Personengruppe eine individuelle *primäre Prophylaxe* anzubieten. Grundsätzlich aber sind wir der Auffassung, daß das Wichtigste im Gemeinwesen die Durchführung einer generell vorbeugenden Alkoholpolitik ist; jedoch wird sie kaum einen hundertprozentigen Erfolg haben.

Es ist anzunehmen, daß es eine Reihe von „Wegen" gibt, die zum Alkoholismus führen. Je zahlreicher die „Wege" sind, die sich dem Einzelnen anbieten, um so größer ist das Risiko. Die folgenden „Wege" sind die wahrscheinlich wichtigsten:

- schlechte soziale Bedingungen in der Jugendzeit
- die tolerante Einstellung der Umwelt zur Trunkenheit
- ein psychopathisches Bedürfnis nach Spannung im sozialen Umgang
- andere Formen psychopathologischer Störungen

- Dysfunktion des Gehirns
- abweichender Alkoholstoffwechsel.

Zur Untersuchung der Frage, ob solche Verhältnisse zum Alkoholismus führen, müssen Personen untersucht werden, bevor sie alkoholabhängig sind, und man muß ihnen ein gutes Stück des Weges in das Risikoalter hinein folgen. Später kann man auf die Ergebnisse zu Beginn der Untersuchung zurückgreifen und sehen, wie die zu Alkoholikern Gewordenen sich von denen unterscheiden, die nicht alkoholabhängig geworden sind.

3 Patienten und Methoden

Zur Erleichterung der Untersuchung wählten wir eine Gruppe von Männern mit erhöhtem Alkoholismusrisiko, nämlich Söhne von Vätern, die Alkoholiker waren. Dazu kam eine Kontrollgruppe von jungen Männern, bei deren Eltern kein Alkoholismus bekannt war. Alle ausgewählten Männer entstammten einer Gruppe von 9006 konsekutiven Geburten im Rigshospital während der Jahre 1959–61 [11]. Die Mütter dieser Gruppe waren während der Schwangerschaft systematisch beobachtet worden; alle Kinder wurden bei der Geburt neuro-pädiatrisch untersucht, nachuntersucht nach 5 Tagen und dann im Alter von einem Jahr. Dadurch waren wir besonders gut in der Lage, neurologische Hypothesen über die Entwicklung des Alkoholismus nachzuprüfen. Außerdem konnten wir mit den ausgewählten Personen Kontakt aufnehmen, ohne unser Interesse für die Frage, wer Alkoholiker werden würde, stark hervorzuheben. Wir konnten sagen, daß wir eine Nachuntersuchung

Table 1. Sample attrition

	HR[a]	LR[b]	Total
Selected from birth cohort	224	106	330
Refusals	32	12	44
Never kept appointm. soc. interview	25	12	37
Unknown address, adopted, dead	7	3	10
Could not get permission from job	3	0	3
Emigrated	1	0	1
Total	68	27	95
Rest = social worker interview	156	79	235
Did not come to Psykologisk Institut	15	6	21
Could not get permission from job	5	2	7
Emigrated	1	1	2
Ill on date of assessment	1	0	1
Total	22	9	31
Rest = completed total assessment	134	70	204

[a] High-Risk-Group   [b] Low-Risk-Group

von Personen vornahmen, die in einem bestimmten Zeitabschnitt in einem bestimmten Krankenhaus geboren worden waren.

Wir wählten 224 gegenwärtig lebende und auffindbare junge Männer mit einem biologischen Vater aus, der als Alkoholiker entweder im psychiatrischen Zentralregister in Århus oder in der großen Klinik für Alkoholkranke der Gemeinde Kopenhagen bekannt war. Aufgrund der dänischen Adoptionsuntersuchungen [3, 4] konnten wir erwarten, daß 20–25% dieser 224 jungen Männer Alkoholiker werden würden, während das gewöhnliche Risiko für junge Männer in Dänemark 5–10% beträgt.

Von den 224 Hoch-Risiko(HR)-Personen und den 106 ihnen entsprechenden Gering-Risiko(GR)-Kontrollpersonen vollendeten 134 HR- und 70 GR-Personen das ganze Programm. Es geht aus Tab. 1 hervor, daß es insgesamt 126 aktive und passive Verweigerer gab, 49,2% der HR-Gruppe und 34,0% der GR-Gruppe. Die

Table 2. Overview of hypotheses and corresponding variables

Hypothesis	Variables
"Neuro"hypotheses	*Perinatal data:* From the original birth cohort study
	Neurological data: From the original birth cohort study. Neurological examination at present assessment. History of possible cranial trauma and CNS-infections.
	Neurophysiology: Resting EEG, visual evoked potentials, and photic stimulated EEG.
	Psychophysiology: Heart rate, skin conductance (latency, amplitude, and recovery).
	Neuropsychology: Visual gestalt test, Picture recognition, Paired associates, Vocabulary (WAIS), Block design (WAIS), Digit Span (WAIS), Word fluency, Association test, Subtraction test (100 − 7), Halstead Category test, Embedded figures test, Handedness, Porteus maze test
Biochemical Hypotheses	*Blood-alcohol-concentration* after alcohol ingestion.
	Blood-Acetaldehyde level after alcohol injection. Mono amine oxidase activity in blood platelets.
	Physical health history and examination.
Sociopathy Hypothesis	*Psychopathological* interview *Psychophysiology:* as above.
Social Hypothesis	*Social history interview:* Constellation of parental figures. Stability. Economic status. Institutionalization. Schooling. Vocational training. Life events. Leisure time interests. Military service.
Psychological Hypotheses	*Psychopathological interview:* Deprivation. Bereavement. Type of rearing. Parental attitudes towards drinking. Coping ability. Social and intellectual competence. Sexual development. Personality traits. Psychopathological symptoms.
	Drinking: History, pattern, quantity, consequences. Feelings about alcohol consumption.
	Drug consumption.

Verweigerer waren gegenüber den Nichtverweigerern nicht verschieden. Alle Personen waren in den Jahren von 1959 bis 1961 geboren, ihr Durchschnittsalter betrug am Untersuchungstag 19,1 Jahre.

Variablen. Die schon genannten hypothetischen „Wege", die zum Alkoholismus führen können, waren für die Wahl von Variablen in der Untersuchung bestimmend. Da bisher keine entsprechenden prospektiven Untersuchungen durchgeführt worden sind, wußten wir nicht mit Sicherheit, welche konkreten Daten zu erfassen waren. Hauptsächlich wurden daher, soweit wie möglich, Variablen gewählt, die sich bei früheren Untersuchungen als diskriminierend zwischen Alkoholikern und Nicht-Alkoholikern erwiesen hatten.

Aus Tab. 2 geht hervor, welche Variablen für die verschiedenen Hypothesentypen ausgewählt worden sind.

Verlauf der Untersuchung. In einem ersten Schritt versuchte ein Fürsorger, einen Besuch bei den ausgewählten Versuchspersonen zu verabreden, teils um ein gründliches soziales Interview über Familienverhältnisse, Ausbildung, Gesundheitszustand und Arbeit zu erhalten, teils um einen Termin für eine Untersuchung in unserem Institut zu verabreden.

Der Untersuchungstag begann morgens um 8.00 Uhr mit folgendem Programm: 1. Somatische und neurologische Untersuchung. 2. Neuropsychologisches Testprogramm. 3. Psychopathologisches Interview. 4. Neuro- und psychophysiologisches Programm. Bei einem Teil der Probanden wurde eine EEG-Untersuchung unter Alkohol durchgeführt. Die Auswahl war zufällig. Es war beabsichtigt, von diesem Versuch diejenigen auszuschließen, die noch nie Alkohol getrunken hatten, was aber bei keinem der Untersuchten zutraf. 44 HR- und 28 GR-Probanden erhielten nach einem Ruhe-EEG Alkohol (0,5 g/kg Körpergewicht), danach wurden die EEG-Aufnahmen in mehreren Sequenzen während 1½ Stunden fortgesetzt. Vor und während der Alkoholeinwirkung sollten die Personen den Porteus-Maze-Test ausführen.

4 Ergebnisse

Es ist hier nur möglich, eine begrenzte Anzahl von Ergebnissen zu referieren. Detaillierte Ergebnisse über alle Messungen werden nach und nach veröffentlicht. Indem wir einige der Vergleiche zwischen den HR- und GR-Gruppen zeigen, wird deutlich, daß unsere Ausgangshypothesen in einem gewissen Umfang nicht verworfen werden konnten.

4.1 Die „Neuro"-Hypothese

Es gab keinen Unterschied zwischen den beiden Gruppen betreffend Schwangerschafts- und Geburtskomplikationen und auch keinen Unterschied der Befunde aus den neuropädiatrischen Untersuchungen der Neugeborenen. Bei der Untersuchung nach dem 1. Lebensjahr war die HR-Gruppe signifikant besser (p=0,01) als die

Table 3. Results of Halstead Category Test in HR and LR subjects

	HR[a] (n = 134)	LR[b] (n = 70)	
Sum of errors	45.7	38.5	p = 0.04

[a] High-Risk-Group   [b] Low-Risk-Group

Table 4. Results of vocabulary test (WAIS) in HR and LR subjects

	HR[a] (n = 134)	LR[b] (n = 70)	
Raw score	39.0	42.6	p = 0.026 (Mann-Whitneys
Age corrected scale score	10.2	10.7	p = 0.077 U-test)

[a] High-Risk-Group   [b] Low-Risk-Group

GR-Gruppe. Hinsichtlich der körperlichen Gesundheit im ersten Lebensjahr aber war die GR-Gruppe besser (p = 0,01) als die HR-Gruppe. Bei der klinischen, neurologischen und somatischen Untersuchung dieses Projektes zeigten sich für beide Gruppen gleiche Ergebnisse, ebenso wie bei den anamnestischen Befragungen nach Schädeltraumen, Krämpfen und Infektionen des Zentralnervensystems.

Die wesentlichen neuropsychologischen Parameter unseres Projekts waren: Gedächtnis, Aufmerksamkeit und Kategorisierungsvermögen. Wir fanden, daß die HR-Gruppe generell etwas schlechter abschnitt als die GR-Gruppe. Aus Tab. 3 ist zu ersehen, daß HR-Personen signifikant geringere Scores im Halstead Category Test hatten, der ein umfassender und anspruchsvoller Aufmerksamkeits-Test ist und zwischen Alkoholikern und Nicht-Alkoholikern diskriminiert. Beide Gruppen hielten sich jedoch innerhalb des Normalbereiches.

Aus der Tab. 4 sind die entsprechenden Ergebnisse für den Wechsler Block Design Test ersichtlich. Der Porteus Maze Test diskriminierte auch die beiden Risikogruppen: Richtungswechsel (als Folge von Sackgassen) waren häufiger bei der HR-Gruppe (p = 0,046, Mann-Whitney's U-Test). Das kann als Ausdruck einer größeren Impulsivität betrachtet werden.

Die EEG-Untersuchungen [12] zeigten, daß die entspannende Wirkung des Alkohols (erkennbar an einer Verlangsamung des regelmäßigen Alpharhythmus) in der HR-Gruppe stärker ausgeprägt war als in der GR-Gruppe.

4.2 Biochemische Hypothesen

Die Blut-Alkohol-Konzentrationen waren nach Alkoholgabe in den beiden Gruppen hinsichtlich der Maximumkonzentration und der Eliminationsschnelligkeit gleichmäßig verteilt. Eine geplante Untersuchung der Blut-Acetaldehydkonzentration vor und nach der Einwirkung durch Alkohol konnte nicht durchgeführt werden, weil sich zeigte, daß die übliche Methode zuviele Artefakte aufwies. Es wurde dann eine neue Methode entwickelt [13, 14], doch kam diese für unser Vorhaben zu spät. Die Monoaminoxydase-Aktivität in den Blutproben wurde bei 93 HR- und 64

GR-Personen untersucht. Die Ergebnisse [15] zeigten keinen Unterschied in den beiden Gruppen. Sie hielten sich innerhalb des Normalbereichs.

4.3 Die Psychopathologie-Hypothese

Das psychopathologische Interview war semistrukturiert und speziell für dieses Projekt erstellt worden. Es umfaßte die konventionelle Psychopathologie und die psychosoziale Entwicklung der Person im Verhältnis zu Eltern und Gleichaltrigen, und es ergab einen detaillierten, systematischen Befund im Hinblick auf Trinkmenge, Trinkmuster und den subjektiven Effekt des Alkoholkonsums. Die erhobenen psychopathologischen Symptome waren zwischen den beiden Gruppen gleichmäßig verteilt. Ausgesprochene Fälle von Psychosen, Neurosen und Persönlichkeitsstörungen waren selten. Mildere Formen waren etwas häufiger, jedoch weiterhin gleich verteilt.

Gewisse Persönlichkeitszüge waren weniger gleichmäßig verteilt. Aus Tab. 5 geht hervor, daß die HR-Personen häufiger impulsiv, während die GR-Personen häufiger grüblerisch und weniger durchsetzungsfähig waren. Diese Ergebnisse wurden dadurch bestätigt, daß die HR-Personen als Schüler häufiger in Schlägereien verwickelt waren. Aus dem sozialen Interview ergaben sich eine Reihe indirekter Indikatoren für impulsives Verhalten (Schulkarriere, Verhalten in der Schule). Während des gesamten psychopathologischen Interviews zeigten sich mehr HR-Personen nervös gespannt, während die initiale Nervosität normalerweise schnell verschwindet. Die psychopathologischen Daten, die nach Mednick [16] auf psychopathisches Verhalten hinweisen können, sind noch nicht analysiert worden.

Table 5. Frequency of psychopathology (in percent)

	HR[a] (n = 134)	LR[b] (n = 70)	
Severe psychosis	2.0	4.1	
Severe neurosis	6.6	7.1	
Severe personality dis.	8.5	8.9	
Marked impulsivity	19.4	8.6	p = 0.045
Marked rumination	8.2	21.4	p = 0.014
Marked antiaggressiveness	4.5	10.0	(n. s.)

[a] High-Risk-Group   [b] Low-Risk-Group

4.4 Soziale Hypothesen

Viele der HR- und GR-Personen wuchsen nicht bei ihrem biologischen Vater auf. Eine Anzahl von HR-Personen hatte einen Nicht-Alkoholiker als Stiefvater, während eine Anzahl GR-Personen einen Alkoholiker als Stiefvater hatte. Erst nach dem 12. Lebensjahr nahmen in der Gruppe der HR-Personen zerrüttete Familienverhältnisse zu.

Table 6. Parental alcohol problems in HR and LR subjects (in percent)

	HR[a] (n = 134)	LR[b] (n = 70)	
Father drank alcohol daily	30.6	14.3	p = 0.0109
Mother drank alcohol daily	14.2	10.0	
Father was drunk daily	8.2	1.4	
Father was drunk 2–3 times per week	7.5	0.0	p = 0.0167
Alcohol problems in family	53.0	25.7	p = 0.0006

[a] High-Risk-Group [b] Low-Risk-Group

Tab. 6 zeigt, daß Eltern von HR-Personen immer einen größeren Alkoholverbrauch hatten. Diese Daten gewinnen Bedeutung für die später zu beantwortende Frage, welche der Versuchspersonen Alkoholiker geworden sind.

Hinsichtlich des Schulverlaufs zeigten GR-Personen eine Tendenz, häufiger die höheren Klassen zu absolvieren, während HR-Personen signifikant häufiger (p = 0,007) sitzenblieben. Sie wurden auch häufiger an den Schulpsychologen (p = 0,004) oder an die Jugendwohlfahrt verwiesen (p = 0,01). Selbstberichtete Kriminalität wurde in den beiden Gruppen gleich häufig gesehen. Mehrere HR-Personen faßten ihr Elternhaus als „unruhig" (p = 0,01) und ihre Kindheit als „schlecht" (p = 0,001) auf.

4.5 Trinkmuster

Tab. 7 zeigt, daß Probanden beider Gruppen jeden Tag während der letzten Woche vor der Untersuchung gleich viel getrunken hatten. Dies galt auch im Hinblick darauf, ob sie allein, in Gesellschaft oder in Lokalen tranken, sowie hinsichtlich eines sogenannten „Katers" und der Alkoholtoleranz. Keine der Versuchspersonen erfüllte die übliche operationale Definition des Alkoholismus [17]. Der Hauptgrund für

Table 7. Alcohol consumption during last week in HR and LR subjects (in percent)

	HR[a] (n = 134)	LR[b] (n = 70)
Nothing	13.4	12.9
1– 2 drinks	13.4	5.7
3– 6 drinks	10.5	14.3
7–10 drinks	9.5	10.0
11–20 drinks	16.2	24.3
>20 drinks	35.8	33.8
Mean consumption per week (no. of drinks)	16.8	17.9

[a] High-Risk-Group [b] Low-Risk-Group

den Alkoholverbrauch war der Wunsch, sich froh und entspannt zu fühlen, und die Feststellung, daß der Alkohol gut schmeckte. Selbst wenn die beschriebene Alkoholmenge recht hoch erscheint, so entsprach sie doch dem Verbrauch der betreffenden Altersklassen im Jahre 1979 in ganz Dänemark [18]. 60% beider Gruppen hatten Cannabis genommen. Anderer Abusus war recht selten. 9,5% der HR-Personen und 3,5% der GR-Personen hatten Amphetamin mißbraucht.

5 Diskussion

Die gegenwärtige Mitteilung trägt den Charakter des Vorläufigen. Eine Serie detaillierter Datenanalysen wird zur Zeit erarbeitet. Sehr wahrscheinlich dürften die relativ groben Vergleiche der beiden Gruppen für Alkoholismusforscher von Interesse sein, besonders wenn sie planen, prospektive Untersuchungen durchzuführen.

Wie kann man nun den jungen Mann mit hohem Alkoholismusrisiko charakterisieren? Aufgrund der Untersuchungsergebnisse zeigt sich:

1. Er schneidet schlecht bei neuropsychologischen Tests ab.
2. Er weist keine vermehrten Zeichen klinischer Persönlichkeitsabweichung auf.
3. Er ist jedoch impulsiver, gerät häufiger in Schlägereien.
4. Er ist während der gesamten Interviewsituation nervöser.
5. Er ist weniger grüblerisch.
6. Er hat öfter Probleme in der Schule, fällt öfter durch und wird häufiger an den Schulpsychologen verwiesen.
7. Er trinkt genausoviel wie die GR-Personen.
8. Er hat keinen übermäßigen Verbrauch an Medikamenten.

Diese Beschreibung stimmt mit den Ausgangshypothesen überein. Es ist nicht anzunehmen, daß sie durch irgendeinen systematischen Fehler entstanden ist. Das Ergebnis kann auf einigen Gebieten verständlich machen, daß HR-Personen mit der Zeit einen größeren Alkoholverbrauch bekommen können, sowohl als Folge des neuropsychologischen Defektes, als auch als Folge der Probleme, die sie im Gemeinwesen erleben. In vielleicht 10 Jahren werden wir zu beurteilen imstande sein, ob die gezeigten Faktoren so sichere Prädikatoren sind, daß sie die Grundlage für eine individuelle Prävention bilden können.

Literatur

1. Nielsen J (1965) Delirium Tremens in Copenhagen. Acta Psychiatr Scand [Suppl] 187:41
2. Nycander S (1979) The alcohol legislation – does it work? Nord Psykiat Tidsskr 33:302–309 (in Swedish)
3. Goodwin DW, Schulsinger F, Hermansen L, Guze SB, Winokur G (1973) Alcohol problems in adoptees raised apart from alcoholic biological parents. Arch Gen Psychiatry 28:238–243

4. Goodwin DW, Schulsinger F, Møller N, Hermansen L, Winokur G, Guze SB (1974) Drinking Problems in adopted and nonadopted sons of alcoholics. Arch Gen Psychiatry 31:164–169
5. Bohman M (1978) Some genetic aspects of alcoholism and criminality (A population of adopted). Arch Gen Psychiatry 35:269–276
6. Utre HE, Hansen FV, Winkler K, Schulsinger F (1977) Alcohol elimination rates in adoptees with and without alcoholic parents. J Stud Alcohol 38:1219–1223
7. Propping P (1977) Genetic control of ethanolaction on the central nervous system: An EEG study in twins. Hum Genet 35:309–334
8. Gabrielli WF, Mednick SA, Volovka J, Schulsinger F, Itil TM (in press) EEGs in children of alcoholic fathers
9. Kaij L (1960) Studies on the ethiology and sequels of abuse of alcohol. Dissertation. University of Lund. Almquist E. Wiksell, Stockholm
10. Goodwin DW, Schulsinger F, Hermansen L, Guze SB, Winokur G (1975) Alcoholism and the hyperactive child syndrome. J Nerv Ment Dis 160:349–353
11. Zachau-Christiansen B, Ross EM (eds) (1975) Babies: Human development during the first year. Wiley, London
12. Pollack V, Volavka J, Goodwin DW et al. (Submitted for publication) The EEG after alcohol in men at risk for alcoholism
13. Knop J, Angelo H, Christensen JM (1981) Is role of acetaldehyde in alcoholism based on an analytical artifact? Lancet II:102
14. Christensen JM, Angelo H, Knop J (In press) A gaschromatographic method for the determination of acetaldehyde in blood with negligible artefactual acetaldehyde formation. Clin Chim Acta
15. Potkin SG, Goodwin DW, Phelps B et al. (Submitted for publication) Evaluation of Platelet Monoamine Oxidase Activity as a Predictor of Future Alcoholism: A controlled High Risk Study In Sons of Alcoholics
16. Mednick SA (1977) A bio-social theory of learning of law abiding behaviour. In: Mednick SA, Christiansen KO (eds) Biosocial bases of criminal behaviour. Gardner Press, New York p 1–8
17. Cahalen D, Cisin IH, Crossby HM (1978) American drinking practices. In: Keller M (ed) Monographs of the Rutgers Center of Alcohol Studies. Conn. College & University Press, New Haven
18. Vilstrup H, Nielsen PE (1981) Distribution of the alcohol consumption in the Danish populations in 1979. Ugeskr Laeger 143/16:1047–1052

Die präventive Bedeutung der Außenreizabhängigkeit von Alkoholikern

J. Brand-Jacobi

Problemstellung

Wir sind von der Frage ausgegangen, ob die Externalität der Adipösen, im Sinne einer erhöhten Abhängigkeit von Außenreizen bei verminderter Sensibilität für Innenreize, auch für Alkoholabhängige zutrifft. Wenn sich Normalgewichtige und Adipöse darin unterscheiden, welche Reize für ihr Eßverhalten wichtig sind, unterscheiden sich dann ebenso soziale Trinker von süchtigen Trinkern in ihren trinkrelevanten Reizen?

Die Annahme der erhöhten Außenreizabhängigkeit des Süchtigen wird von der klinisch-psychiatrischen Erfahrung her nahegelegt, die seine Beeinflußbarkeit von atmosphärischen Gegebenheiten und seine Beschränkung auf das Hier und Jetzt kennt. Für die Adipositas konnte die Außenreizabhängigkeit im Eßverhalten experimentell vielfach bestätigt werden. In Analogie hierzu wären für Alkoholabhängige experimentelle Situationen zu schaffen, in denen das Trinkverhalten unter Wirkung eines stimulierenden Außenreizes beobachtet werden kann. Hierbei sollte sich die erhöhte Außenreizabhängigkeit der Alkoholiker in einer Zunahme der Trinkmengen zeigen. In unseren Untersuchungen (Brand-Jacobi, 1982) haben wir den Einfluß eines äußeren Hinweisreizes auf die Regulation des Verhaltens beim Trinken und bei einer motorischen Steuerungsaufgabe bei Alkoholikern und sozialen Trinkern untersucht.

Experimente

Im Trinkversuch werden die Probanden aufgefordert, aus einem vor ihnen stehenden Behälter zu trinken, bis sie ihren Durst gelöscht haben. Die Probanden trinken jedoch gar nicht aus dem vor ihnen stehenden Schauglas, sondern der Schlauch führt in einen Nebenraum zu dem eigentlichen Trinkglas. Dieses Trinkglas steht auf einer Waage, so daß wir die getrunkene Menge direkt erfassen und verrechnen können.

Der Pegel im Schauglas kann über eine elektronisch-mechanische Vorrichtung so manipuliert werden, daß er sich in bestimmten Verhältnissen zur tatsächlich getrunkenen Menge schneller oder langsamer absenkt. Dieser von der Versuchsperson für den realen Trinkpegel gehaltene Schauglaspegel kann damit experimentell variiert und sein Einfluß auf die reale Trinkmenge, welche die Versuchsperson nicht optisch kontrollieren kann, beobachtet werden. Der experimentell variierte Schauglas-

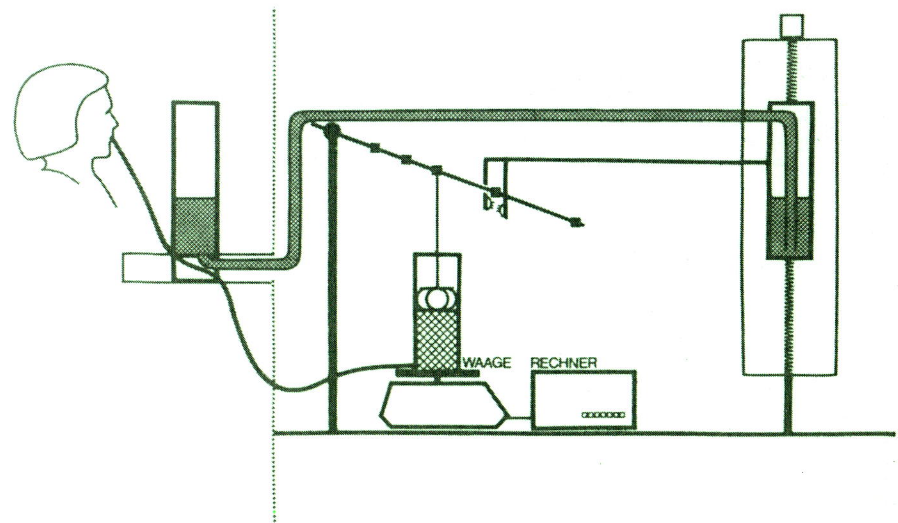

Abb. 1. Experimenteller Aufbau des Trinkversuchs

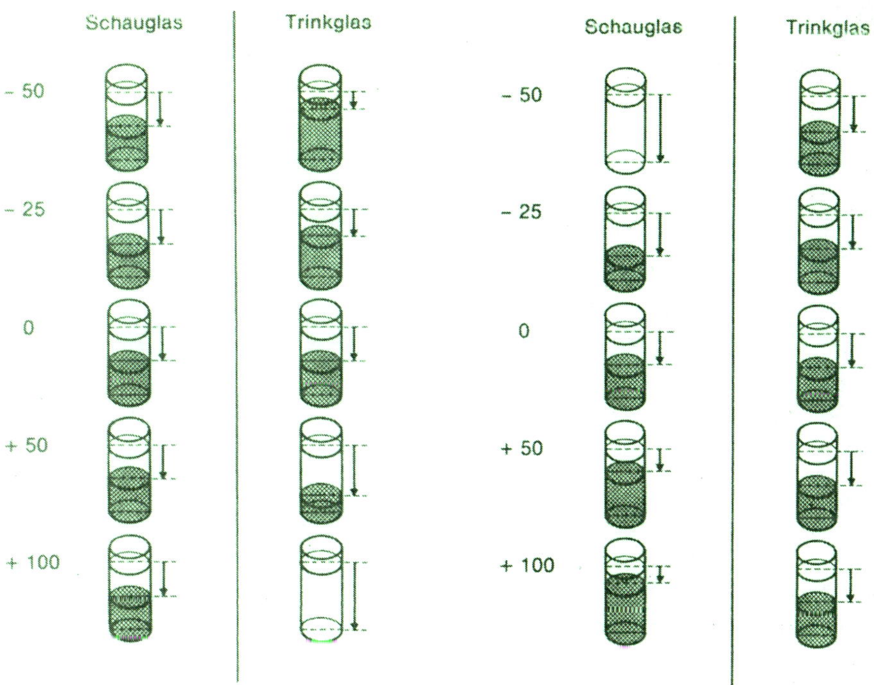

Abb. 2. Beziehungen zwischen Schauglaspegel und Trinkglaspegel in den experimentellen Verzerrungsbedingungen

pegel stellt den Außenreiz dar, die tatsächlich getrunkene Menge definiert den Innenreiz.

Die vermutete Außenreizabhängigkeit der Alkoholiker sollte sich in diesem Experiment nun darin zeigen, daß sie sich bei ihrer Durstlöschung eher am sichtbaren Schauglaspegel als am tatsächlichen Trinkvolumen orientieren. Für Nicht-Alkoholiker sollte dies umgekehrt gelten; sie orientieren sich eher am Innenreiz der tatsächlichen Trinkmenge und bleiben vom Außenreiz des sichtbaren Schauglaspegels weitgehend unbeeinflußt.

Es wurden fünf experimentelle Bedingungen definiert und zwar zwei negative Verzerrungsbedingungen, zwei positive und eine unverzerrte Nullbedingung. Zunächst wurde ein Standard-Trinkdurchgang durchgeführt, bei der der Schauglaspegel dem tatsächlichen Trinkvolumen entsprach. In den Trinkdurchgängen der folgenden Tage wurde nun der Schauglaspegel experimentell verzerrt. Abbildung 2 verdeutlicht die Beziehungen zwischen Schauglaspegel und Trinkglaspegel in den einzelnen Bedingungen. Wer extrem außenreizabhängig ist, wird in allen Trinkdurchgängen immer den gleichen sichtbaren Schauglaspegel der Nullbedingung herzustellen versuchen. Er wird dann „gesättigt" sein und aufhören zu trinken, wenn er seinen Schauglaspegel erreicht hat. Der in allen Bedingungen gleiche Schauglaspegel entspricht jedoch durch die experimentelle Manipulation sehr unterschiedlichen tatsächlichen Trinkmengen, und zwar je nach Verzerrungsbedingung deutlich mehr oder deutlich weniger. Die ausschließlich außenreizabhängige Versuchsperson würde in der −50 Bedingung die Hälfte und in der −25 Bedingung 25% weniger trinken als in ihrer Standard-Nullbedingung. Sie würde in der +50 Bedingung die Hälfte mehr und in der +100 Bedingung gar das Doppelte ihrer Standardbedingung trinken und in allen Fällen einen identischen Schauglaspegel herstellen. Im umgekehrten Fall einer nur am internen Reiz der tatsächlichen Trinkmenge orientierten Versuchsperson würden zwar die Trinkmengen in allen Bedingungen übereinstimmen, hier würde jedoch der Schauglaspegel erheblich unterschiedlich absinken. Die ausschließlich intern regulierte und damit nicht vom Außenreiz beeinflußte Versuchsperson nimmt also den sehr unterschiedlichen Schauglaspegel in den verschiedenen Bedingungen in Kauf, ohne ihr Trinkverhalten davon beeinflussen zu lassen.

Um zu prüfen, ob die Außenreizabhängigkeit der Alkoholiker nicht nur für das Trinken von Belang ist, sondern auch auf anderen Verhaltensbereichen nachweisbar ist, ließen wir die Versuchspersonen Fahrrad fahren. Hierbei konnte die Anzeige des Tachometers so manipuliert werden, daß in bestimmten Stufen schneller oder langsamer als die tatsächlich gefahrene Geschwindigkeit angegeben wurde. Auch hier die Hypothese: Alkoholiker steuern ihren Kraftaufwand beim Fahrradfahren mehr in Abhängigkeit vom Außenreiz des manipulierten Tachos als von inneren Kraft- und Spannungssignalen. Nicht-Alkoholiker lassen sich vom Tachometer wenig beeinflussen, sie regulieren ihren Kraftaufwand eher in Abhängigkeit von den internen Körpersignalen.

Wir haben drei Gruppen von männlichen Versuchspersonen untersucht: *20 Stationäre Alkoholiker*. Dieses waren Patienten der beiden Göttinger Psychiatrischen Kliniken. Die Diagnose „Alkoholabhängigkeit" wurde von den behandelnden Ärzten unabhängig vom Untersucher gestellt. Ausgeschlossen wurden nur Patienten mit anderen psychiatrischen oder schweren körperlichen Erkrankungen. Die Untersuchung fand innerhalb der ersten 4 Wochen nach stationärer Aufnahme statt, wobei der akute Entzug abgewartet wurde.

Die *Kontrollgruppe* bestand aus 20 sozial trinkenden Männern ohne Suchtanamnese und ohne akuten Verdacht auf Alkoholabhängigkeit.

Eine dritte Gruppe waren 20 ehemals abhängige Alkoholiker, sogenannte *Trokkene Alkoholiker.* Bei ihnen war die Diagnose „Alkohol-Abhängigkeit", sicher, die Abstinenzzeit betrug mindestens 12 Monate.

Die drei Gruppen waren hinsichtlich Alter, sozioökonomischem Status und Schulbildung parallelisiert. Die beiden Alkoholiker-Stichproben wiesen eine weitgehend vergleichbare ausgeprägte Alkoholismussymptomatik auf.

Ergebnisse

Die Ergebnisse unserer Experimente bestätigen die Hypothese der Außenreizabhängigkeit von Alkoholikern. Eine varianzanalytische Prüfung der Daten belegt mit einem hochsignifikanten Wechselwirkungsfaktor ($\alpha < 0,01$) die unterschiedliche Reaktionsweise der drei Gruppen auf den experimentellen Außenreiz. Dieser Effekt ist auch in seiner Größenordnung statistisch bedeutsam (Effektgröße $\omega = 0,05$).

Die Stationären Alkoholiker trinken in deutlicher Abhängigkeit vom experimentell verzerrten Schauglaspegel. Die durchschnittliche Trinkmenge in der +100 Be-

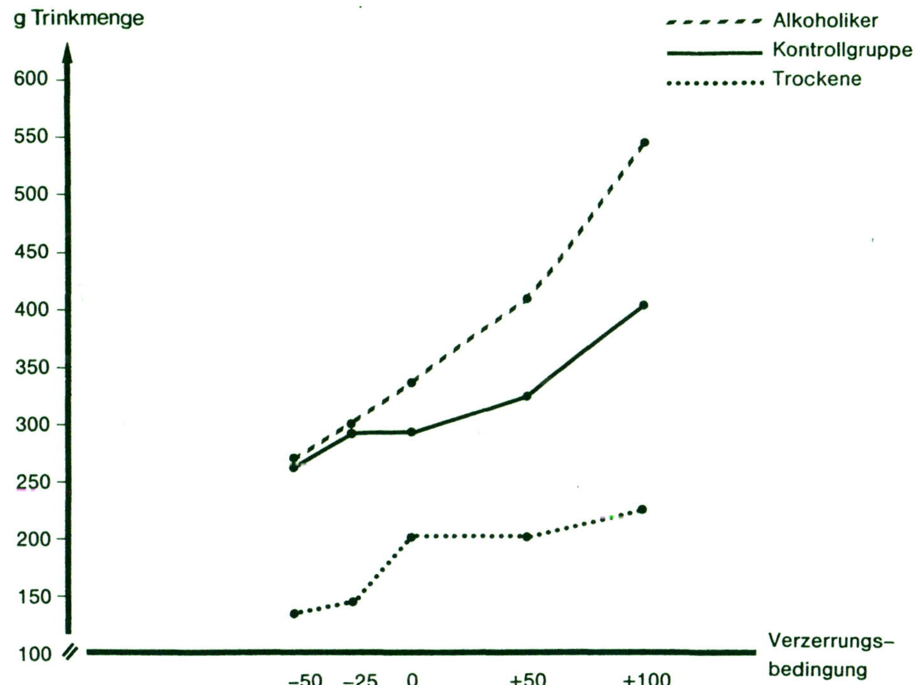

Abb. 3. Trinkmengen der drei Untersuchungsgruppen in den Verzerrungsbedingungen

dingung ist fast doppelt so groß wie in der −50 Bedingung. Für die Kontrollgruppe ist nur in der + 100 Bedingung, also bei extremer Verzerrung, ein Außenreizeffekt statistisch signifikant nachzuweisen. Für die Trockenen Alkoholiker ist der geringe Anstieg der Trinkmenge insgesamt nicht überzufällig. Das bedeutet, ihr Trinkverhalten ist im Gegensatz zu den akuten Alkoholikern nicht außenreizabhängig. Sie scheinen über eine Strategie der minimalen Trinkmenge ihre Außenreizabhängigkeit zu kompensieren.

Die Versuchspersonen aller drei Gruppen wurden jeweils nach einem Trinkdurchgang gebeten, den Grad ihrer Sättigung auf einer Skala einzuschätzen. Hierbei ergab sich, daß die Stationären Alkoholiker in sämtlichen Trinkbedingungen eine übereinstimmende Ausprägung ihrer Sättigung angaben, obwohl die tatsächlichen Trinkmengen ja erheblich unterschiedlich waren. So wurde der subjektive Sättigungsgrad in der −50 Bedingung, in der die Stationären Alkoholiker im Mittel 260 Gramm tranken, genauso eingeschätzt wie der subjektive Sättigungsgrad in der + 100 Bedingung, in der im Mittel 550 Gramm getrunken worden waren. Dies belegt, daß bei den Stationären Alkoholikern die Fähigkeit zur adäquaten Einschätzung interner Reize deutlich vermindert ist. Offensichtlich sind interne Signale bei diesen Personen wenig geeignet zur Steuerung des Trinkverhaltens.

Auch auf Nicht-Trinkgebieten läßt sich die Außenreizabhängigkeit der Alkoholiker nachweisen. Beim Fahrradfahren orientieren sich beide Alkoholikergruppen mehr am experimentell manipulierten Tachometer als es die Kontrollgruppe tut. Interessant ist hier das Verhalten der Trockenen Alkoholiker. Bringt man sie in eine Situation ohne Bezug zu Trinken und Alkohol, wie es im Fahrradversuch geschieht, dann ist ihr Verhalten in gleichem Maße außenreizgesteuert wie das der akuten Alkoholiker.

Diskussion

Unsere Experimente bestätigen damit die Eingangsfrage: Alkoholiker sind in ihrem Trinkverhalten und auch in anderen Verhaltensbereichen stärker außenreizabhängig als soziale Trinker. Was aber ist Außenreizabhängigkeit?

Wir können sicherstellen, daß die gefundenen Unterschiede der Stichproben nicht durch demographische Variablen wie Alter oder Schulbildung zu erklären sind. Auch unterscheiden sich die Gruppen nicht hinsichtlich grundlegender Persönlichkeitsdimensionen, ihrer Leistungsmotivation oder hirnorganisch beeinträchtigten Leistungsfähigkeit. Eine genauere Analyse zeigt, daß es innerhalb der Gruppe der Alkoholiker Subpopulationen außenreizabhängiger und nicht-außenreizabhängiger Personen gibt. Diese beiden Subpopulationen unterscheiden sich nicht bedeutsam in ihrer Alkoholismussymptomatik, nur in ihrer Außenreizabhängigkeit. Weiterhin gibt es auch in der Kontrollgruppe eine kleine Zahl von Personen, die außenreizabhängig trinken, ohne daß bei ihnen ein Alkoholismus nachweisbar ist. Sind diese vielleicht latente Alkoholiker?

Wenn es gelänge, diese außenreizabhängigen Subpopulationen bei den Alkoholikern und bei den sozialen Trinkern näher zu identifizieren, dann hätte das für die Prävention und Prophylaxe des Alkoholismus weitreichende Bedeutung.

Tabelle 1. Korrelationen zwischen Persönlichkeitsmerkmalen und außenreizabhängigem Trinken

ALLE:	DRIE	.34	SA:	MALT-S	.59	TA:	FPI-6	.59	KG:	keine!
	FPI-6	.21		DC	−.39		FPI-11	−.58		
	MCS	.27					FPI-11	.52		
	DC	.37								
	SCS	−.22								

Wir fanden einige aufschlußreiche statistisch signifikante Korrelationen von Außenreizabhängigkeit mit spezifischen Einstellungs- und Persönlichkeitsskalen (Fahrenberg et al. 1973; Donovan und O'Leary 1978; Crowne und Marlowe 1960; Burger und Cooper 1979; Rosenbaum 1981; Feuerlein et al. 1977).

Im Gesamtkollektiv aller 60 Probanden (ALE) ist die Außenreizabhängigkeit um so größer, je ausgeprägter die subjektive Gelassenheit (FPI-Skala 6), je stärker die Auffassung, daß Alkoholprobleme vom Zufall und nicht von der eigenen Person abhängen (*Drinking Related Internal-External*; DRIE), je stärker das Bedürfnis nach sozialer Anerkennung (*Marlowe-Crowne-Skala*; MCS) je geringer das Bedürfnis nach eigener Kontrolle des Lebens (*Desirability of Control*; DC) und je geringer die Fähigkeit zur Selbstkontrolle (*Self-Control-Skala*; SCS).

Für die akuten Stationären Alkoholiker (SA) ist die Außenreizabhängigkeit um so größer, je stärker die Alkoholismussymptomatik (MALT-S) und je geringer das Bedürfnis nach eigener Kontrolle des Lebens (DC).

Bei den Trockenen Alkoholikern sind nur *die* außenreizabhängig, die sich selbst als sorglos-gelassen (FPI 6), als wenig emotional labil (FPI 11) und als typisch männlich charakterisieren (FPI 12). Bei der Kontrollgruppe finden sich keinerlei Beziehungen zwischen Außenreizabhängigkeit und spezifischen Persönlichkeits- und Einstellungsskalen.

Es ist schließlich zu fragen, ob die Außenreizabhängigkeit des Alkoholikers im Zusammenhang steht mit dem klinischen Phänomen des Kontrollverlustes. Die Hypothese lautet: Alkoholiker können deswegen nicht mit dem Trinken rechtzeitig aufhören, weil sie auf Grund ihrer Außenreizabhängigkeit in hohem Maße trinkrelevanten Reizen ausgeliefert sind. Durch Vermeidung aller Trinkreize (Gaststätten, Partys, Trinkkumpane) oder durch eine rigorose Selbstkontrolle der Totalabstinenz können sie verhindern, daß ihre Außenreizabhängigkeit verhaltenswirksam wird.

Im Hinblick auf die *Prävention und Prophylaxe* des Alkoholismus lassen unsere Ergebnisse folgendes Resümee zu:

1. Alkoholiker sind in ihrem Trinkverhalten und auch in ihrem übrigen Verhalten abhängig von äußeren Reizen; sie sind für innere Reize eher unempfänglich.
2. Außenreizabhängigkeit ist durch spezifische Kontrollmechanismen kompensierbar. Dies lehrt die Strategie der minimalen Trinkmenge der Trockenen Alkoholiker im Trinkversuch.
3. Eine Suchtgefährdung wegen erhöhter Außenreizabhängigkeit ergibt sich vor allem für die sorglos-gelassenen Personen. Diejenigen, die weder ein Bedürfnis nach eigener Kontrolle des Lebens noch die Fähigkeit zur Selbstkontrolle haben und für die Alkoholprobleme von Glück oder Pech, Zufällen oder anderen Personen abhängen.

4. Außenreizabhängigkeit könnte sich als wesentlicher psychologischer Faktor von Kontrollverlust erweisen. Hier sind Möglichkeiten der Rückfallprophylaxe erkennbar.

Literatur

Brand-Jacobi J (1982) Die Wirkung äußerer Reize auf die Verhaltenssteuerung von Alkoholikern. Nervenarzt 53:647–653

Burger JM, Cooper HM (1979) The desirability of control. Motivation and Emotion 3:381–393

Crowne DP, Marlowe D (1960) A new scale of social desirability independent of psychopathology. J Consult Clin Psychol 24:349–354

Donovan DM, O'Leary MR (1978) The drinking-related locus of control scale. J Stud Alcohol 39:759–784

Fahrenberg J, Selg H, Hampel R (1973) Das Freiburger Persönlichkeits-Inventar. Hogrefe, Göttingen

Feuerlein W, Ringer Ch, Küfner H, Antons K (1977) Diagnose des Alkoholismus: Der Münchner Alkoholismustest (MALT). Münch Med Wochenschr 119:1275–1282

Rosenbaum M (1981) A schedule for assessing self-control behaviours. Behav Res Ther 11:109–121

Behandlung mit Benzodiazepin-Derivaten: Iatrogenie und Mißbrauch

J. Böning

Das mit unterschiedlichen Rechtfertigungsbemühungen kontrovers diskutierte Abhängigkeitspotential der Benzodiazepin-Derivate (BZD) entspringt klinischer Empirie und kann selbst bei verantwortungsvoller Nutzen-Risiko-Abwägung nicht ausgeschlossen werden. Neben dem unverzichtbaren Einsatz in Psychiatrie und Gesamtmedizin sind diese relativ „sicheren" Substanzen leider auch aus ganz anderen Gründen *allen* Beteiligten, dem Patienten wie dem Arzt und der Pharmaindustrie gleichermaßen angenehm und willkommen [13]. Hinter einem heute oft schon utopischen Gesundheitsanspruch besteht – trotz eines derzeitig Arzneimittelrisiko-orientierten öffentlichen Abwehrtrends – bereits für den alltagsgestreßten Durchschnittsbürger eine Sehnsucht nach „Wiederherstellung einer leib-seelischen Homöostase mit dem Ziel vollkommener psychosomatischer Harmonie" [19].

Nicht der indizierte, mit Aufklärung versehene und zeitlich limitierte Einsatz ist das Problem, sondern die aus mangelnder pharmakologischer Kenntnis und Aufklärungspflicht billigende Inkaufnahme jederzeit möglicher stiller Mißbrauchsgefährdungen, die letztlich keiner mehr zu kontrollieren vermag. Zudem wiegen marktpolitisch orientierte, einseitige Therapieempfehlungen und problemnivellierende „Aufklärungsschriften" [21] den psychopharmakologisch nicht so versierten Arzt in ein Maß therapeutischer „Sicherheit", das durch den derzeitigen wissenschaftlichen Erkenntnisstand zur BZ-Wirkung und Nebenwirkungsmöglichkeit nicht mehr aufrecht zu erhalten ist.

Infolge der auch molekularbiologisch belegbaren [vgl. 4], guten anxiolytischen Wirkkomponente ist der Weg von der Wiederherstellung gestörter Befindlichkeit bis zur gezielten, aktiven Befindlichkeitsmanipulation [19] oft kürzer als vielfach gedacht. Ohne nämlich wie bei anderen, eher „kalkulierbaren Realsüchten" sich für ein allgegenwärtiges Risiko bewußt entscheiden, aktiv einsetzen und hierbei etwas gestalten zu müssen, kann nicht nur die angeblich „zu Mißbrauch und Suchtverhalten disponierte Risikopersönlichkeit", sondern auch der ungefährdete „Entlastungskonsument" ganz unauffällig in eine psychophysische Gewöhnung rutschen. Die Konsumenten bemerken das ebenso wenig wie ihre Ärzte, denn der neuroadaptative Gewöhnungsprozeß bleibt klinisch lange Zeit stumm, bis das „Klebenbleiben" an BZD und plötzlich auftretende Entzugssymptome diese neuen „Intimsüchte unserer Zeit" entlarven.

Dilemma Risikoinzidenz, Epidemiologie, Abhängigkeitspotential

Trotz des seit 1982 stagnierenden Marktumsatzes bewegen sich die verschiedenen „Expertenurteile" zum Mißbrauchpotential der BZD zwischen einer Mutmaßung der am häufigsten mißbrauchten Medikamente [vgl. 18] einerseits und anekdotischem Abhängigkeitsgerede und „Hysteriekampagnen" der Medien andererseits. Bei therapeutischer Anwendung (was leider oft sträflichst mißachtet wird) sei der Risikofaktor einer Abhängigkeit geringer als ein Fall pro 50 Mill. Patienten-Monate [14].

Solche falschem Sicherheitsgefühl Vorschub leistende „Trümmerinformationen" kommen dadurch zustande, daß die weltweit publizierten eindeutigen BZ-Abhängigkeiten „hochgerechnet" werden. Die Angaben zur Prävalenz und Inzidenz beziehen sich aber nur auf die erfahrungsgemäß wenigen gemeldeten Fälle. Sie sind aus begreiflichen Gründen das Alibi der Pharmahersteller, gleichzeitig aber auch eine erschütternde Negativprävention unseres ärztlichen Meldewesens. Eine gesamtschweizerische Befragung bei Ärzten in der Praxis hat für das Jahr 1980 immerhin einen Gefahrenindex von 2 Abusus-Patienten auf 100 000 Verschreibungen ergeben [12]. Freilich muß bei diesem Gefahrenquotient aus Verfügbarkeit und Mißbrauch einer Substanz die lineare Beziehung zwischen Verschreibungshäufigkeit von BZD und Mißbrauchmeldungen in Rechnung gestellt werden [12].

Da andererseits aus Unkenntnis und Fehlinterpretation(!) einer psychopathologisch bunten Palette von klassischen und völlig neuartigen Entzugssymptomen [vgl. 3, 16, 20], einer weitgehend noch versagenden ärztlichen Kontrollfunktion und einer höchstwahrscheinlich den Mißbrauch bahnenden und unterhaltenden industriellen Werbestrategie nur ein Bruchteil einer vermutlich sehr viel größeren Dunkelziffer bekannt wird, führen solche Risikoziffern zu einer Verharmlosung des Problems. Selbst in psychiatrischen Kliniken soll die Dunkelziffer nichtdiagnostizierter (genereller) Medikamentenabhängigkeit als Nebendiagnose bei Männern doppelt und bei Frauen drei- bis viermal so hoch liegen wie die Zahl der tatsächlich diagnostizierten [1]. „Larvierte" Medikamenten- und speziell BZD-Abhängigkeiten stellen jedenfalls derzeitig noch ein diagnostisches Problem dar. Zudem kann erst nach Verstreichen einer mehrjährigen „Inkubationszeit" [19] das jeweils neue, oft mit emphatischer Unbedenklichkeit auf den Markt gebrachte Präparat so richtig beurteilt werden.

Wirksame Prävention schließt somit nicht nur sehr viel intensivere, *interdisziplinäre* wissenschaftliche Kommunikation, ständigen Kontakt mit der Pharmaindustrie und sachliche Aufklärung bei Arzt und Patient ein. Dinge wie Therapieempfehlungen bei psychischen Erkrankungen und Gesundheit allgemein sind viel zu ernst, als daß sie dem Diskurs von Experten mit dem elonquentesten Durchsetzungsvermögen überlassen bleiben könnten [11]. Prävention heißt deshalb immer auch, wenigstens den Versuch einer epidemiologischen Bestandsaufnahme zu machen.

Zahlenangaben über BZD-Abhängigkeiten sind im Zuge einer erst sich langsam formierenden und mit methodischen Schwierigkeiten versehenen Arzneimittel-Epidemiologie in den letzten Jahren sprunghaft angestiegen [3, 18]. Allerdings beinhaltet jede regionale Stichprobe viele Fehlermöglichkeiten, als daß daraus verallgemeinernde Rückschlüsse auf die tatsächliche Problematik erlaubt wären. Außerdem wissen wir inzwischen von dem epidemiologisch kaum erfaßbaren Tatbestand der *stillen physischen Abhängigkeitsentwicklung bei therapeutisch durchgeführter Langzeitbehandlung* (Low dose dependency, 16, 20). Wenn 2/3 von praktizierenden Ärzten in den so behandelten Krankheiten auch eine Indikation für eine Langzeitbehandlung sehen [12], so mag die Frage nach der Herkunft derartiger „Therapiefehlhaltung" bzw. „Mißempfehlung" erlaubt sein. Dem Fehlschluß der Patienten, in den alltäglichen seelischen und körperlichen Mißbefindlichkeiten eine auf Dauer medikamentös einfach und bequem behandelbare Krankheit zu sehen, entspricht eine mitunter komplementäre ärztliche Erwartungshaltung.

Andererseits ist viel zu wenig bekannt, daß bei BZD auch *ohne* das Postulat einer Dosissteigerung und die bei mehrmonatiger Behandlung durchaus möglichen Entzugsphänomene untrennbar mit den neurobiologischen Gegebenheiten von Toleranzerwerb, Gewöhnung und Entwicklung einer physical dependency verbunden sind [19]. Darüber hinaus pflegt das bekanntlich sehr komplex determinierte Mißbrauchpotential in der Regel *dosisunabhängig(!)* zu sein und vor allen Dingen gibt es *keine* gesicherten Gefahrengrenzwerte, unterhalb derer die Entwicklung einer Gewöhnung und Abhängigkeit unwahrscheinlich und damit nicht zu befürchten ist [19].

Von der psychosomatischen Erkrankung und Depression zur kompensierten BZ-Abhängigkeit

Legitimer Anspruch des Patienten auf wirksame Behandlung vielfältiger Beschwerdemuster und die Erfahrung des Arztes, mit BZD rasch und „risikoarm" helfen zu können, stehen häufig zu Beginn einer iatrogenen Abhängigkeitsentwicklung. Davon bleiben auch depressive und psychosomatisch kranke Patienten nicht verschont, bei denen frei flottierende oder viszeral abgewehrte Angst- und Spannungszustände oft langfristig mit BZD fehlbehandelt werden. Im Entzug sind als „Panne der Therapie" larvierte oder sogar floride pseudoangstneurotische Bilder als sekundäre und meist iatrogen verursachte Krankheitsmetamorphosen zu enttarnen. Es kann allein aufgrund verhaltensbiologischer und neuroadaptativer Lern- und Gewöhnungsvorgänge zur BZ-induzierten „iatrogenen Angstneurose" [2] kommen.

Damit befindet sich der Arzt als iatrogener Mittler bereits mitten im Sog des nahtlosen Überganges vom psychosomatischen Krankheitsbild zur jederzeit und bei *jedem* Patienten prinzipiell möglichen Entwicklung einer körperlichen Gewöhnung. Die suggestive Macht der Werbung über visuell eingängige Schemata offeriert zudem „große therapeutische Sicherheit" („30–50% aller Patienten leiden unter psychosomatischen Störungen. Bei der Behandlung bietet Tavor überzeugende pharmakologische Vorteile"). Selbst endogen Depressive können bei längerfristiger Fehlbehandlung mit BZD sowohl innerhalb, aber bevorzugt nach Phasenende eine körperliche Abhängigkeit entwickeln, ohne freilich „süchtig" im engeren Sinne zu sein. Verschmierte, die depressive Grunderkrankung nicht nur prolongierende und verschleiernde, sondern auch entdifferenzierende psychopathologische Intermediärbilder bestimmen leider zunehmend den klinischen Alltag.

Zwielichtiges Werbemarketing

Eine mitunter irreführende (vielleicht schon „strafrechtlich relevante"?) Fehldeklarierung mancher BZD kommt hinzu. So sollte z. B. das anhand von über 30 „depressionsrelevanten", psychopathologischen Indikationspunkten 1977 eingeführte – unterschwellig als Antidepressivum vermarktete – BZD Bromazepam (Lexotanil) im klinischen Bereich sogar eine Dosierung bis 3×12 mg (36 mg!!!) zulassen. Der katastrophale Lapsus dieser heute gängigen und auch psychotrop aktiven Mißbrauchsdosis wurde erst spät korrigiert. Obwohl 1981 in Zusammenhang mit einer, die Abhängigkeitsproblematik etwas verzerrenden Publikation die „10 Gebote" zur (richtigen) Therapiereglementierung und die neue Richtdosisempfehlung von 3–6 mg in Umlauf gebracht wurden, läuft dessen ungeachtet eine unseriöse Werbung weiter. Im grün-weiß-blauen „Aufwind für die Psyche" wird neben der pharmakotherapeutisch zuverlässigen „Anxiolyse, Entspannung, Beruhigung" weiter auch für „Stimmungsaufhellung, Antriebsförderung, Kontaktverbesserung" geworben und 1982 wird Lexotanil sogar als „Initialtherapie aller psychischen Störungen in der täglichen Praxis – außer Psychosen" vorgestellt.

Mit einem anderen Schema zur „Therapie psychischer Störungen in der täglichen Praxis" werden therapeutische Entscheidungsschritte und Hilfen für den Praxisalltag angeboten, was man aber auch als werbepsychologische therapeutische Bevormundung und gelungene Marktsanierung interpretieren kann. Angeblich ohne Aufstockung des Werbebudgets hat Bromazepam trotz der kurzen Einführungszeit bereits 1982 die Spitze des Marktumsatzes aller BZD erreicht. Der Hersteller von Lorazepam (Tavor), das aufgrund seiner ausgezeichneten Anxiolyse und vermutlich überhöhten Einzeldosis [19] zu den BZD mit dem stärksten Abhängigkeitspotential gehört [3, 19], wirbt mit folgender psychiatrischer Dosisempfehlung: „Phobien, Angstsymptome, 3–7,5 mg (3×1 Tablette Tavor 1,0 bis 3×1 Tablette Tavor 2,5) pro Tag, *Erhaltungsdosis* (Hervorhebung d. d. Verf.) nach initialer Dosisanpassung". Dieser pharmakotherapeutische Kunstfehler ist durch eine Reklamation beim Hersteller korrigiert worden, indem die „Erhaltungsdosis" gestrichen wurde.

Mag, gemessen am Verbrauch von BZD, das Mißbrauchpotential immer noch relativ gering, und gewissermaßen „benigner" Verlauf bei Abhängigkeit von BZD die Regel sein. Für die klinische Psychiatrie stellt diese Entwicklung inzwischen aber ein großes Problem dar. Es liegt die Vermutung nahe, daß sowohl unbestreitbare Güte des Wirkspektrums als auch Wirksamkeit einer optimierten Werbepsychologie maßgeblich das Abhängigkeitspotential dieser anxiolytischen Tagestranquilizer mitbestimmen.

Dieser Mißbrauch der Werbung mit gelegentlich irreführender Fehldeklaration von Präparaten, wogegen es leider keinen juristischen Schutz des Patienten und des Arztes gibt, ist um so bedauerlicher, da zur gleichen Zeit eine hochqualifizierte experimentelle Forschung gerade der Pharmaindustrie weltweit anerkannte Grundlagenkenntnisse zum zentralnervösen Wirkungsmechanismus der BZD beigesteuert hat [7]. Konsequent weitergedacht implizieren diese fundamentalen Ergebnisse nicht nur Einsichten in die molekularbiologischen Grundlagen von BZ-Abhängigkeit und Psychopathologie von Entzugssyndromen [vgl. 3], sondern auch ein besseres Verständnis in das mögliche Bedingungsgefüge emotionaler Vorgänge einschließlich gravierender Angstzustände [4, 5].

Biologisch-anthropologischer Kern „süchtigen Verhaltens"

Mit der Entdeckung auch im limbischen System lokalisierter BZ-Rezeptoren, der Entwicklung spezifischer BZ-Invers-Agonisten und BZ-Antagonisten, welche partielle klinische Effekte von BZD aufheben können, sowie den möglicherweise bald aufgeklärten körpereigenen BZ-Liganden (Beta-Carbolin-Derivate?) ist die Forschung in eine völlig neue, atemberaubende Dimension getreten. Beim optimalen Tagestranquilizer wird möglichst auf eine *selektive Anxiolyse* abgezielt. Tavor und Lexotanil kommen diesem Ziel bislang am nächsten. Wegen ihrer offensichtlichen Abhängigkeitspotenz darf man wohl annehmen, daß neben der hypnosedativen vor allen Dingen auch die anxiolytische Wirkung eines BZD zum Abhängigkeitsverhalten tendiert [vgl. 3, 19].

Ein den natürlichen, körpereigenen Stoffen ähnlicher, reiner „Anti-Angststoff" ohne jegliche Nebenwirkungen und Abhängigkeitsgefährdungen bleibt nun der Traum derzeitiger BZ-Forscher. Bei der zu den Grundeigenschaften des Menschen gehörenden „Gewöhnungsfähigkeit" (Kraepelin) wäre es aber wohl unrealistisch annehmen zu wollen, ein so komplexes lebensimmanentes Phänomen wie die Angst durch eine „Friedensdroge" in den Griff zu bekommen. Angst als eine lebensnotwendige biologische Signalfunktion und „Grundbefindlichkeit" unserer Existenz (Heidegger) gehört zu unserem täglichen, konflikthaften In-der-Welt-sein. Mit Ausnahme vieler krankheitsimmanenter und selbstverständlich auch mit BZD behandlungsbedürftiger Angstqualen ist ein derartiges Individualkonfliktfeld als „humanes Würdezeichen" (Thieleke) zu begreifen und nicht einem ideologischen Ideal weitgehender Konfliktlosigkeit und überzogenen Gesundheitsverständnisses zu unterwerfen.

Die lange bekannte triadische Verknüpfung von *Schmerz, Angst und Sucht* geht auf eine empirische Tradition und anthropologische Perspektive dieser Problematik zurück. Mit den naturwissenschaftlichen Erkenntnissen eines inzwischen angenommenen *schmerzkontrollierenden Endorphinsystems* [8] und eines möglicherweise bald hinzukommenden *Angst-modulierenden „Carbolin"(?)-Systems* [vgl. 4] sowohl die Einzelphänomene Schmerz und Angst als auch das komplexe Phänomen „Sucht" in den Griff bekommen zu können, dürfte ein noch lange Zeit gehegter Wunschtraum sein. Die heute bekannten, relativ selektiven Anxiolytika vom BZ-Typ entsprechen am besten dem an limbische Strukturen geknüpften GABA/BZ-Rezeptor-Ligand-Modell und können maßgeblich auch unser Unlust-Lust-Gleichgewicht modulieren.

Allerdings ist nicht auszuschließen, daß bei weiter optimierter „ZNS-Spezifität" nicht auch „Segen und Fluch" dieser Substanzen noch enger aneinanderrücken. Lust und Unlust sind von Anbeginn gleichwertige Partner unserer Empfindungsmöglichkeiten i.S. eines Antagonismus [17]. „Befriedigende" Lust als analytisch gedeutetes Suchtverhalten entsteht keineswegs immer sekundär durch Vermeidung oder Reduzierung unlustgetönter Erfahrungen bzw. Bedürfnisse einer „konfliktneurotischen" Persönlichkeit. Durch den spezifischen Angriffspunkt von BZD wird auch erklärbar, warum trotz energischer gegenteiliger Beteuerungen [6] selbst der ganz unauffällige Durchschnittsmensch unter entsprechenden situativen Rahmenbedingungen nicht vor einer primären BZ-Abhängigkeitsgefährdung gefeit ist.

Präventive Möglichkeiten

Als fast institutionalisierte Maßnahmen präventiven Charakters sowohl im Sinne einer Arzneimittel-Epidemiologie als auch besserer Kontrollmöglichkeiten sind derzeitig zu nennen: 1. Das von zahlreichen Kliniken unterstützte und zentral ausgewertete, sog. „Frühwarnsystem" zur Erfassung der Mißbrauchmuster von Medikamenten auf Besonderheiten [10]. 2. Das seit 1979 vom BGA initiierte drug-monitoring-Pilotprojekt zur Arzneimittelüberwachung in der Psychiatrie an den drei Universitäts-Kliniken Berlin, Göttingen und München. 3. Regelmäßige wissenschaftliche Tagungen und Fortbildungsveranstaltungen der Deutschen Hauptstelle gegen Suchtgefahren.

Wie weit sich der inzwischen vom Berufsverband der pharmazeutischen Industrie ausgearbeitete *Kodex über neue Maßstäbe für das Informations- und Werbeverhalten* der pharmazeutischen Unternehmer eines Tages auswirken mag, steht dahin. Dem seit dem 1. 1. 1982 vom BGA verlangten Warnhinweis zur Abhängigkeitsgefährdung interpretieren die noch „gewissenhaften" Pharmahersteller etwa folgendermaßen: Bei einem Psychopharmakon diesen Typs sei es nicht *völlig* auszuschließen, daß *längere* und *hochdosierte* Anwendung bei *entsprechend disponierten* und zu Mißbrauch neigenden Patienten zu einer *gewissen* Abhängigkeit führen könne. Bis auf die Langzeiteinnahme sind die entscheidenden übrigen Punkte erneut eine unverantwortliche Untertreibung. Dagegen weist der Hersteller der jüngsten Bromazepam-Innovation Normoc nahezu „gegenkompensatorisch" auf die Suchtproblematik hin.

Die sicherlich für die Auswertung des Mißbrauchproblems mitursächlichen, *viel zu großzügigen ärztlichen Verschreibungsusancen* sind zu disziplinieren. Viel größere kritische Distanz gegenüber Werbung – auch und gerade wenn sie als wissenschaftliche Information getarnt ist – und auf ständige Weiterbildungsnotwendigkeit begründete Bereitschaft könnte die beste Prophylaxe dafür abgeben, daß wir aus mangelnder Sachkenntnis und Sorgfaltspflicht nicht später auch noch unsere selbstverantworteten Psychopharmaka-Artefakte korrigieren müssen. Da Arzt und Apotheker noch zu leicht hintergangen werden können, wäre auch eine *striktere Reglementierung der Verschreibung* wünschenswert. Eine Rezeptkontrolle mit Einengung des zunehmenden Trends zu langfristigen Wiederholungsrezepturen könnte Schaden vom Einzelnen und gefährdeten Populationen wirkungsvoller abwenden [vgl. 10].

Wir leben in einer Zeit zunehmend „vollkommener Mittel". Neben dem Breitbandantibiotikum hat sich längst auch das „Breitband-Psychopharmakon" etabliert [3]. Dies setzt allerdings auch ernstzunehmende Spielregeln im Umgang und mit der Anwendung derartig spezifisch wirkender Substanzen voraus und appeliert verantwortungsvoll an unsere allgemeine Anpassungswilligkeit bzw. Anpassungsfähigkeit [9]. Letztere scheint heute immer mehr qualitativ als Anpassungskrise und quantitativ als Anpassungsdefizit zu imponieren [9]. Aus dieser betrüblichen Sicht kann eine punktuelle Bedürfnisbefriedigung i.S. noch kontrollierbarer, zweckgerichteter Befindlichkeitsmanipulation [19] rasch zur „toxisch" manipulierten Hilflosigkeit werden. Die fahrlässige und leichtfertige Inkaufnahme einer nie sicher vorhersagbaren Möglichkeit einer Abhängigkeitsentwicklung sowie eine nicht mehr vertretbare Indikationsausweitung bis in den unkontrollierbaren Bereich einer entarteten Psychohygiene drohen ein in Psychiatrie und Gesamtmedizin inzwischen unverzichtbares und segensreiches Psychopharmakon in Mißkredit zu bringen.

Literatur

 1. Biniek E, Hartmann H, Heydt G, Dietz K (1983) Zur Dunkelziffer medikamentenabhängiger Patienten in einer psychiatrischen Klinik. In: Waldmann H (Hrsg) Medikamentenabhängigkeit. Akademische Verlagsgesellschaft, Wiesbaden
 2. Böning J (1983) Psychopathologische Verlaufsdynamik als Indikator variabler psychotherapeutisch-psychopharmakologischer Behandlungsstrategien. Prax Psychiatr 10:109–114
 3. Böning J, Schrappe O (1984) Zur Ätiologie der Benzodiazepin-Abhängigkeit und Pathogenese der Entzugssyndrome (I.); Benzodiazepin-Abhängigkeit: Klinik der Entzugssyndrome (II.). Dtsch Ärztebl 81:211–218; 279–285
 4. Braestrup C, Nielsen M (1982) Anxiety. Lancet II:1030–1034
 5. Gray JA (1982) The Neuropharmacology of Anxiety: An Enquiry into the Functions of the Septohippocampal System. Clarendon Press, Oxford
 6. Haase H-J, Linde OK (1981) Therapeutische Aspekte zur Anwendung von Benzodiazepinen als Tranquilizer. Psycho 7:245–251
 7. Haefel YW (1983) Benzodiazepine receptors: summary and commentary. In: Usdin E, Skolnick P, Tallman JF, Greenblatt D, Paul SM (eds) Pharmacology of Benzodiazepines, MacMillan, London, pp 175–184
 8. Herz A (1979) Die Endorphine, ein Schlüssel zum Verständnis von Schmerz, Sucht und psychischen Störungen? Dtsch Med Wochenschr 104:371–374
 9. Janz HW (1977) Mißbrauch psychotroper Substanzen. Dtsch Med Wochenschr 2:22–27
10. Keup W, Platz W (1979) Das Mißbrauchpotential der Benzodiazepin-Derivate. Arznei-Telegramm 11
11. Komo E (1978) Die verordnete Intoxikation. Zur strafrechtlichen Kontrolle von Psychopharmakaschäden. Enke, Stuttgart
12. Ladewig D (1982) Abusus von Benzodiazepin-Tranquilizern. Ergebnis einer gesamtschweizerischen Erhebung bei Ärzten in der Praxis. Med Welt 33:1306–1309
13. Langen D (1977) Cave Euphorophilie – Medikamentenabhängigkeit als Nebenwirkung bei Psychopharmaka. Aerztl Prax 29:2762–2763
14. Marks J (1978) The Benzodiazepines. Use, overuse, misuse, abuse. ATP Press, Lancaster
15. Müller WE (1982) Molekularer Wirkungsmechanismus der Benzodiazepine. MMW 124:879–884
16. Petursson H, Lader MH (1981) Benzodiazepine Dependence. Br J Addict 76:133–145
17. Ploog D (1964) Verhaltensforschung und Psychiatrie. In: Gruhle HW u. Mitarb (Hrsg) Psychiatrie der Gegenwart. Bd. I/1, Teil B. Springer, Berlin Göttingen Heidelberg New York
18. Poser W, Poser S, Kemper N (1983) Benzodiazepin-Abhängigkeit: Gibt es Unterschiede zwischen den verschiedenen Substanzen? In: Waldmann H (Hrsg) Medikamentenabhängigkeit. Akademische Verlagsgesellschaft, Wiesbaden, S 55–63
19. Schrappe O (1980) Toxikomanie. In: Peters UH (Hrsg) Die Psychologie des 20. Jahrhunderts. Bd. X, Ergebnisse für die Medizin (2): Psychiatrie. Kindler, Zürich, S 849–868
20. Tyrer P (1980) Dependence on benzodiazepines. Br J Psychiatry 137:576–577
21. Ward J (1980) Social Aspects of Benzodiazepine. Prescribing Today. Editiones „Roche", Basle

Zerebrale Störungen und organische Psychosen

Hirnfunktionsstörungen als Risikofaktoren für die seelische Gesundheit

M. H. Schmidt

Hirnfunktionsstörungen als Risikofaktoren für psychiatrische Auffälligkeiten zu untersuchen, lohnt letztlich nur, wenn man davon ausgeht, daß ihnen eine gewisse zahlenmäßige Bedeutung zukommt und daß den durch sie verursachten Risiken durch präventive Maßnahmen begegnet werden kann. Das erstere scheint gegeben, wenn man auch nur von mittleren Prävalenzangaben ausgeht, die für das Schulalter zwischen 5 und 10% liegen; sie gelten für die synonym gebrauchten oder engverwandten Begriffe der cerebralen Dysfunktion, der Minimalen cerebralen Dysfunktion (MCD, minimal brain dysfunction, Wender 1971), des frühkindlich exogenen Psychosyndroms nach Lempp (1970), des psychoorganischen Syndroms nach Corboz (1973) und des hirnorganischen Achsensyndroms nach Göllnitz (1975). Sie fußen auf der älteren Vorstellung, daß es sich um Zustände nach im frühen Alter erworbener leichter Hirnschädigungen (frühkindliche Hirnschädigung, minimal brain damage oder minimale infantile Cerebralparese) handelt (Übersicht bei Schmidt 1981).

Um die *Möglichkeiten der Beeinflussung durch Prävention* zu untersuchen, müssen wir die Annahmen betrachten, die generell mit dieser hypostasierten diagnostischen Einheit verbunden werden. Sie sind geläufig, denn das Konzept der leichten Hirnfunktionsstörung erfreut sich bei Kinderpsychiatern, Pädiatern und Neuropädiatern großer Beliebtheit. Obwohl kritische Stimmen dazu nie verstummt sind, hat es nicht an Versuchen gefehlt, das Konzept zu rechtfertigen, in jüngster Zeit etwa durch Black (1980). Diese Beliebtheit beruht auf vier Annahmen, die das Konzept – mehr oder minder begründet – impliziert, die zumindest in der Regel damit assoziiert werden, nämlich. . .

– die Annahme einer im Sinne eines Syndroms regelhaften Verbindung verschiedener Symptome, von denen einzelne auch fehlen können,
– von der Annahme einer einheitlichen Psychopathologie im Rahmen der obengenannten syndromhaften Symptomatik,
– von der Annahme einer einheitlichen Ätiologie, die zusätzlich zu dem Syndromcharakter an eine ätiologisch definierbare Störung denken läßt (wobei oft übersehen wird, daß ätiologische Hinweise häufig erst zu der Zusammenführung verschiedener Symptome zu dem Syndrom führen),
– von der Überschneidung von Hirnfunktionsstörungen mit allfälligen kinderpsychiatrischen Auffälligkeiten im Sinne der sogenannten Sekundärneurotisierung; diese Auffälligkeiten treten zu den spezifischen Symptomen hinzu.

Betrachtet man diese Annahmen als gegeben, dann erscheint

– unter Bezug auf die dritte Annahme eine *primäre Prävention* durch die Verhütung prä- und perinataler hirnorganischer Beeinträchtigungen möglich,

– unter Rückgriff auf die erste und zweite Annahme eine wenigstens teilweise Beeinflussung des Syndroms im Sinne *sekundärer Prävention,*
– unter Rückgriff auf die vierte Annahme eine Prävention der durch das Syndrom favorisierten Sekundärstörungen im Sinne *tertiärer Prävention.*

Empirische Studien

Im Rahmen von *Untersuchungen zur Prävalenz* und Bedeutung von Hirnfunktionsstörungen im Grundschulalter haben wir auch die Basisannahmen zum Konzept der Minimalen cerebralen Dysfunktion einer empirischen Überprüfung unterzogen. Die von uns gewählten Prozeduren für Falldefinition und Fallidentifikation wurden von Esser et al. (1981) beschrieben, die nachstehend referierten Ergebnisse in Schmidt et al. (1982).

Zur *Überprüfung des Syndromcharakters* reduzierten wir die in der Regel herangezogenen diagnostischen Merkmale auf drei Datenebenen, nämlich auf neurophysiologische Besonderheiten, neuropsychologische Ausfälle und auf Teilleistungsschwächen. Die in einer Feldstudie (N = 268 Achtjährige) gefundenen Auffälligkeiten, also die Erfüllung des Definitionskriteriums auf einer der drei Merkmalsebenen, waren praktisch unabhängig voneinander. Unter Kindern mit einem Intelligenzquotienten von mehr als 70 fanden wir unter insgesamt 47 hirnfunktionsgestörten, das sind 16%, nur fünf, die in mehr als einer Merkmalsebene auffällig waren, also gut 10%. Unter Kindern mit einem Intelligenzquotienten von mehr als 85 waren es bei 31 hirnfunktionsgestörten, also 12,5%, nur zwei. In einer Inanspruchnahmestichprobe von 96 Achtjährigen fanden wir 25 Hirnfunktionsgestörte, also 26%, davon 10 mit Auffälligkeiten auf mehr als einer Definitionsebene, also auch hier bei insgesamt stärker gestörten Kindern nur 2/5. Auffälligkeiten auf allen drei Ebenen hatte auch hier nur ein einziges von 25 Kindern. Der Schluß auf den Syndromcharakter der kritischen Symptome war für unsere Stichprobe damit unzulässig. Beobachtbar waren lediglich isolierte Auffälligkeiten mit geringem Überschneidungsbereich.

Spezifische *psychopathologische Merkmale* wie Reizüberempfindlichkeit, Affektlabilität, verminderte Angstbildung, Hyperaktivität, Hypermotorik und Distanzstörung werden übereinstimmend zur Diagnose des frühkindlich entstandenen hirnorganischen Psychosyndroms herangezogen. Wir konnten beim Vergleich psychiatrisch auffälliger Kinder mit und ohne Hirnfunktionsstörungen aus einer Feld- und einer Inanspruchnahmestichprobe für die häufigsten Diagnosen und Symptome keine Verteilungsunterschiede finden, am ehesten noch für neurotische Störungen, insbesondere aber nicht für die hyperkinetischen Syndrome. Der Beweis, daß Hirnfunktionsstörungen zu einem spezifischen psychiatrischen Syndrom disponieren, konnte damit nicht geführt werden.

Für *Hirnfunktionsstörungen* konnte auch nicht wahrscheinlich gemacht werden, daß sie Folge frühkindlicher Hirnschädigungen sind, wenigstens nicht, soweit solche durch Angaben der Mütter zur Schwangerschafts- und Geburtsanamnese belegt werden können, wie sie in der Klinik der Syndromdiagnostik zugrunde gelegt werden.

Mit einem Anteil von 32% hirnfunktionsgestörten Kindern unter psychiatrisch auffälligen lag die Rate gegenüber den psychiatrisch unauffälligen zweimal so hoch, sowohl in der Feld- wie auch in der Inanspruchnahmestichprobe. Umgekehrt waren von 47 hirnfunktionsgestörten Kindern in der Feldstichprobe kanpp 40% (also 18) kinderpsychiatrisch auffällig, d. h. daß die Wahrscheinlichkeit für Hirnfunktionsstörungen unter psychiatrisch auffälligen Kindern zunimmt und *Hirnfunktionsstörungen die Wahrscheinlichkeit kinderpsychiatrischer Auffälligkeiten erhöhen,* sie sind also Risikofaktoren für kinderpsychiatrische Störungen oder Erkrankungen.

Dieser Risikofaktor kommt in Inanspruchnahmestichproben nicht häufiger vor als bei Kindern, die keinen kinderpsychiatrischen Dienst in Anspruch nehmen, aber zu 4% sowohl hirnfunktionsgestört wie psychiatrisch auffällig sind. Eine verstärkte Inanspruchnahme kinderpsychiatrischer Dienste wird also durch Hirnfunktionsstörungen nicht ausgelöst. Die psychiatrisch auffälligen Kinder zeigen vorzugsweise Leistungsschwächen und neuropsychologische Auffälligkeiten, seltener EEG-Veränderungen und neurologische Besonderheiten, die immerhin bei 5,5% aller Kinder mit einem Intelligenzquotienten von mehr als 70 gefunden wurden. Die Überschneidung zwischen psychiatrischer Auffälligkeit und Hirnfunktionsstörung ist demnach auf Leistungsstörungen im weitesten Sinne zurückzuführen. Mit Ausprägung und Generalisierung der Hirnfunktionsstörung steigt das Risiko einer psychiatrischen Störung oder Erkrankung. Der größere Teil der hirnfunktionsgestörten Kinder bleibt jedoch psychiatrisch unauffällig.

Was besagen nun diese Ergebnisse für Maßnahmen der Prävention?

Wenn der Zusammenhang zwischen Hirnfunktionsstörungen und belasteten Schwangerschaften und Geburten für solche Hirnfunktionsstörungen (also auch für leichtere Folgen von Hirnschädigungen) locker ist, dann ist *primäre Prävention durch Verbesserung der Schwangerenfürsorge, Geburtshilfe und Neugeborenenpflege,* zumal bei der hohen Prävalenz, nur begrenzt zu verbessern (was nicht die Rolle geburtshilflicher Maßnahmen bei der Senkung der Rate frühkindlicher Hirnschädigungen schmälern soll).

Wenn eine einheitliche Symptomatik und eine spezifische Psychopathologie nicht bestehen, dann ist eine Beeinflussung im Sinne einer *sekundären Prävention durch Interventionen* nur begrenzt möglich, am besten noch für Teilleistungsschwächen, die durch Übung in Grenzen ausgeglichen werden können.

Wenn das Risiko für psychiatrische Auffälligkeiten erhöht ist, dann läßt sich zwar eine *Vermeidung kinderpsychiatrischer Störungen im Sinne einer tertiären Prävention* vorstellen. Wenn das höhere Erkrankungsrisiko aber vorzugsweise zu Lasten von Defiziten im Leistungsverhalten geht, dann muß die Prävention in einem veränderten Anforderungsprofil an derart gestörte Kinder bestehen.

Wir konnten weiter zeigen, daß Jungen wesentlich häufiger an Hirnfunktionsstörungen leiden als Mädchen. Das gilt bereits im Vorschulalter, am deutlichsten aber im Schulalter, während sich in der Adoleszenz die Raten bei beiden Geschlechtern stärker einander angleichen. Was die Art der psychischen Störungen angeht, sind solche mit expansiven Störungen bei Jungen häufiger als bei Mädchen. Beim männ-

lichen Geschlecht addieren sich also im Kindesalter zwei Risiken: Bei hirnfunktionsgestörten Jungen ist besondere Aufmerksamkeit bezüglich der Leistungsanfor-
derungen geboten. Zwar ist die Wirkungsrichtung in Leistungs- und Verhaltensauffälligkeiten nicht eindeutig ableitbar, vieles spricht aber dafür, daß Teilleistungsschwächen kinderpsychiatrische Auffälligkeiten begünstigen (Rutter & Yule 1977).
Unsere Ergebnisse wurden an Achtjährigen, also an Kindern ohne lange Schulkarriere, gefunden. Esser (1980) hat für Kinder im Vorschulalter aber nachgewiesen,
daß der Zusammenhang zwischen Verhaltens- und Leistungsstörungen dort noch
enger ist als im Grundschulalter.

Wir konnten außerdem belegen, daß das psychiatrische Erkrankungsrisiko unabhängig von der Tatsache einer Hirnfunktionsstörung dann steigt, wenn *widrige familiäre und soziale Umstände* den Entwicklungshintergrund bilden; zur Methodik
und zu den Ergebnissen im einzelnen vgl. Voll et al. (1982). Zur Quantifizierung be-
nutzten wir den Family Adversity Index von Rutter & Quinton. Ein ungünstiger
Hintergrund hat eine geringe Einwirkung auf das Risiko einer Hirnfunktionsstörung, aber eine deutliche auf die Wahrscheinlichkeit psychiatrischer Auffälligkeiten,
damit steigt jedoch nicht entsprechend die Wahrscheinlichkeit, daß für Kinder aus
solchen Familien kinderpsychiatrische Hilfe in Anspruch genommen wird. Das
heißt, daß nicht nur bei Jungen mit Teilleistungsschwächen aus ungünstigen familiären und sozialen Bedingungen präventive Maßnahmen einen hohen Nutzwert haben können, sondern auch, daß diese Maßnahmen im Sinne einer tertiären Prävention nicht oder nur selten aktiv in Anspruch genommen werden, daß also, wenn die
Hauptlast des Risikos von Hirnfunktionsstörungen auf die künftige Entwicklung
von Kindern und Jugendlichen gemindert werden soll, aktive Maßnahmen ergriffen
werden müssen, etwa durch soziale Dienste, die auf die betreffenden Familien zuge-
hen, damit Risikokinder einer frühzeitigen Erkennung und Intervention zugeführt
werden können. Wird die Inanspruchnahmeschwelle überschritten, dann sollten
Jungen besonders kritisch auf Leistungsdefizite untersucht und Eltern aus entsprechend ungünstigen Verhältnissen sorgfältig zur Zusammenarbeit motiviert werden.

Die Frage, auf welche Weise psychiatrischen Auffälligkeiten teilleistungsschwa-
cher Kinder am besten vorgebeugt werden könne, ist nur begrenzt beantwortet. Sicher ist, daß eine völlige Entlastung nicht das Mittel der Wahl ist, sondern daß eine
den Schwächen angemessene Belastung erfolgen muß. Besser läßt sich ausmachen,
welchen Effekt solche Interventionen versprechen. Ein Großteil der längerfristigen
Auffälligkeiten im Gefolge von Hirnfunktionsstörungen hat eine expansive Symptomatik und hohe Persistenz, also unbehandelt eine hohe Wahrscheinlichkeit, bis ins
Jugendalter fortzubestehen. Eine günstige Beeinflussung dieser besonders behand-
lungsbedürftigen Gruppe verspricht die Rate der psychisch Auffälligen und Dissozialen auch über das Jugendalter hinaus zu senken.

Gefördert durch die Deutsche Forschungsgemeinschaft im Rahmen des SFB 116 (Psychiatrische Epidemiologie) Projekt D 1 „Prävalenz und Bedeutung cerebraler Dysfunktion bei Achtjährigen". Mit Dank erwähne ich als Mitglieder unserer Arbeitsgruppe Dipl.-Psych. W. H. Allehoff, Dr. G. Esser, Dipl.-Psych. B. Geisel, Dr. M. Laucht, Dr. R. Voll

Literatur

Black P (1980) Brain dysfunction in children. Aetiology, diagnosis and management. Raven Press, New York

Corboz RJ (1973) Kinderpsychiatrie. In: Müller C (Hrsg) Lexikon der Psychiatrie. Springer, Berlin Heidelberg New York

Esser G (1980) Über den Zusammenhang von Verhaltens- und Leistungsstörungen im Vorschulalter (und Grundschulalter). Phil. Diss., Mannheim

Esser G, Schmidt MH, Allehoff W, Geisel B (1981) Zerebrale Funktionsstörung bei Achtjährigen: Mehrebenenfalldefinition in einer epidemiologischen Untersuchung. Z Kinder- Jugendpsychiatr 9:399–411

Göllnitz G (1975) Neuropsychiatrie des Kindes- und Jugendalters. Fischer, Stuttgart

Lempp R (1970) Frühkindliche Hirnschädigung und Neurose. Huber, Bern Stuttgart Wien

Rutter M, Yule W (1977) Reading difficulties. In: Rutter M, Hersov L (eds) Child psychiatry. Modern approaches. Blackwell Scientific Publications, Oxford London Edinburgh Melbourne

Schmidt MH (1981) Neuropsychologische Syndrome bei frühkindlich entstandenen Hirnfunktionsstörungen. In: Remschmidt H, Schmidt MH (Hrsg) Neuropsychologie des Kindesalters. Enke, Stuttgart

Schmidt MH, Esser G, Allehoff WH, Geisel B, Laucht M, Voll R (1982) Bedeutung cerebraler Dysfunktion bei Achtjährigen. Z Kinder-Jugendpsychiatr 10:365–377

Voll R, Allehoff WH, Esser G, Poustka F, Schmidt MH (1982) Widrige familiäre und soziale Bedingungen und psychiatrische Auffälligkeit bei Achtjährigen. Z Kinder- Jugendpsychiatr 10:100–109

Wender PH (1971) Minimal brain dysfunction in children. Wiley & Sons, New York

Legasthenie – ein Entwicklungsproblem mit Konsequenzen?

J. Martinius

Es mag etwas herbeigeholt erscheinen, die Legasthenie in den großem Rahmen der Prävention psychiatrischer Erkrankungen zu stellen, denn jenseits des Entwicklungsalters kann sie eigentlich aus dem einfachen Grunde keine Rolle mehr spielen, weil es sie nach „amtlichen" Vorstellungen nicht mehr geben darf. Andererseits sind angesichts der Häufigkeit dessen, was man so Legasthenie nennt, keine großen Rechenkünste erforderlich, um begründet zu vermuten, daß, wo immer eine größere Gruppe Erwachsener sich zusammenfindet, der eine oder andere in dieser Gruppe selbst oder wenigstens doch in seiner engeren Umgebung mit der Lese-Rechtschreibschwäche Probleme gehabt hat oder noch hat. Und selbst, wenn es nicht so wäre, hat doch in jüngerer Vergangenheit ein großes Publikum Berührung mit dem Legasthenie-Problem gehabt, da die Presse das Problem aufgegriffen und das Terrain für eine neue Diskussion bereitet hat.

Lesen und Schreiben sollen während der Grundschuljahre erlernt werden. Eben damit haben viele Kinder *besondere Schwierigkeiten.* Die Prävalenz solcher Kinder unter den Zweit- bis Viertkläßlern liegt bei 7%, einem hierzulande wie anderswo mehrfach festgestellten Schüleranteil. Nicht alle diese Kinder sind Legastheniker, sondern etwa die Hälfte dieser Gruppe; und das sind immer noch sehr viele.

Was ist Legasthenie? Der Name bezeichnet ein Symptom, eine Störung in einem Teilbereich der ansonsten gut entwickelten intellektuellen Fähigkeiten, eine Teilleistungsstörung. Sie ist nach aktuellem Stand des Wissens die gemeinsame Endstrecke ätiopathogenetischer Einwirkungen, exogener Schäden, Anlagefaktoren und natürlich der Interaktion beider, regelmäßig früher oder später kompliziert durch reaktivpsychogene Aggravationen bis hin zu neurotischen und dissozialen Fehlentwicklungen.

Die *Diagnose* ist dann in Betracht zu ziehen, wenn bei einem Kind in Relation zu seiner Intelligenz bzw. Schuljahrgangsstufe ein Leserückstand von mindestens zwei Jahren besteht. Die Schreibschwäche ist parallel oder auch sekundär vorhanden. Das Symptom ist offensichtlich. Mit der Feststellung des Symptoms ist es jedoch nicht getan. Hier hat ein diagnostischer Prozeß zu folgen, der die Störung als das Produkt durchaus verschiedener Defizite der zentralen Sprachwahrnehmung und -verarbeitung ausweist. Auf der beschreibenden Ebene werden, z. B. mit dem Diagnostischen Rechtschreibtest (DRT), Merk- und Wahrnehmungsfehler quantifiziert dargestellt, untergliedert in Einzelbereiche, deren Gesamt ein individuelles Störungsprofil ergibt. Dahinter stehen Störungen der visuell-räumlichen oder auditiven Wahrnehmung und Wiedergabe, der zentralen Verarbeitung von Reihenfolgen, des Gedächtnisses und des intermodalen Transfers.

Wegen der unterschiedlichen Ätiopathogenese und der sich immer deutlicher abzeichnenden Unterformen spricht man korrekterweise von *den Legasthenien.*

Wenn die Legasthenien ein ausschließlich an die Entwicklung gebundenes Problem darstellten, müßte das Problem mit Erreichen der Pubertät verschwunden sein, dies allerdings unter der Voraussetzung, daß nicht gravierende Erziehungs- und Unterrichtsfehler gemacht werden. Ganz offensichtlich ist aber die Schwäche bei vielen Betroffenen mit dem Ende der Grund- und Hauptschuljahre nicht überwunden, eine besorgniserregende Erkenntnis, für die sich die Öffentlichkeit neuerdings zu interessieren beginnt und die den mit Erwachsenen beschäftigten Nervenarzt nicht unbeteiligt lassen kann. Erwachsene Legastheniker verbergen ihr Problem schamhaft, suchen berufliche und soziale „Verstecke", scheuen die berufliche Weiterbildung.

Die Wissenschaft hat sich mit der Fragestellung *„was wird aus Legasthenikern?"* durchaus befaßt. Bis zum Anfang der 70er Jahre wurden ausgewählte Populationen retrospektiv untersucht. Was unseren geographischen Bereich betrifft, so hat Weinschenk (1965) frühzeitig darauf aufmerksam gemacht, daß Legastheniker überzufällig häufig in Sonderschulen für Lernbehinderte anzutreffen sind und/oder den Weg in die Dissozialität und Kriminalität gehen. Wir begegnen solchen Schicksalen nicht selten in unserer Tätigkeit als forensische Gutachter. Der Weg in die Dissozialität ist jedoch nicht der vorherrschende; außerdem wird er durch intervenierende Variablen mitbestimmt.

Ein differenzierteres Bild ist aufgrund neuerer *longitudinal angelegter und epidemiologisch repräsentativer Untersuchungen* entstanden: Cockburn (1973) machte bei zweimaliger Untersuchung einer großen Gruppe von Legasthenikern die Feststellung, daß vom 8. bis zum 11. Lebensjahr bei fortlaufendem Besuch der Regelschule nur 10% eine altersgemäße, normale Lesefähigkeit erreichten. 30% lagen bei Nachuntersuchungen im unteren Grenzbereich, 60% blieben legasthen. Rutter und Mitarbeiter (1976) erfaßten in der Isle-of-Wight-Studie einen späteren Entwicklungszeitraum, den zwischen dem 10. und 15. Lebensjahr, d. h. den zwischen der 5. und 9. Klasse. Hier waren es nur noch 8%, die im Laufe des Untersuchungszeitraumes eine normale Lese- und Schreibfähigkeit erwarben. Mit anderen Worten, je älter ein Legastheniker wird, desto geringer scheint seine Chance, die Schwäche ganz loszuwerden.

Was wird mit den übrigen? Auch hierzu gibt es, wenn auch noch sehr begrenzte Erkenntnisse. Russel (1982) konnte, wiederum in einer prospektiven Untersuchung zeigen, daß im Mittel eine Entwicklung der Lese- und Schreibfähigkeit stattfindet, diese aber konstant hinter der Norm zurückbleibt und schließlich auf dem Niveau des 13- bis 14jährigen stehen bleibt.

Viele der extrem Lese-Rechtschreibschwachen, die nach Schätzungen ungefähr 1% der Gesamtbevölkerung ausmachen, bleiben was sie sind: des Lesens und Schreibens ganz oder weitgehend unkundig. Für sie bedeuten die Schuljahre ein unentrinnbares Dauer-Trauma.

Darüber, was die innerschulische, also schuleigen-pädagogische Betreuung und was zusätzliche lern- und psychotherapeutische Bemühungen zu leisten vermögen, gibt es widersprüchliche Befunde. Das wenigste, was gesagt werden kann, ist, daß Übungen, die nicht auf das ganz individuelle Störungsmuster ausgerichtet sind, wenig bewirken. Ob beim Erwachsenen noch Verbesserungen zu erzielen sind, werden die mancherorts unternommenen Versuche zeigen. Fest steht jedenfalls, daß *Aussichten auf Heilung und wesentliche Besserung* mit dem Zeitpunkt des Beginns einer *spezifischen Therapie* korrelieren, je früher der Beginn, desto positiver die Korrelation. Ermutigend ist die Erfahrung von White (1979) mit Kindern im Vorschulalter, bei denen sich aus Testbefunden eine Gefährdung für eine spätere Legasthenie ableiten ließ. Eine vergleichende Therapiestudie zeigte nach Ablauf eines Jahres, d. h. zum Zeitpunkt der Einschulung, daß die behandelte Gruppe eine signifikant bessere Lesefähigkeit als die Kontrollgruppe erreicht hatte. Primäre Prävention sollte und kann hier ihren Ansatz finden. Es bedarf allerdings des einschränkenden Hinweises, daß die verfügbaren Instrumente zur Früherkennung noch der Verbesserung bedürfen.

Legasthenien können *als Entwicklungsstörung* auftreten, d. h. mit einem an die Entwicklung geknüpften Potential zur Besserung und Heilung. Die frühe Nutzung dieses Potentials durch eine individualisierte Übungsbehandlung ist die logische Konsequenz. Ob es unter dieser Voraussetzung Legasthenien gibt, die nicht besserbar sind, bliebe abzuwarten.

Die *derzeitige Versorgung im Bildungssystem* trägt den Erkenntnissen nur sehr bedingt Rechnung. Bei aller Hochachtung vor Einsatzfreude und Leistung vieler Lehrer muß doch die Handlungsgrundlage, die geltenden Vorschriften, als hinter den Erfordernissen zurückbleibend bezeichnet werden. Die geltenden Vorschriften negieren die Legastheniedefinition und sprechen pauschal von „Kindern mit besonderen Schwierigkeiten beim Erlernen des Lesens und Rechtschreibens".

Wenn die z. Zt. innerhalb des Schulsystems angebotene Förderung diese Schwierigkeiten bis zur 6. Jahrgangsstufe nicht beseitigt hat, wird die fortbestehende Teilleistungsstörung nunmehr als Begabungsmangel deklariert und der weitere Besuch einer fortführenden Schule für nicht sinnvoll erachtet (Schreiben des Bayerischen Staatsministeriums für Unterricht und Kultus vom 22. 1. 1982 an den Landesverband Legasthenie, Bayern).

Spätestens dann, wenn ein betroffenes Kind, trotz guter Begabung, die angestrebte und angemessene Schullaufbahn nicht aufnehmen kann oder eine begonnene abbrechen muß, erreicht die seelische Belastung ihren Höhepunkt. In dieser Situation ist natürlich immer noch sog. tertiäre Prävention möglich. Es braucht nicht betont zu werden, von wieviel Frustration sie begleitet und gehemmt wird.

Zusammenfassend läßt sich sagen: Solange ganz offensichtliche Möglichkeiten zu Prävention, Behandlung oder wenigstens doch zum Schutz von Legasthenikern nicht erkannt und genutzt werden, bleibt die Legasthenie mehr als eine Entwicklungsstörung, und dies mit negativen Konsequenzen.

Literatur

Cockburn JM (1973) Annual surveys of reading disability in a Scottish county. Br J Educ Psychol 43:188–191

Russel G (1982) Impairment of phonetic reading in dyslexia and its persistence beyond childhood–research note. J Child Psychol Psychiatry 23:459–475

Rutter M, Yule W, Graham P, Whitmore K (1976) Research report: Isle of Wight Studies, 1964–1974. Psychol Med 6:313–332

Weinschenk C (1965) Die erbliche Lese-Rechtschreibschwäche und ihre sozialpsychiatrischen Auswirkungen. Huber, Bern Stuttgart Wien

White M (1979) A first-grade intervention program for children at risk for reading failure. J Learn Disabil 12:231–237

Prävention paranoider und depressiver Reaktionen bei Intensivpatienten

H.-J. Hannich und W. M. Pfeiffer

Im Beginn der Intensivmedizin fielen psychopathologische Syndrome in so großer Zahl in die Augen, daß man geradezu von einem *„Intensive Care Syndrom"* (McKegney 1966) sprach. Dabei handelte es sich um passagere psychotische Zustände, vor allem mit folgender Symptomatik: Verworrenheit mit Störung der Orientierung, ängstlich-depressive Verstimmung sowie mehr oder weniger ausgeprägte wahnhafte Umdeutungen der Situation (Dahme et al. 1982). Nach klassischer psychiatrischer Diagnostik sind solche Zustände den exogenen Reaktionstypen (im Sinne von Bonhoeffer 1912) zuzuordnen. Allerdings wurde durch Untersucher wie Lazarus et al. (1968), Freyberger (1975) und Böker (1980) gerade auch die Bedeutung situativer Faktoren für Entstehung, Ausgestaltung und Verlauf hervorgehoben.

Mit Vervollkommnung der Operationsmethodik (besonders in der Herzchirurgie) sind ausgeprägte psychotische Reaktionen inzwischen zurückgetreten. Trotzdem gilt auch heute, daß bei den meisten Patienten einer operativen Intensivstation zumindest kurzfristig eine Bewußtseinsstörung besteht, sei sie durch den Krankheitsprozeß oder durch die Medikation (etwa die abklingende Narkose) bedingt. Zudem zeigt sich bei eingehender psychiatrischer Betrachtung, vor allem aber auch bei rückschauender Exploration, daß die Bewußtseinsstörungen weiterhin häufig mit Verstimmungszuständen und paranoiden Fehlinterpretationen der Umwelt einhergehen. Mögen diese Störungen meist auch wenig augenfällig sein, so verdienen sie doch unvermindert unsere Aufmerksamkeit, denn sie sind nicht nur quälend für den Patienten, sondern sie stören die Kooperation und beeinträchtigen derart den Allgemeinzustand, daß sie dem Krankheitsprozeß eine ungünstige Richtung verleihen können.

Nun stellt in der *multifaktoriellen Konstellation eines solchen Psychosyndroms* die Störung der Bewußtseinsfunktionen eine zentrale Bedingung dar. So ist als erstes zu fragen, durch welche Faktoren die Bewußtseinslage beeinträchtigt wird und wie ihnen entgegenzuwirken ist.

Hierzu seien die folgenden Punkte hervorgehoben: Die ständigen Aktivitäten der Intensivpflege führen zu weitgehendem Schlafentzug bzw. zum häufigen *Unterbrechen des Schlafes* mit Aufhebung des Tag-Nacht-Rhythmus (Dlin et al. 1971). Die *sedierende Medikation* wirkt anderseits einer völligen Aufhellung des Bewußtseins entgegen. Das gleiche gilt für den Mangel bzw. die *Monotonie der Reize,* die sich im Sinne einer relativen sensorischen Deprivation auswirken (Wilson 1972). Aus dieser gleichzeitigen Störung des Schlafens und des Wachseins folgt ein Dahindämmern mit Verwischung der Grenzen zwischen Schlaf und Wachen, womit hypnagoge Erlebnisse und Trauminhalte ins Wacherleben hinübergehen.

Bei einer 26jährigen Patienten kam es als Folge einer Fettembolie zu einem psychoorganischen Syndrom mit unsicherer Orientierung, anhaltender Schlafstörung und hohem Schlafmittelkonsum. Eines Tages sah sie über Stunden hinweg ein Kind auf dem Fensterbrett, das in

Gefahr war, hinunterzustürzen, weshalb sie immer wieder die Schwester zu Hilfe rief. (Inhaltlich läßt sich das als eine Projektion der eigenen Gefährdung interpretieren.)

Für die *Pflege* ergibt sich als Folgerung:

- Förderung ausgiebigen Schlafes. Deutlichmachen des Tag-Nacht-Rhythmus (Fenster, die den Blick nach draußen gestatten; Abdunkeln des Raumes bei Nacht).
- Möglichst klare Trennung zwischen Schlaf- und Wachperioden, wobei der Schlaf so selten, wie es nur geht, zu unterbrechen ist.
- Entsprechend ist auch das Wachsein zu fördern. Das bedeutet Zurückhaltung in der Verwendung von Medikamenten, welche die Bewußtseinslage senken. Weiterhin bedarf es der Orientierungshilfen und der Anregung der Umweltbeziehung. Hierzu gehören häufige Kontaktaufnahmen zum Patienten hin. Noch wichtiger aber ist, dem Patienten eigene Äußerungen und damit die aktive Hinwendung zur Umwelt zu ermöglichen; dies gilt natürlich besonders für den Äußerungsbehinderten, etwa den Intubierten.

Trotz aller Bemühungen sind unsere Möglichkeiten, die Bewußtseinsstörung zu beeinflussen, begrenzt. Daher wird der „protopathische Gestaltwandel des Erlebnisfeldes" (Conrad 1962) mit den charakteristischen Veränderungen der Orientierung, der Wahrnehmung und des Gedankenablaufes oft über längere Zeit weiterbestehen. So das Unvermögen, die Situation als Ganzes zu überblicken und zu strukturieren sowie das pathische *Verfallensein an isolierte Eindrücke* und Impulse. Als verbindendes Element bleibt die emotionale Gestimmtheit, aus der heraus die Fragmente der Realität eine wahnhafte Deutung erfahren können.

41jährige Patientin, bei der es nach Exstirpation eines Rektum-Karzinoms zur Abszedierung mit septischen Erscheinungen und Niereninsuffizienz kam; sie mußte 16 Tage lang beatmet werden. Dabei glaubte sie, daß sie sich auf einer Tierversuchsstation befand; sie mißdeutete Personal und Infusionsständer als Gorillas und den Röntgenapparat als einen Dionsaurier, der sich über sie legte.
Ein 52jähriger Patient mit Thoraxempyem nach Operation eines Oesophaguskarzinoms, der ebenfalls über längere Zeit beatmet wurde. Er hatte die Vorstellung, er sei in Wahrheit schon tot und werde nur noch in Funktion gehalten, um als Organspender zu dienen.

In beiden Fällen erkennen wir die unscharf wahrgenommenen Fragmente der Realität, die nun durch den Patienten interpretiert werden, das eine Mal aus der Stimmung des Bedrohtseins mit traumhaft-phantastischen Zügen, das andere Mal aus der Stimmung des Aufgebens. Beides sind qualvolle Erlebnisweisen, besonders aber zeigt die zweite, das „Giving up" (Schmale 1972), eine gefährliche Entwicklung an.

Nun lehrt uns jedoch die Erfahrung, daß eine Bewußtseinsstörung nicht notwendig mit derartigen emotionalen und paranoiden Entgleisungen verbunden ist. Augenscheinlich vermag eine Atmosphäre, die dem Patienten das *Gefühl der Zuversicht und der Geborgenheit* vermittelt, auch bei fortdauernder Bewußtseinsstörung eine Stütze gegen solche Verstimmungen und paranoiden Reaktionen zu bieten (Willi 1966, S. 75f). Das bedeutet, daß wir die Möglichkeit haben, durch *psychische Einflußnahme* dem Auftreten psychotischer Entgleisungen entgegenzuwirken. In dieser Hinsicht sind die folgenden Punkte hervorzuheben (Hannich u. Wendt 1982; Pfeiffer 1982):

- Im präoperativen Gespräch ist der Patient eingehend auf die Erfahrungen vorzubereiten, die ihn nach der Operation erwarten, so zum Beispiel auf die Verlegung in die Intensivstation, auf die Intubierung und Sprachlosigkeit. Er kann sogar mit den Apparaturen vertraut gemacht und in die Mitarbeit eingeübt werden.
- Sogleich nach der Operation ist der Kontakt wieder aufzunehmen, zudem ist durch häufige Orientierungshilfen und ständige Erklärungen aller Pflegemaßnahmen die Kontinuität im Erleben des Patienten und seine Beziehung zur Realität wieder herzustellen.
- Das Gespräch mit dem bewußtseinsgestörten und das mit dem äußerungsbehinderten Patienten erfordert eine Technik, die besonderer Übung bedarf. Hierzu gehören klare, einfache Mitteilungen, die in häufiger Wiederholung zu geben sind. Wichtiger noch als die gedanklichen Inhalte erweisen sich oft die emotionalen Konnotationen des Gesagten. Dies ist auch bei den Visitengesprächen zu beachten, welche die Ärzte am Bett des Patienten führen und die oft zu einer Quelle der Beunruhigung werden. Besondere Bedeutung kommt im Umgang mit dem Bewußtseinsgestörten den elementaren Formen der Kommunikation zu, etwa dem Klang der Stimme und dem Körperkontakt.
- Vor allem geht es aber darum, dem körperlich wie geistig in einem Zustand völliger Hilflosigkeit befindlichen Patienten Zuversicht zu geben und die Gewißheit, verstanden und ständig umsorgt zu sein. Dies aber kann nicht durch einzelne Gespräche – etwa bei dem gelegentlichen Besuch eines Psychiaters oder Psychologen – erreicht werden. Vielmehr müßte jeder pflegerische Kontakt, jeder Handgriff Ermutigung und Geborgenheit vermitteln. Mit einer solchen Erwartung sind Ärzte und Pflegende überfordert. So haben wir bei den Patienten, über deren wahnhafte Reaktionen wir berichteten, die Ehepartner in großem Umfang in die Betreuung einbezogen. Nach übereinstimmendem Urteil der Patienten selbst war es gerade der Kontakt zu diesen vertrauten Menschen, der ihnen half, die Stimmung des Bedrohtseins bzw. des Aufgebens zu überwinden, alle Kräfte zu mobilisieren und erneut die Beziehung zur Wirklichkeit zu finden.

Was wir über die *Prävention depressiver und paranoider Reaktionen* in der Intensivmedizin berichteten, beruht allein auf klinischen Erfahrungen. Differenzierte wissenschaftliche Untersuchungen über die präventive und therapeutische Auswirkung solcher Einflußnahmen fehlen im wesentlichen. Das hat seinen Grund in großen methodischen Schwierigkeiten. Da wir für jeden Patienten alle unterstützenden Maßnahmen einzusetzen haben, die erfolgversprechend und möglich sind, verbietet sich die Aufstellung von Kontrollgruppen. Zudem läßt die Unsicherheit der Bestimmung der Bewußtseinslage und die Ungewißheit über das jeweilige Erleben des Patienten alle Vergleiche fragwürdig werden. Wir versuchen jetzt, an der hiesigen Klinik für Anaesthesiologie bei einer Anzahl von Patienten das beobachtbare Verhalten mit physiologischen und biochemischen Daten sowie mit der rückschauenden Erinnerung des Kranken selbst in Beziehung zu setzen. Diese Untersuchungen stehen aber erst am Anfang.

Literatur

Böker W (1980) Symptomatische Psychosen während Intensivbehandlung. In: Lawin P, Wendt
 M (eds) Aktuelle Probleme der Intensivbehandlung. Thieme Stuttgart
Bonhoeffer K (1912) Die Psychosen im Gefolge von akuten Infektionen, Allgemeinerkrankun-
 gen und inneren Erkrankungen. In: Aschaffenburg G (Hrsg) Handbuch der Psychiatrie.
 Bd. 8. Deuticke, Leipzig
Conrad K (1960) Die symptomatischen Psychosen. In: Psychiatrie der Gegenwart. Bd. II/2.
 Klinische Psychiatrie. Springer, Berlin Göttingen Heidelberg
Dahme B, Flemming B, Götze P, Huse-Kleinstoll G, Meffert H-J, Speidel H (1982) Psycho-So-
 matik der Herzchirurgie. In: Beckmann D, Davies-Osterkamp S, Scheer JW (Hrsg) Medizi-
 nische Psychologie. Forschung für Klinik und Praxis. Springer, Berlin Heidelberg New
 York
Dlin BM, Rosen H, Dickstein K (1971) The problems of sleep and rest in the intensive care
 unit. Psychosomatics 12:155–163
Freyberger H (1975) Psychosomatik. In: Lawin P (Hrsg) Praxis der Intensivbehandlung. Thie-
 me, Stuttgart
Hannich H-J, Wendt M (1982) Psychologische Aspekte der Intensivbehandlung. In: Schara J
 (Hrsg) Humane Intensivtherapie. perimed-Fachbuch-Verlagsges., Erlangen
Lazarus HR, Hagen JH (1968) Prevention of psychosis following open-heart surgery. Am J
 Psychiatry 124:1190–1195
McKegney PF (1966) The intensive care syndrome: The definition, treatment and prevention
 of a new "disease of medical progress". Conn Med 30:633–636
Pfeiffer WM (1982) Das ärztliche Gespräch im Umfeld der Operation. Deutscher Anaesthesie-
 Kongreß, Wiesbaden
Schmale AH (1972) Giving up as a final common pathway to changes in health. Adv Psycho-
 som Med 8:20–40
Willi J (1966) Delir, Dämmerzustand und Verwirrtheit bei körperlich Kranken. In: Bleuler M,
 Willi J, Bühler HR (Hrsg) Akute psychische Begleiterscheinungen körperlicher Krankhei-
 ten. Thieme, Stuttgart
Wilson LM (1972) Intensive care delirium. The effect of outside deprivation in a windowless
 unit. Arch Int Med 130:225–226

Prävention von Hypertonie und Arteriosklerose

D. Klaus

1 Primäre Prävention des Hochdrucks

Die Ätiopathogenese der häufigsten Hochdruckkrankheit, der essentiellen Hypertonie, ist multifaktoriell bedingt (Abb. 1). Neben genetischen Faktoren [3, 7] sind als endogener Realisationsfaktor vor allem Übergewicht, als exogener Realisationsfaktor überhöhte Kochsalzzufuhr und auf Grund neuerer Untersuchungen auch verminderte Kaliumzufuhr zu nennen. Unterentwickelte Völker mit niedriger Natrium- aber hoher Kaliumaufnahme haben seltener einen Hochdruck als Industrie-Nationen mit hoher Kochsalz- und niedriger Kaliumzufuhr. Die Beziehungen zwischen Kochsalzverbrauch und Prävalenz der essentiellen Hypertonie werden beim Vergleich der Hochdruckhäufigkeit bei Eskimos und Nordjapanern besonders deutlich. Bei Nordjapanern beträgt die Hochdruckhäufigkeit bei einer täglichen Kochsalzaufnahme von 28 g fast 40%, bei Eskimos mit einer Kochsalzzufuhr von 5 g fast Null.

Aus diesen Beobachtungen leitet sich für die primäre Prävention des essentiellen Hochdrucks die Forderung nach einer vollkommenen *Ernährungsumstellung* von natriumreicher und kaliumarmer Kost in kaliumreiche und natriumarme Kost ab. Die Realisierung dieser Forderung ist unwahrscheinlich. Dazu kommt, daß bei einer multifaktoriellen Entstehung des Hochdrucks das Natrium/Kaliumverhältnis in der Nahrung nur einen von mehreren exogenen Realisationsfaktoren darstellt. Kollektive Senkung der Kochsalzaufnahme beeinflußt die Häufigkeit des Hochdrucks relativ wenig, da nur 10% der Blutdruckvariabilität durch Variation in der Kochsalzaufnahme bedingt sind [2]. Salzarme Kost reduziert auch nur bei etwa der Hälfte der Patienten einen erhöhten Blutdruck, die andere Hälfte der Hochdruckkranken ist relativ salzunempfindlich. *Übergewicht* ist ein ebenso wichtiger Realisationsfak-

Genetische Disposition zu erhöhten Blutdruckwerten
(Polygene Defekte)

Endogene Realisationsfaktoren	*Exogene Realisationsfaktoren*
Hämodynamik	Natrium-Haushalt
Renin-Angiotensin-Aldosteron-System	Kalium-Haushalt
	Übergewicht
Katecholamine	Diabetes
Kallikrein, Prostaglandin	Gicht
Neurogene Faktoren	Psychoemotionaler Streß
Erhöhte Gefäß-Reagibilität	

Chronische arterielle Hypertonie

Abb. 1. Multifaktorielle Entstehung der essentiellen Hypertonie

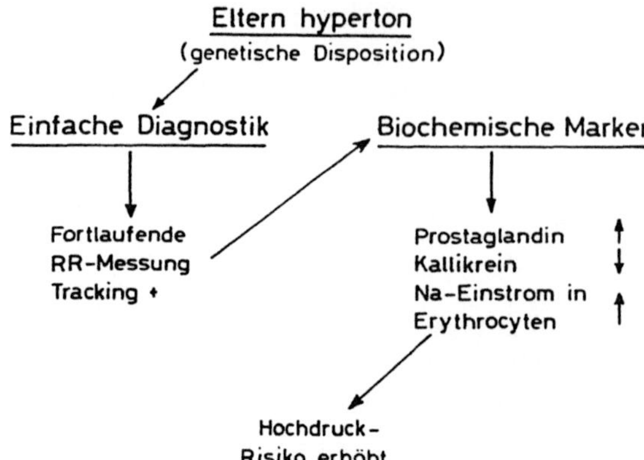

Abb. 2. Früherfassung von Hochdruck-Gefährdeten im prähypertensiven Stadium

tor wie Kochsalz. Dies zeigt der Rückgang der Hochdruckhäufigkeit in den Kriegsjahren.

Es ist realistischer, keine Kollektive, sondern eine individuelle primäre Prävention des Hochdrucks anzustreben, auch wenn es sich um eine häufige Erkrankung handelt. In den letzten Jahren wurden diagnostische Methoden entwickelt, um diejenigen Personen schon frühzeitig zu erfassen, die später an einem Hochdruck erkranken können [5]. Die *diagnostischen Möglichkeiten* bestehen in einer genauen Analyse von Blutdruckwerten und Körpergewicht in Familien mit Hochdruck (Abb. 2). Blutdruckwerte und Körpergewicht von Kindern, deren einer oder beide Elternteile eine Hypertonie aufweisen, liegen im Durchschnitt während des ganzen Kindesalters höher (oberhalb der 95% Altersperzentile) als die von Kindern normotoner Eltern. Dieses Verhalten wird als Tracking-Phänomen bezeichnet und weist auf die Möglichkeit einer Hypertonie-Entwicklung hin.

Die Entdeckung hochdruckgefährdeter Personen im prähypertensiven Stadium wird durch den Nachweis *biochemischer Marker* für die essentielle Hypertonie unterstützt. Es zeigt sich, daß hochdruckgefährdete Kinder beispielsweise weniger Kallikrein und mehr Prostaglandin im Urin ausscheiden als Kinder normotoner Eltern [6]. Hinsichtlich des prädiktiven Wertes dieser Testverfahren ist zu sagen, daß die Aussagekraft eines Testes um so höher ist, je höher die Prävalenz der gesuchten Störung in der untersuchten Gruppe liegt. Vorgeschichte (familiäre Hochdruckbelastung) und körperliche Untersuchung (Tracking-Phänomen) erhöhten die Prävalenz.

2 Sekundäre Prävention bei Hochdruck

Die sekundäre Prävention bei Hochdruck betrifft vor allem die Verhinderung von kardiovaskulären Folgen der durch den Hochdruck geförderten Arteriosklerose.

Von diesen sind in erster Linie die Arteriosklerose in Herz- und Hirngefäßen und damit die Entstehung von Myokardinfarkt, Hirninfarkt und Hirnblutung bedeutsam.

Die *Effektivität* von Präventivmaßnahmen muß in Interventionsstudien geprüft werden, die sich unterschiedlicher Protokolle und Probandenauswahl bedienen. Multifaktorielle Interventionsstudien sollen prüfen, ob sich Risikofaktoren gegenseitig beeinflussen. Die Studien müssen über einen längeren Zeitraum durchgeführt werden, der den Spontanverlauf der Erkrankung berücksichtigt. Sie müssen auch alle Schweregrade der Erkrankung einschließen. Eine leichte Hypertonie führt erst in 15 bis 30 Jahren zu Folgeerscheinungen, so daß eine Interventionsstudie etwa 10 Jahre dauern müßte, um den Spontanverlauf der Erkrankung zu berücksichtigen. Einige der bisher durchgeführten Studien waren mit einer Dauer von 1 bis 3 Jahren zu kurz. Retrospektive Studien sind in ihrer Bewertung meist durch die Tatsache eingeschränkt, daß das Patientengut ausgewählt und nicht allgemein repräsentativ ist.

Als Beispiel sei die Studie von Stewart [8] über die kardioprotektive Wirkung von *Beta-Blockern* beim Hochdruck genannt. Danach hatten Hochdruckkranke, die mit Beta-Blockern als Antihypertensivum behandelt wurden, deutlich weniger Myokardinfarkte (8% in 5 Jahren) als Hochdruckkranke, die andere Antihypertonika erhielten (31% in 5 Jahren). Die daraus gefolgerte Vermutung einer kardioprotektiven Wirkung von Beta-Blockern hat zunächst nur heuristischen Wert und muß durch prospektive Studien bewiesen werden, bei denen eine Randomisierung der Intervention mit Beta-Blockern gegen Placebo erfolgt.

Als eine der ersten *prospektiven Studien* für Sekundär-Präventiv-Maßnahmen bei Hochdruck ist die der Veterans Administration [9] zu nennen, die sich bei 520 Patienten über 1,5 bis 3 Jahre erstreckte. In dieser Studie wurden Kranke mit mittelschwerem Hochdruck (diastolischer Blutdruck über 110 mm Hg) antihypertensiv behandelt und mit einer nichtbehandelten Patientengruppe mit gleichen Blutdruckwerten verglichen. Es fand sich ein deutlicher Unterschied in der Häufigkeit hochdruckspezifischer Komplikationen wie Herzinsuffizienz und Hirninfarkt, die in der behandelten Gruppe 5mal weniger häufig als in der nicht behandelten Gruppe auftraten.

Gilt dieses Ergebnis auch für Probanden mit nur gering erhöhten Blutdruckwerten im Bereich der sogenannten Grenzwerthypertonie, die bislang nur unter bestimmten Voraussetzungen als behandlungsbedürftig angesehen wurde? Die Lebenserwartung von Patienten mit *Grenzwerthypertonie* ist herabgesetzt. Bei 35jährigen Männern mit einem Blutdruck von 150/110 mm Hg ist die Lebenserwartung auf im Durchschnitt 25 Jahre verkürzt gegenüber Gleichaltrigen, die bei einem Blutdruck von 120/80 mm Hg eine Lebenserwartung von 40 Jahren haben. In einer kürzlich abgeschlossenen amerikanischen Studie mit 10 000 Patienten (diastolische Blutdruckwerte zwischen 90 und 104 mm Hg) konnte nachgewiesen werden, daß die kardiovaskulären Komplikationen bei guter antihypertensiver Behandlung geringer sind als bei unzureichender Behandlung [5]. Die Studie zeigt auch, wie wichtig die Festlegung genauer Grenzwerte ist. In der Studie wurde eine Senkung des Auftretens von Myokardinfarkten nachgewiesen, was in früheren prospektiven Studien nicht gelungen war.

Die Ursachen für diese gegensätzlichen Ergebnisse können in der Auswahl der Patienten (unterschiedlicher Schweregrad des Hochdrucks), in der Dauer der Studie und/oder in der Art der antihypertensiven Behandlung liegen. Die ältere Studie wurde mit Diuretika und Reserpin durchgeführt, während in der letztgenannten Studie verschiedene Antihypertonika eingesetzt und kein spezielles Antihypertonikum bevorzugt wurde. Schon seit längerem ist bekannt, daß Diuretika die Glucosetoleranz verschlechtern und aus einem latenten einen manifesten Diabetes entstehen lassen können [1]. Weiterhin führen Diuretika zu einem Anstieg der Triglyceride um 15% und des Cholesterins um 8%. In neueren Untersuchungen wurde eine Hyperlipidämie auch nach Gabe einiger Beta-Blocker (Propranolol, Metropolol, Atenolol) nachgewiesen. Hyperlipidämie und verminderte Glukosetoleranz bedeuten einen Risikofaktor für die Entwicklung und/oder das Fortschreiten der Arteriosklerose. Man hat berechnet, daß ein Anstieg des Cholesterins unter Diuretika-Gabe von 8% die durch eine diastolische Blutdrucksenkung um 5 mm Hg zu erwartende Reduktion der Mortalität des Hochdrucks aufheben kann.

Nicht alle Diuretika oder Beta-Blocker weisen die Nebenwirkung einer Hyperlipidämie auf. Die Beobachtung zeigt aber, daß man beachten muß, ob der günstige präventive Wert einer bestimmten pharmakologischen Intervention nicht durch Nebenwirkungen der verabfolgten Substanzen wieder zunichte gemacht wird. Planung und Auswertung von Interventionsstudien werden dadurch schwieriger und komplizierter. Kosten und Zeitdauer solcher Studien können bald das tragbare Maß übersteigen. Nur stichwortartig sei in diesem Zusammenhang erwähnt, daß die Nutzen-Kosten-Analyse oder die Nutzen-Wirksamkeits-Analyse in der Präventivmedizin sehr komplex ist und nicht aus dem Aspekt nur einer, wenn auch noch so häufigen Erkrankung, betrachtet werden darf [4]. Ist es bei beschränkten Ressourcen vielleicht richtiger, die zur Verfügung stehenden Mittel für eine bessere Betreuung der Erkrankten zu verwenden als für langdauernde und in ihren Ergebnissen nicht absehbare Interventionsstudien?

Cerebrale Störungen treten bei chronischer arterieller Hypertonie in verschiedenen klinischen Krankheitsbildern und Verläufen auf, wobei zwischen *hochdruckspezifischen Folgen* und *indirekten* Folgen der durch den Hochdruck geförderten Arteriosklerose der Hirngefäße zu unterscheiden ist. Zu den *hochdruckspezifischen Folgen* zählt die akute hypertensive Enzephalopathie, die durch die Symptome plötzlicher Blutdruckanstieg, heftiger Kopfschmerz und Störung des Bewußtseins gekennzeichnet und durch ein Hirnödem bedingt ist.

Als chronische hypertensive Enzephalopathie wird ein Krankheitsbild bezeichnet, das auf multiple lakunäre Hirninfarkte zurückzuführen ist, die beim chronischen Hochdruck durch den Verschluß kleinster Gefäße besonders in den Basalganglien, subcortikal und im Hirnstamm auftreten. Das klinische Bild ist durch flüchtige Episoden von Paresen, sensorischen Ausfällen, Dysarthrie und Koordinationsstörungen geprägt. Multipe lakunäre Hirninfarkte können aber auch zum Bild der Pseudo-Bulbärparalyse mit emotionaler Labilität, Wesensveränderungen, Korsakow-Syndrom und Demenz führen. Auch ein Parkinson-Syndrom kann sich entwikkeln. Hochdruckspezifische Veränderungen sind ferner Hirninfarkte oder Hirnblutungen, die durch Mikroaneurysmen am Abgang der größeren Gefäße entstehen. Diese Mikroaneurysmen treten beim Hochdruckkranken gehäuft auf.

Dagegen ist die *Arteriosklerose* der größeren extra- und intra-kraniellen Gefäße mit ihren Folgen nur mittelbar auf den Hochdruck zurückzuführen. Klinische Folgeerscheinungen entsprechen dem Versorgungsgebiet der betroffenen Arterien wie beispielsweise vertebrobasiläre Insuffizienz bei stärkerer Arteriosklerose im Bereich der A. vertebralis. Die *sekundäre Prävention* des Hochdrucks ist hinsichtlich der Verhinderung hochdruckspezifischer cerebraler Störungen erfolgreicher als in der Besserung arteriosklerotischer Folgen. Bei der Behandlung von Hochdruckkranken mit ausgeprägten arteriosklerotisch bedingten Perfusionsstörungen ist zu beachten, daß eine erzwungene Normalisierung des Blutdrucks bei Unterschreitung des Autoregulationsbereiches des Hirndrucks ischämische Komplikationen nach sich ziehen kann. Bestehen daher bei einem chronisch Hochdruckkranken Hinweise für cerebrovaskuläre Folgen, die in ihrer Genese (hochdruckspezifisch oder mittelbar) nicht eindeutig zu klären sind, so muß – im Gegensatz zur prinzipiellen Strategie der Hochdruckbehandlung – eine Blutdrucksenkung immer langsam, vorsichtig und unter genauer Kontrolle des klinischen Bildes erfolgen.

3 Ziele und Möglichkeiten

Abschließend ist festzustellen, daß Ziele und Möglichkeiten der primären und sekundären Prävention unterschiedlich sind. Eine primäre Prävention muß für die schicksalsbestimmende Arteriosklerose und den Hochdruck bereits in früher Kindheit oder in der Jugend einsetzen. Sie wird praktisch nur als *individuelle* Prävention durchführbar sein, indem gefährdete Personen durch zunächst einfache Untersuchungen ausgewählt (Erhöhung der Prävalenz) und danach durch spezielle Verfahren als Risikoträger erkannt werden. Bei den gesicherten Risikoträgern muß dann eine individuelle Prophylaxe und Therapie der heute bekannten Realisationsfaktoren der Arteriosklerose durchgeführt werden. Dabei ist zu beachten, welche Nebenwirkungen man in Kauf nimmt, wenn außer diätetischen Maßnahmen eine medikamentöse Langzeit-Behandlung notwendig ist.

Im Erwachsenenalter ist meist nur eine sekundäre oder tertiäre Prävention möglich, die das Fortschreiten, Rezidive oder Komplikationen einer Erkrankung verhindern soll. Bei der sekundären Prävention ist darauf zu achten, daß medikamentöse Interventionsmaßnahmen keine Nebenwirkungen aufweisen, die den Präventionseffekt wieder zunichte machen.

Eine kollektive Prävention erscheint für die Arteriosklerose als Teilprävention möglich, wenn die 3 wichtigsten Realisationsfaktoren (Nikotin, Hochdruck, Hyperlipoproteinämie) erkannt und bekämpft werden. Hierfür ist ein Ausbau der Medizinpädagogik notwendig, die eine breite Information der Bevölkerung und Motivation zur Behandlung einschließt. Dazu gehört eine Verbesserung der Compliance. Die Zahl der „drop outs" ist beispielsweise bei der Hypertonie erschreckend hoch und betrifft neu entdeckte Hochdruckkranke mehr als behandelte. Für die Non-Compliance sind eine ganze Reihe von Faktoren verantwortlich, die aber nicht nur den Patienten, sondern auch den Arzt betreffen. Besser ist es vielleicht, statt von Compliance von Adhärenz zu sprechen und Adhärenz-fördernde und Adhärenz-hemmende Faktoren zu unterscheiden. Die „Risikofaktoren-Medizin" steht erst am Beginn. Ihr Fernziel ist die Vorsorge für das Kollektiv, ihr heutiger Weg wird bestimmt durch die Vorsorge für das Individuum. So wichtig Präventivprogramme sind, sie müssen mit wissenschaftlicher Redlichkeit durchgeführt und beurteilt werden, und

wir sollten jeden missionarischen Eifer vermeiden, der die Welt nach unserem Bild
verbessern will.

Literatur

1. Amery A, Bulpitt C, de Schaepdryver A, Dollery C, Lund-Johansen P (1978) Glucose in-
   tolerance during diuretic therapy. Lancet 1978/I:681
2. Berglund G (1980) Should salt intake be cut down to prevent primary hypertension. Acta
   Med Scand 207:241
3. Biron P, Mongean IG (1978) Familial aggregation of blood pressure and its components.
   Pediatr Clin N Am 25:29
4. Henke KD (1978) Kosten-Nutzen-Analysen und Hypertoniebekämpfung. In: Bock KD
   (Hrsg) Sozialmedizinische Probleme der Hypertonie in der Bundesrepublik Deutschland.
   Thieme, Stuttgart, S 42
5. Hypertension Detection and Follow-up Program Cooperative Group (1979) Five-year findings of the hypertension detection and follow-up program. JAMA 242:2562
6. Kass EH, Zinner SH, Margolins HS, Lee YH, Rosner B, Donner A (1975) Familial aggregation of blood pressure and urinary Kallikrein in early childhood. In: Paul O (ed) Epidemiology and control of hypertension. Thieme, Stuttgart
7. Klaus D (1981) Genetische Disposition: eine Ursache der essentielle Hypertonie. Dtsch
   Med Wochensschr 106:1523
8. Stewart I, Mc DG (1976) Compared incidence of first myocardial infarction in hypertensive
   patients. Clin Sci Mol Med [Suppl] 51 3:509
9. Veterans Administration Cooperative Study Group on Antihypertensive Agents (1970) Effects of treatment on mortality in hypertension. JAMA 213:1143

Präventive Aspekte der Unterstützung von Familien mit dementen Alterskranken

J. Bruder

Genaugenommen ist das Thema widersprüchlich und wirft überdies die Frage auf, ob eine Versammlung von Psychiatern das geeignete Auditorium darstellt. Da ist zum einen die beim gegenwärtigen Wissensstand noch unstrittige Tatsache, daß bei der weitaus größten Gruppe der dementiven Prozesse am Voranschreiten der Krankheit nichts zu beeinflussen ist, daß sich die Begriffe „Prävention" und „Demenz" also strenggenommen ausschließen. Zum anderen haben die Untersuchungen von Dilling (1978), Krauss (1976) und auch unsere eigene Studie in Norderstedt[1] gezeigt, daß Alterskranke mit einem dementiven Prozeß kaum in nervenärztlichen Praxen anzutreffen sind. – Andererseits darf natürlich die zuletzt genannte provozierende Tatsache, daß nämlich dementive Prozesse, Krankheiten also, die zu den den menschlichen Geist am stärksten und irreversibelsten schädigenden Prozessen gehören, nur in geringem Umfang von Seelenärzten behandelt werden, nicht davon ablenken, daß es sich um ein Problem gewaltigen Ausmaßes handelt. Um nur wenige Zahlen zu nennen: 6 bis 8% aller über 65jährigen haben dementive Einschränkungen schweren Ausmaßes oder: etwa 25% der über 85jährigen, also jeder 4. unter ihnen, sind in ihren kognitiven Fähigkeiten und ihrer Persönlichkeit schwer eingeschränkt.

Mehr als die Hälfte der dementen Alterskranken lebt außerhalb von Institutionen

Wenn man Prävention weiter faßt, werden jedoch folgende Fragen möglich: Wie kann man Angehörige auf die Verhaltensweisen dementer Kranker vorbereiten und ihnen das Erlernen geeigneter Umgangsweisen erleichtern? Wie kann man auf diese Weise verhindern, daß sich dementes Verhalten aufgrund inadäquater Angehörigenreaktionen in überflüssiger Kraßheit entwickelt? Dabei steht das ungelöste Problem im Hintergrund, wie die Nervenärzte, also die wohl in erster Linie zur Aneig-

---

1 Teilprojekt A 22 des Sonderforschungsbereiches 115 der Deutschen Forschungsgemeinschaft: „Beziehungen zwischen Patienten und ihren Familienangehörigen bei chronischen Erkrankungen des höheren Lebensalters" (Leiter Prof. Dr. H. Lauter). – Auf dieser Vorarbeit fußt das gegenwärtig ablaufende Teilprojekt A 22 des SFB 115: „Entwicklung und Evaluation eines familientherapeutischen Hilfsangebotes für kranke alte Menschen und ihre Angehörigen" (Leiter: Dr. J. Bruder). Im Rahmen dieses Projektes werden von einer gemeindezentrierten Beratungsstelle aus mit Hilfe eines Vergleichsgruppenansatzes neue Methoden der emotionalen und psychologischen Unterstützung von Familien entwickelt, die einen alterskranken Angehörigen pflegen

nung dieser präventiven Kompetenz geeignete Berufsgruppe, an die dieser Unterstützungsarbeit potentiell Bedürftigen herankommen können, also an Familien mit Kranken, bei denen sich erste Einschränkungen einstellen. (Es braucht sicherlich nicht näher diskutiert zu werden, daß die kleinere Zahl der Dementen, die in Institutionen psychiatrisch betreut werden, die Phase schon durchlaufen haben, in der unterstützende Arbeit mit Angehörigen präventiv wirksam sein könnte.) Zur Verdeutlichung der möglichen Bedeutung von Angehörigenarbeit Dementer: Aus verschiedenen Querschnittserhebungen ist bekannt, daß etwa 15 bis 20% aller über 65jährigen in Mehrgenerationengemeinschaften leben. Ein weiteres Drittel aller über 65jährigen lebt mit seinem Ehepartner zusammen. Für diese Untergruppen gelten die oben genannten Demenz-Morbiditätsrisiken.

Die folgenden Überlegungen beziehen sich in erster Linie auf Konstellationen von Eltern und Kindern, bzw. Schwiegerkindern, weil sich die Norderstedter Untersuchung besonders mit dem Intergenerationsaspekt der Familienpflege befaßt hat.

Die Förderung emotionaler Autonomie der betreuenden Kinder

Ein sehr grundlegendes Element der Unterstützungsarbeit ist, den Angehörigen bei der Klärung ihrer Beziehung zum dement gewordenen alten Verwandten zu helfen. Dabei muß es darum gehen, auch einengende Reste unaufgelöster kindlicher Gebundenheit aufzuspüren und bewußt zu machen, darauf hinzuwirken, daß bisher nicht realisierte Verselbständigungsbedürfnisse und die damit oft verknüpften unterdrückten aggressiven Impulse zur Sprache gebracht werden. Abgekürzt könnte man davon sprechen, daß es bei diesem Teil der Unterstützungsarbeit um die *Vergrößerung emotionaler Autonomie* geht. Dem liegt die Annahme zugrunde, daß erst bei einem relativ weitentwickelten Zustand emotionaler Unabhängigkeit die Voraussetzungen gegeben sind, gelassen herauszufinden, was an positiven Empfindungen und Bindungen zum Elternteil da ist und fortleben wird. Denn dies ist es ja, was einem Angehörigen unter Umständen die Kraft verleiht, eine Pflegesituation bis in das Stadium fortgeschrittener Demenz des alten Verwandten aufrechtzuerhalten. Wenn man sich z. B. vor Augen führt, daß es bei ausgeprägterer Demenz wegen der dann häufigen motorischen Unruhe erforderlich werden kann, in manchmal autoritär anmutender Weise Grenzen und Verbote zu setzen, so erfordert das eine emotionale Sicherheit der Beziehung zum alten Menschen, die in einengend neurotischer Gebundenheit niemals erreicht werden kann.

Es liegt auf der Hand, daß eine solche Hilfe besonders angezeigt ist in Fällen, wo es niemals zu einem Getrenntleben der Generationen gekommen ist. Ebenso sinnvoll ist sie in Familien, wo das Zusammenleben auf Wunsch des Sohnes des alten Menschen zustande kam und eine permanente hohe Anpassungsleistung der Schwiegertochter erzwingt.

Bereitschaft zu liebevoll-autoritärem Verhalten

Prävention bedeutet hier, zum Erlernen von Verhaltens- und Betreuungsweisen beizutragen, die die Entfaltung dementiv gestörten Verhaltens einschränken. Ich deutete gerade an, daß dies gelegentlich Maßnahmen einschließt, die man als autoritär einengend bezeichnen kann. Ihre eigentliche Gewichtung erhalten diese „autoritär einengenden" Maßnahmen jedoch durch das Beiwort „fürsorglich". Wenn sie aus einem ungebrochenen Gefühl einer fürsorglich zugewandten, liebevoll versorgenden Haltung heraus geschehen, sollte zu ihnen ermutigt werden; anders ausgedrückt: Es muß darauf hingearbeitet werden, das Bewußtsein für eine solche *Haltung von liebevoll autoritärer Verhaltensbereitschaft* zu entwickeln. – Dies mag verwegen klingen, und wenn man sich genau befragt, stößt man sehr schnell auf uralte Verhaltensregeln, nicht zuletzt auf das entsprechende biblische Gebot, angesichts dessen es ethisch verwerflich erscheint, einem Vater oder einer Mutter ein Verbot auszusprechen, eine Tür zu verschließen, sie möglicherweise sogar mit einem Gurt an den Stuhl zu binden. – Sicherlich werden diese Überlegungen Widerspruch auslösen, den Verdacht nähren, vorschnell zu Patentlösungen Zuflucht zu nehmen. Sie erscheinen dennoch richtig. Das Problem ist nicht das sogenannte autoritäre Verhalten. Vielmehr geht es darum, *neben* diesem Verhalten die Gewißheit zu haben, dem alten Menschen weiterhin fürsorglich und mit guten Empfindungen zugetan zu sein. Wenn die Sicherheit dieses Gefühles erhalten bleibt, lösen die begrenzenden einengenden Maßnahmen keine Furcht beim Betreuer aus und setzen keine *Schuldgefühle* in Gang mit all ihren Folgereaktionen. Eben deshalb ist der erste obenerwähnte Schritt der hinreichenden Beziehungsbewußtwerdung oder -klärung so wichtig.

Die Bearbeitung der emotionalen Beziehung zu dementen Elternpersonen

Zur Vorbereitung auf den Umgang mit dementiven Störungen gehört auch das Bemühen, mit dem Angehörigen gemeinsam herauszufinden, wie weit er unter dem *Einfluß sozialer Erwartung,* tiefverankerter Normen, vielleicht aber auch mehr oder weniger unbewußt ablaufenden *Manipulationsversuchen des alten Menschen* steht. Nur wenn es gelingt, hier eine Verdeutlichung zu erreichen, können die emotionalen Ressourcen erkennbar werden, mit denen familiäre Versorgung eines dementen Angehörigen geleistet werden kann. Sehr allgemein ließe sich formulieren: Das Ziel dieser vorbereitenden Arbeit muß darin bestehen, den Angehörigen, der entweder vor der Frage des Beginns familiärer Pflege einer dementen Elternperson steht oder aber bei fortschreitender Krankheit zweifelt, ob er die Familienpflege fortsetzen kann, von Erwartung und Druck zu entlasten. Er muß mehr inneren Freiraum gewinnen, um die Qualität der emotionalen Bindung deutlicher zu erkennen. Dies mag dann, wenn eine Entscheidung zur Familienpflege bzw. ihrer Fortführung fällt, zu einem verstärkten Gefühl der Eigenständigkeit und Freiwilligkeit dieser Entscheidung führen.

Wenn dies erreicht ist – selbstverständlich ist dies ein schwieriger und mühsamer Prozeß, denn er beinhaltet ja sehr wesentlich die Auseinandersetzung mit der gegenüber Eltern grundsätzlich erlebten Ambivalenz – ist eine stabilere Basis für das Erlernen von Verhaltensweisen erreicht, die den Umgang mit dementiven Störungen des Vaters oder der Mutter erleichtern können. Diese Bemühungen könnte man grundsätzlich in zwei Kategorien unterteilen. Zu der ersten gehören alle Anstrengungen, bestimmte Haltungen und Einstellungen zum Hilfsbedürftigen und zur

Pflege selbst zu gewinnen. Zu der zweiten Kategorie gehören diejenigen Arrangements und Regulierungen, mit denen der Lebensrahmen des dementen alten Menschen fein auf seine zunehmenden Defizite abgestimmt werden kann, auf die aber nicht näher eingegangen werden soll, weil deren Prinzipien schon häufiger dargestellt wurden.

Mut zur Einsicht, daß vertraute Wesenszüge der Eltern verloren gehen können

Die kurze Charakterisierung der ersten Gruppe von Bemühungen klingt schwierig und kompliziert: sie ist es in der Tat. Was zuallererst gelernt werden muß, ist der Mut und im Zusammenhang damit eine gewisse diagnostische Fertigkeit, die *Defizite und krankhaften Einschränkungen zu erkennen.* Ich spreche von Mut, weil es zunächst Mut und Entschlossenheit, unter Umständen auch Bereitschaft zum schmerzlichen Erleben bedeutet, bei der bisher vielleicht als unverändert und immer noch aufgrund von Autorität auch für kompetent gehaltenen Elternperson *Verluste zu erkennen,* kurzum festzustellen: „Dieses ist jetzt verlorengegangen, wahrscheinlich, ohne je wiederzukehren." „Mut" auch deshalb, weil mit diesem Schritt folgende – oft allerdings unbewußt bleibende – Bedrohung verknüpft ist: Einschränkungen und Verluste der Persönlichkeit des Vaters oder der Mutter können prinzipiell auch als Gefährdung der eigenen Persönlichkeit erlebt werden. Dies wird *denen* leichter bewußt, die irgendwann in ihrem Leben durch Begegnungen oder vielleicht auch systematische Bemühungen wie Psychotherapie oder Psychoanalyse in eine intensive Auseinandersetzung mit der Beziehung zu den Eltern eingetreten sind. Ich glaube aber, daß es auch ohne einen derartigen aufwendigen Prozeß das Selbstgefühl eines Menschen angreift, den geistig-psychischen Abbau seines Vaters oder seiner Mutter zu erleben.

Die Kränkbarkeit der Pflegenden

Ein weiterer wichtiger präventiver Aspekt der Unterstützung von Familienangehörigen Dementer ist die enge Beziehung, die zwischen der Entwicklung von Defiziten und intergenerativen Konflikten besteht. Einerseits gibt es beim dement werdenden die abnehmende Kontrollfähigkeit *aggressiver Impulse* und *Kränkungsempfindungen,* insbesondere von Kränkungen, die durch das Nachlassen von Fähigkeiten ausgelöst werden. Andererseits sind es beim Angehörigen wiederauflebende alte Bereitschaften zu überschießenden Verletzungsreaktionen, die aufeinander einwirken, sich gegenseitig anstoßen oder verhaken können. Z.B. gibt es auch bei fortgeschrittenen Dementen oftmals noch eine sehr gute Empfindsamkeit für wichtige Bedürfnisse und damit eben auch *Verwundbarkeiten der Angehörigen.* Dies geschieht z.B. dann, wenn ein dement werdender Vater der pflegenden Tochter, die vielleicht von einem lebensalten Bedürfnis nach mehr väterlicher Anerkennung erfüllt ist, einen Diebstahl unterstellt, weil er einen von ihm verlegten Gegenstand nicht wiederfinden kann oder aber wenn er nur gleichgültig oder gar nicht zur Kenntnis nimmt, daß eine Mahlzeit mit Mühe und liebevoll zubereitet wurde, oder wenn er auf ein sorgsam ausgewähltes Geschenk ohne erkennbare Reaktion bleibt.

Die Umkehrung des Machtgefälles

Prävention bedeutet auch, auf diese Konfliktmöglichkeit hinzuweisen. Eng mit diesem Konfliktbereich verbunden ist, daß die zunehmenden Einschränkungen des alten Angehörigen zu einer *Umkehrung des gewohnten Macht- und Autoritätsgefälles* führen. Es kommt sozusagen zu einer Trennung der Hauptmerkmale, die mit der elterlichen Figur verbunden waren, nämlich der emotionalen Bedeutung und der realen Überlegenheit an Kompetenz und Macht. Autorität aufgrund überlegener Kompetenz und Macht kann ein dementer alter Mensch nicht mehr für sich beanspruchen; vielmehr sind die Fähigkeiten der Pflegenden zur Durchsetzung und Versorgung längst viel größer als bei ihm geworden und zunehmend ja auch erforderlich, um die familiäre Versorgungssituation aufrechterhalten zu können.

Diese Veränderung bedeutet natürlich eine Versuchung und stellt damit möglicherweise auch eine Bedrohung für die Betreuenden dar, denn sie rührt an sehr alte, sehr zentrale Inhalte der Beziehung zur Elternperson, nämlich an *aggressiv-destruktive Phantasien und Bemächtigungsimpulse.* Diese können ihrerseits verstärkt Kontrollmechanismen mobilisieren, die ihren Ausdruck dann in besonderer Nachgiebigkeit und unter Umständen auch exzessiver Bereitschaft finden, auf verwirrte Handlungen so zu reagieren, als handele es sich um vernünftiges Verhalten. Mit anderen Worten: Dieser emotionale Hintergrund trägt dazu bei, daß krankheits- und defizitbedingtes Verhalten nicht als solches erkannt wird, sondern als Ausdruck einer uneingeschränkten Persönlichkeit angesehen wird.

Angehörige auf diese Erfahrungen vorzubereiten und sie insbesondere *in ihren Zweifeln und Selbstvorwürfen zu entlasten,* ist ein wichtiger präventiver Schritt. Dies kann natürlich dann am besten gelingen, wenn, wie bereits erläutert, so etwas wie emotionale Sicherheit zum alten Menschen erreicht worden ist.

In überzeugender Weise brachte dies kürzlich die selbst schon über 65jährige Tochter einer über 90jährigen zum Ausdruck, als sie sagte: „Wenn meine Mutter sich gelegentlich bei einer notwendigen Angelegenheit sträubt, sage ich: ‚So Mutter, jetzt machen wir das so und jetzt gibt es kein Diskutieren mehr‘ – und dann weiß sie ganz genau, daß ich es gut mit ihr meine." Um es klarzustellen: Die von dieser Tochter erreichte Einstellung ist nicht durch unseren Einfluß zustande gekommen, sondern wir fanden sie bereits vor. Was sich uns aber noch deutlich mitteilte, war, daß sie das Ergebnis eines längeren, sicher auch sehr anstrengenden Prozesses ist, den diese Frau durchlaufen hat.

Die fehlende Resonanz der fortgeschrittenen Dementen

Auf einen weiteren wichtigen Aspekt möchte ich noch zu sprechen kommen: Gerade bei weit fortgeschrittener Demenz stellen sich die Pflegenden oft die Frage, ob der alte Mensch tatsächlich noch mit einer gewissen Erlebnistiefe registriert, daß ihm viel Zuwendung und physische und psychische Anstrengungen in Form der Familienpflege zukommen. Ein Zitat aus einer unserer Familien lautet: „Sie ist nur noch eine Hülle." Auch wenn man als Helfender einfache Regungen z. B. von Wohlbefinden erkennen und für die Familie verstehbar machen kann, läßt sich oft die Tatsache nicht leugnen, daß *keine differenzierte Resonanz* mehr möglich ist. Tatsächlich hat sich ja auch gezeigt, daß Pflegesituationen am ehesten dann beendet werden, wenn von Pflegenden keinerlei anerkennende Reaktionen des alten Menschen mehr erlebt werden können (Hirschfeld, eigene Untersuchung). Hier kann man die *Perspektive für die Pflegenden etwas abwandeln und erleichtern,* indem man sie auf einen eigennützigen Aspekt dessen aufmerksam macht, was sie für ihre Mutter oder für ihren Vater tun. Wenn sie ein wenig sehen lernen, daß sie wie alle zusammen mit ihren Eltern aufwachsende Kinder große Anteile von deren Persönlichkeit internalisiert haben (ungeachtet der Tatsache, ob dies in Form positiver Identifikation oder angestrengter negativer Abgrenzung erfolgt), vermögen sie vielleicht zu erkennen, daß pflegerische Bemühungen nicht nur der leiblichen, möglicherweise zu einer „Hülle" gewordenen Elternperson gelten, sondern auch dem in ihnen, was sie von diesen Eltern übernommen haben. Dies ist sicher kein experimentalpsychologischer Gedankengang, sondern eine in ihrem eher psychoanalytischen Ansatz komplexe Überlegung, und sicher überfordert er das Verständnisvermögen mancher Pflegender, das nur an konkretes Denken gewöhnt ist. Ich halte ihn aber deshalb für hilfreich, weil er über Begriffe wie Ansehen, Angedenken, Erinnerung oder auch einfach nur Liebe zum alten Menschen hinausführt und eine konkretere Brücke vom gepflegten dementen alten Menschen zur pflegenden Tochter schlägt.

Offene Fragen und Grenzen der Familienpflege

Ich kann noch keine Angaben darüber machen, bei welchen der erwähnten Themen mit welchem Aufwand das Ziel erreicht werden kann, wenn auch von der Arbeit, die wir in unserem Norderstedter Modell leisten, hierüber in einiger Zeit hoffentlich mehr Aufschlüsse zu erwarten sind. Was ich jetzt bereits weiß, ist, daß in der Bearbeitung der genannten Themen Prozesse in Gang gebracht werden können, in deren Verlauf die Betreuenden Entwicklungsschritte erleben. Sicher ist andererseits auch, daß der gesamte Ansatz, den ich in einigen Aspekten verständlich machen wollte, in akuten und leider ziemlich alltäglichen Situationen der *Familienpflege an Grenzen* stößt; z. B., wenn sich ein verwirrtes Verhalten im Laufe kurzer Zeit zum x-ten Mal wiederholt und der Vorrat an Geduld und elastischem Reaktionsvermögen erschöpft ist. Was jedoch erreicht werden kann, ist eine *stabilere emotionale Grundeinstellung,* mit Hilfe derer sich die erschöpfte Angehörige wieder sammeln kann und mehr Sicherheit und Orientierung finden kann.

Familienpflege kann auch zu einem besseren Selbstverständnis beitragen

Nicht weiter abgehandelt habe ich praktische Verhaltensmaßregeln, also direkte Anweisungen für den Umgang mit dem dementen Angehörigen. Hierbei müßten die Berichte über verhaltenstherapeutische Programme Berücksichtigung finden, die vereinzelt in Pflegeeinrichtungen durchgeführt wurden und in denen sich zum Teil zeigte, daß Kommunikationsbereitschaft und Realitätsorientierung bei stark Eingeschränkten zunahmen (Zusammenfassung bei Lehr, 1979). Ich glaube allerdings, daß man mit solchen Ergebnissen nicht an dem grundsätzlichen Tatbestand vorbeilenken kann, daß *altersdementive Prozesse* (vom Typ Alzheimer und vom Typ der Multi-Infarkt-Demenz) *grundsätzlich irreversibel* sind. Deshalb habe ich das Hauptgewicht meiner Überlegungen darauf gelegt, wie man die Angehörigen unterstützen kann. Natürlich läßt sich resümierend über diese Arbeit sagen, daß alle Anstrengung letztlich keinen größeren Erfolg haben kann, als *den Niedergang des alten Menschen möglichst gut zu organisieren*. Dieser Tatbestand ist sicher einer der Gründe dafür, daß die große Gruppe der gerontopsychiatrischen Patienten nur einen so kleinen Anteil der wissenschaftlich-psychiatrischen Aufmerksamkeit auf sich gezogen hat. Die Arbeit mit Angehörigen von Dementen hat aber einen Aspekt, der über diese Perspektive hinausführt. Sie beinhaltet die Chance, den Angehörigen noch einmal kleine oder sogar bedeutsamere Bereiche der Beziehung zu seiner kranken Elternperson betrachten, vielleicht sogar bearbeiten zu lassen und zu einem etwas verbesserten Verständnis der Elternperson und möglicherweise auch seiner selbst zu verhelfen, vielleicht auch in gewissem Umfang eine versöhnlichere Einstellung entwickeln zu lassen. Dies alles sind Auseinandersetzungsschritte, die über das reine Pflegen bis zum Tode hinausführen. Außerdem denke ich, daß Familienpflege Alterskranker, insbesondere dementer Eltern etwas so Herausforderndes, Bewegendes und wahrscheinlich für die künftige eigene Entwicklung und das eigene Altwerden Bedeutsames ist, daß jeder, der sich dieser Aufgabe stellt, ein Recht auf unsere Unterstützung hat.

Literatur

Bruder J (1982) Interaktionsstile im Mehrgenerationenhaushalt mit Alterskranken. In: Radebold H, Schlesinger-Kipp G (Hrsg) Familien- und paartherapeutische Hilfen bei älteren und alten Menschen. Verlag für Med. Psychologie, Göttingen

Bruder J, Klusmann D, Lauter H, Lüders I (1981) Beziehungen zwischen Patienten und ihren Familienangehörigen bei chronischen Erkrankungen des höheren Lebensalters. Bericht an die Deutsche Forschungsgemeinschaft (Teilprojekt A 16 des Sonderforschungsbereiches 115), Hamburg, März

Dilling H, Weyerer S, Enders J (1978) Patienten mit psychischen Störungen in der Allgemeinpraxis und ihre psychiatrische Überweisungsbedürftigkeit. In: Häfner H (Hrsg) Psychiatrische Epidemiologie, Springer, Berlin Heidelberg New York

Krauss B (1976) Alter und Gesundheit. Epidemiologische Befunde zur sozialen Situation und gesundheitlichen Verfassung 70jähriger und Älterer unter besonderer Berücksichtigung des psychischen Gesundheitszustandes. Unveröff. Habil., Göttingen

Lehr U (1979) Gero-Intervention – das Insgesamt der Bemühungen, bei psycho-physischem Wohlbefinden ein hohes Lebensalter zu erreichen. In: Lehr U (Hrsg) Interventionsgerontologie, Steinkopff, Darmstadt

Das Prinzip Prävention in der Psychiatrie

Zur Geschichte prophylaktischer Vorstellungen in der Psychiatrie

H. Kind

Die Prävention, oder die Prophylaxe, wie es früher hieß, von irgendwelchen Erkrankungen orientiert sich an den Kenntnissen oder allenfalls Vorurteilen, welche zu einer bestimmten Zeit über die Verursachung dieser Erkrankungen herrschen. Vorbeugen, verhindern kann man eine Krankheit nur, wenn man ihre Entstehungsbedingungen kennt. Je unbestimmter diese Kenntnisse sind, um so phantasievoller und detaillierter können die Anweisungen zum gesunden und glücklichen Leben und damit zur Vorbeugung von seelischen Erkrankungen sein.

Mein Referat befaßt sich mit den Vorstellungen früherer Psychiatergenerationen zur Prophylaxe, die sich nicht unbedingt mit der praktizierten Wirklichkeit decken müssen. Deshalb benutzte ich als Quellen die alten Lehr- und Handbücher, von denen ich erwarten darf, daß sie die seinerzeitige Lehrmeinung wiedergeben. Die Darstellung der Praxis, des prophylaktischen Handelns in der Vergangenheit wäre Sache des Medizinhistorikers, der Zugang zu den historischen Quellen hat.

Ich möchte bei meinem Exkurs nicht wie üblich mit Hippokrates beginnen, sondern erst bei den Anfängen der heutigen Psychiatrie als medizinische Wissenschaft, mit den Franzosen Pinel und Esquirol am Ende des 18. Jahrhunderts. Philippe Pinel (1745–1826), der Begründer der französischen Psychiaterschule (Ackerknecht 1967, S. 41 f.) hielt die Vererbung für die wichtigste Ursache der Geisteskrankheiten. An zweiter Stelle sah er die Erziehung und andere soziale Umstände, ferner ungesunde Lebensweise und besonders Leidenschaften wie Zorn, Haß, aber auch Kummer, Reue und Furcht. Erst zuletzt nennt er auch körperliche Ursachen wie Alkoholismus, Fieber, Wochenbett, Kopfverletzungen, aber auch Hämorrhoidalblutungen oder das Ausbleiben der Menstruation. Pinels Schüler Jean-Etienne-Dominique Esquirol (1772–1840) hatte ein tieferes Verständnis für die „moralischen" Ursachen der Geisteskrankheiten und erkannte, daß manche der sogenannten Ursachen wie der Alkoholmißbrauch oft nur Frühsymptome waren (zitiert nach Ackerknecht S. 49). Er habe die Rolle der sozialen Umwälzungen und die Isolierung des modernen Menschen als eine Ursache der Geisteskrankheiten gesehen. In seiner allgemeinen und speziellen Pathologie und Therapie der Seelenstörungen (bearbeitet von K. Ch. Hille 1827, S. 168 f.) macht Esquirol am Schluß des Kapitels über die allgemeine Therapie einige Bemerkungen über prophylaktische Mittel, deren Zweck es sei, der Entstehung und dem Ausbruch der Seelenstörungen vorzubeugen und die Rückfälle zu verhindern:

„Um die Entstehung der Seelenstörungen zu verhüten, vermeide man Heiraten unter Individuen, die von gestört gewesenen Eltern abstammen, leite die Erziehung nach den Grundsätzen einer religiösen Moral, erziehe die Kinder weniger zur Gefallsucht und Eitelkeit, ... übertreibe nicht die Kräfte der Empfänglichkeit und des Geistes, strenge die Organe nicht zu zeitig an, und erschöpfe sie nicht durch für die Kindheit zu schwere Aufgaben; vermeide Ausschweifungen der Lebensweise, die so häufig von dem zartesten Alter an zu Seelenstörungen geneigt machen; dämpfe und leite die Gefühle und Leidenschaften der Kinder und der jungen Leute.

Die von gestört gewesenen Eltern Geborenen müssen eine weniger auf eine starke geistige Entwicklung gerichtete, als vielmehr eine gymnastische und die Entwicklung des Körpers begünstigende Erziehung genießen. Der Erzieher, von den Anlagen und Leidenschaften der Eltern unterrichtet, muß diese berücksichtigend danach seine Zöglinge leiten, d. h. die Anlagen mäßigen, und sie gegen die Leidenschaften kräftigen, die ihnen so verderblich werden können. Gleichzeitig muß der Arzt, bekannt mit den physischen Ursachen, die bei den Eltern die Seelenstörung erregten, die Entwicklung dieser Ursachen verhindern, oder, wenn sie bereits vorhanden sind, die Kraft ihrer Wirkung durch die gesamte Lebensweise und eine passende Behandlung vermindern oder wo möglich, beseitigen."

Mit dieser knappen Schilderung Esquirols sind im wesentlichen auch die Vorstellungen der späteren Psychiatergenerationen zur Prophylaxe umschrieben, wie man sie bis in die Gegenwart in den Lehr- und Handbüchern unseres Faches finden kann. Grundsätzlich neue Erkenntnisse sind kaum dazugekommen, konnten auch nicht, angesichts unserer immer noch oberflächlichen Kenntnis der Ätiologie psychischer Erkrankungen.

Im deutschen Sprachbereich schreibt F. Engelken 1853, der Gegenstand der Prophylaxe in der Psychiatrie sei bisher kaum je erwähnt worden, außer von W. Griesinger in seiner Pathologie und Therapie der psychischen Krankheiten. In der Tat erwähnt Griesinger dort die Verhinderung von Heiraten disponierter Personen. Bezüglich der individuellen Prophylaxe komme es auf eine „wohlgeordnete psychische und leibliche Diätetik" an. „Alles was ein Vorherrschen der Fantasie, was körperliche und psychische Weichlichkeit, was eine zu frühe Entwicklung des Geschlechtstriebes veranlassen könnte, müßte entfernt gehalten, es müßte immer so viel als möglich auf die einfachsten, geordnetsten äußeren Lebensverhältnisse, auf Vermeidung anhaltender Leidenschaften, auf Gewöhnung an Unterordnung unter objektiv gegebene Verhältnisse gesorgt werden" (Griesinger 1861, S. 475).

Diese Grundsätze führt nun Engelken in einem längeren Zeitschriftenartikel in vielen Details aus. Die Möglichkeiten eigentlicher Vorbeugung sieht er in der tüchtigen und kräftigen Entwicklung sowohl des Körpers als der Seele, in der guten Erziehung durch Eltern, Lehrer und Vorgesetzte, im Widerraten von Heiraten, wenn in der einen oder anderen Familie Erblichkeit vorhanden sei, in einer angemessenen Lebensweise im reifen Alter und in einer speziellen psychisch-somatischen Behandlung, wenn Vorboten herannahender Geisteskrankheit sich zeigen.

Später haben einzelne namhafte Lehrbuchautoren Steckenpferde spezieller prophylaktischer Vorstellungen gepflegt. Man fragt sich heute, wie weit persönliche Erfahrungen solcher Themenwahl das besondere Gewicht verliehen haben. Kraepelin beispielsweise nennt schon in der 1. Auflage seines Lehrbuches 1883 die Überbürdung der Schüler. In der 5. Auflage 1896 widmet er dieser Frage dann einen langen Abschnitt. Er schlägt die Sonderung der verschiedenen Schülergruppen nach ihrer Eigenart, namentlich nach ihrer Ermüdbarkeit vor. Dadurch könnten die Gefahren der Überbürdung, d. h. die Überlastung des jugendlichen Gehirns vermieden werden. In einer späteren Auflage (1909) hält er die Anstellung von Schulärzten für einen wichtigen Schritt in der Vorbeugung des Irreseins. v. Krafft-Ebing gibt detaillierte Anweisungen für die Erziehung und Behandlung der Kinder als prophylaktische Maßnahme. Säuglinge dürfen nicht von einer neuropathischen, anämischen Mutter gestillt werden, die nur schlechte Nahrung liefere. Es soll eine gesunde Amme sein, die bis zum 9. Monat stillen kann. „Man dulde keine zu heißen Stuben, keine zu warme Kleidung, Badetemperatur sei 26°R, und werde für Säuglinge schon nach wenigen Monaten auf 23°R, gesenkt… Früh schon härte man die Kinder durch kalte Waschungen, Aufenthalt in frischer Luft ab." Für Disponierte sei das Lesen von Romanen aller Art und die schwärmerische Hinneigung zum religiösen Gebiet gefährlich. Auf der Höhe des Lebens sei ferner ein passend gewählter, d.h. nicht aufregender Lebensberuf, der nicht den Wechselfällen des Geldmarktes und des Handelslebens ausgesetzt sei, der Bewahrung des labilen Gleichgewichts der geistigen Funktionen am ehesten förderlich (v. Krafft-Ebing 1879 Bd. I, S. 241–243).

Je besser im Lauf der Zeit die Ursachen einzelner psychischer Erkrankungen erkannt werden, um so spezifischer werden die prophylaktischen Hinweise. Das gilt besonders für die Vermeidung von Genußgiften wie Alkohol, aber auch Drogen im engeren Sinn, Opium und Cocain, ferner die Verhütung der Syphilis oder die Vermeidung von Geburtsschäden durch Kopfverletzungen unter der Geburt. Die Warnung vor dem Alkohol als prophylaktische Maßnahme nimmt besonders bei den Vorkämpfern der Abstinenz, August Forel und Eugen Bleuler einen breiten Raum ein. Forel nennt als Grundsatz für die Hygiene des Seelenlebens und des Nervensystems: „Mache dich nicht künstlich krank, töte nicht künstlich deine Nervenkräfte. Danach betrachten wir als erste und fundamentale Bedingung für die Erhaltung der Gesundheit des Nervensystems die konsequent durchgeführte lebenslängliche Enthaltung von allen Genußgiften, in erster Linie von allen narkotischen Giften und in allererster Linie von sämtlichen alkoholischen Getränken." (Forel 1903, S. 192).

Anweisungen zur Prophylaxe werden von den meisten Autoren den Ausführungen zur psychiatrischen Therapie vorausgeschickt. Gross trennt das Problem in zwei Bereiche, a) die Frage: Was ist zu tun, um die Erzeugung geistig gefährdeter Nachkommenschaft nach Möglichkeit einzuschränken? und b) die Frage: Wie können die Aussichten jener Menschen, die einmal geboren sind, geistig gesund zu bleiben am besten gewahrt werden? Mit der ersten Frage ist das Problem der Rassenhygiene angesprochen, das nun in den ersten Jahrzehnten dieses Jahrhunderts immer breiteren Raum einnimmt. Eheberatung sei zwar eine Aufgabe, habe aber wenig Aussicht auf Erfolg, meint Gross. Anstaltsbehandlung könne den Nebenzweck der Verhinderung von Nachkommen haben. Die Kastration lehnt er ab, weil undurchführbar. Ein Gesundheitsattest zur Eheerlaubnis hält er als gesetzliche Maßnahme noch am ehesten für denkbar. Grundsätzlich bestehe aber wenig Aussicht auf eine präventive Wirkung durch Beeinflussung der Vererbung.

Rassenhygiene aus psychiatrischer Sicht wurde bald zu einem umstrittenen Thema. Schon 1904 hatte sich Eugen Bleuler in einer Einsendung in der Münchner medizinischen Wochenschrift sehr dezidiert unter dem Titel „Führen die Fortschritte der Medizin zur Entartung der Rasse?" zum Thema geäußert. Je größer die Fortschritte der Medizin seien, je bessere Dienste sie dem Individuum leiste, um so gefährlicher werde sie für die Rasse, weil sie den Schwachen auf Kosten des Starken erhalte. Es müsse durch künstliche Auslese dem künstlichen Schutz der Schwachen ein Gegengewicht gesetzt werden, damit der beste Teil der Menschheit, die Kulturvölker, nicht an der Schwäche gegenüber ihren eigenen Mängeln zugrunde gingen. Es sei an der Wissenschaft, die Wege zu finden, ohne Rücksicht auf Anschauungen und Gefühle, die einer vergangenen Kultur entstammen und unter den jetzigen Verhältnissen schädlich seien.

Ich möchte anhand eines politisch unverdächtigen Dokumentes kurz die Entwicklung rassenhygienischer Überzeugungen darlegen, nämlich anhand des Lehrbuches von E. und M. Bleuler. In der 1. Auflage 1916, S. 150, sagte Eugen Bleuler, „für Vorbeugung wird noch sehr wenig getan und ohne Änderung der allgemeinen Anschauungen und der Gesetzgebung wird sich auch nicht viel tun lassen. Schwerer Belastete sollten sich nicht fortpflanzen". Er sieht die zwangsweise operative Sterilisation der unheilbaren Verbrecher als ersten Schritt zur Einführung solcher Maßnahmen. Den schweren Psychopathen sollte sie freiwillig empfohlen werden. Auf diese Weise sollten sich die Anschauungen der Gesellschaft schrittweise umgestalten.

Während 20 Jahren bis zur 6. Auflage 1937 blieben diese Ausführungen praktisch unverändert. In jener Auflage wurde dann deutlicher die Sterilisation der Träger abnormer Erbmasse gefordert. Aus teils doktrinären, teils gefühlsmäßigen Gründen habe man nicht gewagt, die Theorie in die Praxis umzusetzen, bis im Deutschen Reich ein Gesetz zur Verhütung erbkranken Nachwuchses in Kraft getreten sei. In einem anschließenden längeren Kapitel stellte gleichzeitig H. Luxenburger die damaligen Kenntnisse der psychiatrischen Erbforschung dar und die Vorschriften über die Erbgesundheitspflege mit der Zwangssterilisation von Schizophrenen und manisch-depressiv Kranken.

Ab 1943 wurde das Lehrbuch von Manfred Bleuler bearbeitet. Er fügte in den bisherigen Text zur Prophylaxe die Bedeutung des harmonischen Verhältnisses zwischen Eltern und Kindern zur Verhütung von Neurosen ein. Dieser Abschnitt nimmt in den folgenden Auflagen immer größeren Raum ein auf Kosten der Ausführungen über die Vererbung. Die Mental Hygiene-Bewegung von C. W. Beers wird erwähnt. Eine der wichtigsten Forderungen der psychischen Hygiene bleibt die Bekämpfung des Alkoholismus und der anderen Süchte. In bezug auf die Möglichkeit, die Ausbreitung von Geisteskrankheiten durch die Beschneidung der Fortpflanzung zu verhindern, wird immer deutlicher Skepsis geäußert. Es bleibt aber bei der Forderung, daß Geisteskranke sich nicht fortpflanzen sollten, weil sie sehr häufig schlechte Eltern sind und ihren Kindern kein harmonisches Milieu bieten können.

Erst ab 1955 erscheint die Vorbeugung als eigenes Kapitel, während sie in den bisherigen Auflagen nur als Einleitung zur allgemeinen Therapie der Geisteskrankheiten behandelt wurde. Als höchstes Ziel der geistigen Hygiene wird die günstige Gestaltung der Beziehungen zwischen den Menschen, vor allem in der Familie, zwischen Eltern und Kindern genannt. Die Bekämpfung des Alkoholismus soll aber das praktisch wichtigste und auch faßbare Ziel bleiben. Für die gesunde Entwicklung des Kindes und damit die Prophylaxe psychischer Erkrankungen sind die zwischenmenschlichen Beziehungen in der Familie entscheidend. Aber nicht die bewußt erziehenden Erfahrungen mit Eltern und Lehrern sind die wichtigsten, sondern die Beispiele an Lebensführung, an Aufrichtigkeit der Liebe und Güte, die Übermittlung klarer Begriffe. Daß diese Forderungen der psychischen Hygiene ungünstige Persönlichkeitsentwicklungen und speziell Neurosen vermeiden helfen, dürfe angenommen werden. Daß sie schizophrene und manisch-depressive Erkrankungen hintanhalten könnten, sei keinesfalls erwiesen, man möchte es aber gerne hoffen. Ausdrücklich als Illusion bezeichnet wird nun die Meinung, durch die Sterilisation alle wirklichen oder vermeintlichen psychischen Erbkrankheiten ausrotten zu wollen. Jedoch könne die freiwillige Sterilisation richtig sein, wenn sie dem unbeeinflußten Willen des Kranken entspreche.

Wir stellen also anhand dieses einen Beispiels einer Lehrmeinung, das sich gewiß verallgemeinern läßt, im Lauf eines halben Jahrhunderts einen eindrücklichen Wandel in der Einstellung zu einem zentralen Thema der psychiatrischen Prophylaxe, eben der Rassenhygiene fest. Dieser Wandel ist nicht so sehr die Folge neuer wissenschaftlicher Erkenntnisse, obwohl solche auch beigetragen haben. Zur Hauptsache zeigt sich darin ein Gesinnungswandel, der weit über die Psychiatrie hinausreicht. Wesentliche Impulse gingen von der Mental Hygiene-Bewegung aus, die ursprünglich weniger Vorbeugung zum Ziel hatte, sondern die Verbesserung und Humanisierung des Loses der Geisteskranken. Die Bedürfnisse und Rechte des Individuums, auch des Geisteskranken werden betont. Psychische Hygiene wird zu einem Teil der allgemeinen Hygienebestrebungen der Gesellschaft, die auch zur Prophylaxe psychischer Erkrankungen beitragen können. Genannt seien nur Wohnungshygiene, Schutz vor Umweltbelastungen, Gestaltung des Arbeitsplatzes, Erziehungs- und Jugendberatung, Suizidprophylaxe u. a.

Literatur

Ackerknecht EH (1967) Kurze Geschichte der Psychiatrie. 2. Aufl. Enke, Stuttgart
Bleuler E (1904) Führen die Fortschritte der Medizin zur Entartung der Rasse? Münch Med Wochenschr 51:312–313
Bleuler E (1943–1979) Lehrbuch der Psychiatrie, 1.–6. Aufl. Springer, Berlin 1916–1937. 7.–14. Aufl. umgearbeitet von M. Bleuler, Springer, Berlin
Engelken F (1853) Über die Prophylaxe der Geistesstörungen. Allg Zschr Psychiatr 10:353–395
Esquirol's allgemeine und spezielle Pathologie und Therapie der Seelenstörungen, frei bearbeitet von K. Ch. Hille, C. Hartmann, Leipzig, 1827
Forel A (1903) Hygiene der Nerven und des Geistes im gesunden und kranken Zustande. E. H. Morits, Stuttgart
Griesinger W (1861) Die Pathologie und Therapie der psychischen Krankheiten. 2. Aufl. A. Krabbe, Stuttgart
Gross A (1912) Allgemeine Therapie der Psychosen. In: Aschaffenburg G (Hrsg) Handbuch der Psychiatrie, Allg. Teil, 4. Abt. S. 56–72, Deuticke, Wien
Kraepelin E (1883) Compendium der Psychiatrie. A. Abel, Leipzig
Kraepelin E (1896) Psychiatrie. Ein Lehrbuch für Studierende und Ärzte. 5. Aufl. A. Barth, Leipzig, 1896, 8. Aufl. 1909
v. Krafft-Ebing R (1879) Lehrbuch der Psychiatrie. Drei Bände. F. Enke, Stuttgart

Die Bedeutung der Öffentlichkeitsarbeit für die psychiatrische Prävention

V. Faust

1 Definition

Öffentlichkeitsarbeit („Public Relations" = PR) ist der Versuch einer öffentlichen Meinungs- und Beziehungspflege, meist mit publizistischen Mitteln. Dies wird vor allem durch Wirtschaftsunternehmen und -verbände gepflegt, aber auch durch Einzelpersonen wie Politiker, Künstler u. a.

2 Öffentlichkeitsarbeit in der Psychiatrie?

Öffentlichkeitsarbeit in der Medizin wurde bisher nur selten praktiziert. Dies ist jedoch ein Mangel, denn medizinische PR-Arbeit ist auch Gesundheitserziehung.

Öffentlichkeitsarbeit ist aber auch einer der wichtigsten Faktoren, will man psychosoziale Stellung und Ansehen seelisch Kranker verbessern. Dieser Meinung sind 7 von 10 befragten klinisch Gesunden von 6 von 10 hospitalisierten (interviewbaren) psychisch Kranken [1]. Damit liegt Öffentlichkeitsarbeit in dieser Befragung vor dem intensiveren Einsatz von mehr Ärzten, vor Neu- und Ausbau psychiatrischer Kliniken, ihrer besseren Ausstattung sowie anderen Hilfen [1].

Ein ähnliches Meinungsbild vertreten niedergelassene Nervenärzte, insbesondere was Öffentlichkeitsarbeit mit Hilfe der Massenmedien anbelangt [3].

Damit steht außer Zweifel: Psychiatrische Öffentlichkeitsarbeit wird sowohl von der Allgemeinheit als auch von den Betroffenen und ihren Therapeuten als notwendig und sinnvoll angesehen.

3 Wem nützt psychiatrische Öffentlichkeitsarbeit?

Psychiatrische Öffentlichkeitsarbeit nützt

1. den Patienten: Dies betrifft besonders die Prävention, insbesondere die Suchtkrankheiten (Rauschdrogenkonsum, Medikamentenabusus, Nikotinmißbrauch, Alkoholkrankheit, Polytoxikomanie) sowie psychogene Leiden (Neurosen, psychosomatische Störungen u. a.). Geringer, wenngleich wegen ihrer Vielschichtigkeit nicht sinnlos, ist ihr Wert für die somatogenen und endogenen Krankheitsbilder.

Nach Ansicht der befragten niedergelassenen Fachkollegen [3] ist eine wirkungsvolle PR-Arbeit mittels Massenmedien in folgenden Bereichen zu erwarten (in abnehmender Häufigkeit): Vergrößertes Informationsbedürfnis, kritisch-konstruktivere Einstellung gegenüber dem Therapeuten, Zurückhaltung gegenüber Genußgiften, größere Therapiewilligkeit, Abbau von Mißtrauen und Skepsis, gesünderer Lebenswandel, erhöhte Selbstkritik, positivere Einstellung zum eigenen Schicksal bzw. Leiden, regelmäßigere Einnahme verordneter Medikamente, lückenlosere Nachbetreuungsmöglichkeiten, verstärkte Belastbarkeit u. a.

2. den Angehörigen: Vermehrtes Informationsbedürfnis und damit besserer Informationsstand, Erkennen einer möglichen eigenen Beteiligung am Leiden des Patienten, insbesondere was dessen Auslösung oder Unterhaltung anbelangt, aktivere Mithilfe am Heilungsprozeß, mehr Nachsicht und Geduld sowie intensivere Hilfestellung.

3. der Allgemeinheit: Im wesentlichen die gleichen Möglichkeiten, wie sie für die Angehörigen gelten (s. o.). Besonders bedeutsam ist die gesundheitserzieherische Komponente. Vermeiden läßt sich nur, was man kennt.

Gesundheitserziehung ist in der BRD nicht unterentwickelt. Im Gegenteil: Derzeit bemühen sich über 900 Organisationen, gesunde Lebensführung zu fördern. 500 von ihnen (mit insgesamt fast 3000 Aktivitäten) wurden kürzlich analysiert. Etwa 80% beschränken sich auf Aufklärung und Bewältigung manifester Leiden, nur 20% auf das Vorfeld einer Krankheit. Zwar meinte schon Hippokrates: „Wohlgetan ist es, die Gesunden zu führen", doch tritt selbst in unserer aufgeklärten Zeit die Gesundheit erst dann ins Blickfeld, wenn sie in Frage gestellt ist [6].

4 Möglichkeiten und Grenzen psychiatrischer Öffentlichkeitsarbeit

Psychiatrische Öffentlichkeitsarbeit kann im wesentlichen in zwei große Bereiche unterteilt werden:

4.1 Psychiatrische Öffentlichkeitsarbeit allgemein

Dazu gehören u. a.: Öffentliche Vorträge und Seminare in Volkshochschulen, Betrieben, Schulen, Kurkliniken sowie vor den sogenannten Multiplikatoren, also Lehrern, Meistern, Abteilungsleitern, Betriebsräten usw. Nicht zu vergessen sind Polizei, Feuerwehr und Zivilschutz, die immer häufiger entsprechenden Situationen ausgesetzt sind, für die sie aus psychologischer Sicht nicht oder nur unzureichend ausgebildet werden (z. B. Suizidversuche, Paniken, Naturkatastrophen, schwere Unfälle) (Tab. 1).

PR-Arbeit durch psychiatrische Krankenhäuser

Die Möglichkeiten psychiatrischer Krankenhäuser sind weit gefächert. Sie wirken auf den ersten Blick nicht sehr imponierend; man sollte sich jedoch nicht täuschen, was folgende Maßnahmen auf Dauer zu bahnen vermögen:

– Klinikparks und bestimmte Klinikeinrichtungen für die Allgemeinheit öffnen: Durchgangs-Fußgängerzonen; Spielplatz für Kinder; Streichel-Zoos; Cafeterias;

Tabelle 1. Öffentlichkeitsarbeit durch Vorträge und Seminare

Schulen: Wichtigste Zielgruppe, da Kinder 1. besonders gefährdet (z. B. Suchtprobleme) und 2. die Erwachsenen von morgen. Interesse geht in der Regel von Schulleitung oder Elternbeirat aus, meist nach entsprechenden Ereignissen. Häufig werden mehrere Klassen zusammengefaßt, was viel Geschick und Routine erfordert; Vortrag muß einfach, plastisch, reich an einprägsamen Beispielen sein. Nicht nur ältere Schüler heranziehen. Auch psychiatrische Präventivarbeit muß relativ früh, nämlich zwischen 9 und 12 Jahren einsetzen. Ausgiebig Zeit zur Diskussion lassen, zu Fragen ermuntern. Man achte auf weniger dominierende Kinder und biete außerhalb des Vortrags – telefonisch oder persönlich, auf jeden Fall anonym – Rückfragegelegenheiten an.
Noch erfolgreicher sind Vorträge, die durch entsprechende Klinikdemonstrationen und -führungen ergänzt werden. Trotz der bekannten Schwierigkeiten scheint hier der präventive Effekt am größten zu sein.

Volkshochschule: Bei psychiatrischen Vorträgen meist (ehemalige) Patienten und/oder deren Angehörige. Gleiche Regeln wie oben.

Betriebe: Meist vom Betriebsrat ausgehend, oft nach spektakulären Ereignissen. Belegschaft selber in der Regel desinteressiert. Betriebsräte, Meister, Abteilungsleiter u. a. jedoch gute Multiplikatoren. Regeln: s. o.

Vereine, Klubs: Interesse sehr unterschiedlich. Mitunter bilden sich jedoch Hilfsgemeinschaften, deren Mitarbeit von großem Nutzen sein kann (z. B. Anwerbung von Laienhelfern).

Kurkliniken: Zunehmend mit eigenem psychologischen Personal, jedoch in der Regel keine Psychiater. Sehr interessiertes Publikum (viel Zeit!). Referate regelmäßig wiederholen, da Belegung alle 4 bis 6 Wochen wechselt.

Interdisziplinäre Tagungen: Werksärzte, Juristen, Behördenleiter, Betriebspsychologen, Pädagogen u. a. Sich durch akademisches Publikum nicht täuschen lassen; auch hier gilt: So einfach, einprägsam und beispielreich wie möglich; viel Zeit zur Diskussion.

Lehrerseminare: Was der Lehrer nicht weiß, kann der Schüler nicht erfahren. Zusammenarbeit mit Oberschulamt oder Direktionen suchen. Seitens der Lehrer nur begrenztes Interesse. Anwesende Pädagogen jedoch wertvolle Multiplikatoren.

Polizei, Feuerwehr, Zivilschutz: Kontakt mit den Leitern, Kommandanten und übergeordneten Dienststellen suchen: Fortbildungsstunden vereinbaren. Großes praktischer Erfahrungsgut der Zuhörer (sehr anregend für den Referenten!). Themen: Panikreaktionen, Katastropheneinsätze, schwere Unfälle, Geiselnahme (bei entsprechenden Auseinandersetzungen auch in der eigenen Familie!), Aggressionsdelikte, (erweiterte) Suizidversuche u. a.

Klinik-Schwimmbäder; ferner ständige Verkaufsstände der Beschäftigungstherapie oder eigener Klinikladen in den Stadtzentren u. a.
- Regelmäßige Klinikführungen und -feste. Ggf. (historische) Klinikräume für nicht-hauseigene Seminare, Vorträge, Kurse, Festakte, Konzerte u. a. öffnen.
- Plakative Aufklärungsversuche in öffentlichen Gebäuden, Schulen, Sparkassenräumen, Kaufhäusern u. a.
- Aufklärungsarbeit durch Schulungskurse: Schwierig und aufwendig, abhängig von Ausbildungs- und Wissensstand. Einstellungsänderung möglich, mitunter aber auch unerwartete Folgen [1]: Einstellung gegenüber psychisch Kranken gebessert, dafür gegenüber psychiatrischer Institution bzw. deren Mitarbeiter verschlechtert.

4.2 Öffentlichkeitsarbeit mit Hilfe der Massenmedien

Die Politiker sprechen von einer „Bring-Schuld der Wissenschaftler", die Wissenschaftler von einer „Hol-Schuld der Politiker, der Medien und der Öffentlichkeit" [5]. Dies sind jedoch keine unüberbrückbaren Gegensätze, sondern die beiden Verpflichtungspole, aus denen sich eine effektive Öffentlichkeitsarbeit zusammensetzt. Im Ausland (USA, Großbritannien, Schweden, Niederlande) hat sich diese Kooperation bereits bewährt. In der BRD ist das Verhältnis zwischen Psychiatrie und Massenmedien noch immer gespannt. Eine Reihe von interdisziplinären Tagungen und Seminaren auf der Reisensburg und in der Weißenau konnten zu spürbarer Entkrampfung beitragen. Dabei wurde eine Reihe von Vorschlägen seitens der Journalisten an die Psychiater gemacht. Eine Auswahl findet sich in Tabelle 2. Ausführliche Hinweise, einschließlich der Vorschläge der Psychiater an die Vertreter der Massenmedien finden sich an anderer Stelle [2].

Tabelle 2. Was empfhielt der Journalist dem Psychiater?

- Die lokale Presse nicht unterschätzen (BRD: Rund 400 selbständige Tageszeitungen mit etwa 1250 redaktionellen Einzelausgaben). Sport- und Lokalteil stehen im Allgemeininteresse vor der Politik. Lokalredakteure ansprechen, „Hintergrundsgespräche" pflegen (gewährt Information und Einblick, ohne sich in einem Artikel niederzuschlagen)
- „Tue gutes und rede darüber" (Grundsatz der Public Relations). Informationen nicht breit streuen, sondern gezielt an Schlüsselpersonen (Familienangehörige, Arbeitgeber, Hausbesitzer, Lehrer u. a.) und Institutionen wenden (Behörden)
- Mut zur klaren Aussage; berechtigte Kritik einstecken und sich objektiv und emotionslos wehren lernen (Schweigen = Schuldeingeständnis). Keine Angst vor Skandalen und Enthüllungsgeschichten: Ein Fehler ist oftmals ein guter Aufhänger zur Darstellung entsprechender Schwierigkeiten (baulich, personell, ausbildungsmäßig)
- Die Medien ständig informieren, auch wenn diese nicht ständig reagieren. Sich um die ungeschminkte Wahrheit bemühen („ein Journalist, der gegen den Willen des Betroffenen recherchiert, ist ein Spürhund; ein Journalist, der eingeweiht wurde, kann sich als Helfer erweisen. . .")
- Jederzeit die Möglichkeit geben, sich an Ort und Stelle umzusehen. Nicht kleinlich sein, vor allem dann nicht, wenn man nicht alle eigenen Wünsche berücksichtigt sieht
- Nie einschnappen, wenn die Nachricht nicht ganz stimmt. Nie versuchen, dem Krankenhaus oder einzelnen Mitarbeitern über Gebühr Geltung zu verschaffen
- Den Medien nicht nur aktuelle Sorgen klagen, sondern sie auch an den kleinen (positiven) Alltagserlebnissen teilhaben lassen
- Nicht nur in der Fachsprache reden, sondern sich der Mühe einer allgemein verständlichen Erklärung unterziehen
  Nicht die „kleine, menschlich anrührende Story" verkennen; sie kann bisweilen mehr gesellschaftsreformerischen Wert haben als „hochgestochene Publikationen mit wohltönendem Tiefsinn"
- Nicht die Menschenkenntnis der Journalisten unterschätzen. Die meisten können sehr wohl unterscheiden zwischen echtem Engagement und demonstrativem zweckbestimmten Getue. Letzteres ist leider häufiger und verschiebt das Verhältnis von Angebot und Nachfrage auf unqualifizierte, aber aktive Gruppen
- Journalisten mit standespolitischen Streitgesprächen verschonen: „Erst das Gespräch untereinander fördern, um zu einer einheitlichen Meinung zu kommen. Massenmedien sind keine Plattform für Hofberichterstattung oder Infiltration der öffentlichen Meinung"
- Die Probleme und Zwänge der Medien respektieren lernen: So lebt z. B. der Fernsehjournalist ständig von Kompromissen, die im schlimmsten Fall den Zuschauer belustigen, die Be-

troffenen entwürdigen („dekoratives Elend für den Fernsehsessel"), den Fachmann verbittern und den Autor unbefriedigt lassen
– Folgende Grundsätze akzeptieren lernen: Die Medien können die öffentliche Meinung nur modulieren, nicht aber grundsätzlich ändern. Die Menschen konsumieren bevorzugt *die* Botschaft, die sie vernehmen wollen. Stets Neues auf dem Hintergrund von Bekanntem bieten („mittlere Vertrautheit"). Die meisten denken in einfachen Wenn-dann-Bezügen (Erfolg der Werbespots). Mit einer einzigen Stilform kann man nur bei einem Teil Erfolg haben, deshalb nicht breit „streuen", sondern nach Zielgruppen aufschlüsseln. Wissen emotional einbetten, d.h. das Gefühl ansprechen (Beispiele, Falldarstellungen). Einstellungsänderungen sind aber auch damit nur dort zu erreichen, wo man nicht gegen eingeschliffene Vorurteile kämpfen muß. Angst vor Neuem gering halten.

In diesem Rahmen wurde mehrfach folgender Vorschlag erneuert [5]:

Bildung einer Arbeitsgemeinschaft für wissenschaftliche Informationen

Die Bildung einer Arbeitsgemeinschaft für wissenschaftliche Information ist nicht neu. Sie geht z. T. schon auf die Jahrhundertwende zurück [8]. Bereits damals wurde die Notwendigkeit einer systematischen psychiatrischen Öffentlichkeitsarbeit erkannt und der Aufbau eines „Psychiatrischen Nachrichtenbüros" angeregt. Die Begründung war die gleiche wie heute: „Den Anfeindungen der Anstalten durch die Sensationspresse tritt leider in der Regel keine ausreichende Abwehrreaktion gegenüber ... Ist die reelle Presse vielfach über psychiatrische Angelegenheiten viel zu mangelhaft unterrichtet ... Liegt auf dem irrenärztlichen Stande eine viel zu große politische Lethargie ... Sind die (ärztlichen) Direktoren ... mit Verwaltungstätigkeit überhäuft, daß ihnen für Pressepolemiken ganz einfach weder Zeit noch Kraft übrig bleiben ... [8].
Die Gründung einer Psychiatrischen Pressestelle hat die Hoffnungen nicht erfüllt [7]. Resignation aber geht zu Lasten der psychisch Kranken. Deshalb sei abschließend das amerikanische Vorbild für eine entsprechende Arbeitsgemeinschaft kurz skizziert:
Dort wurde 1963 ein „Wissenschaftliches Institut zur Information der Öffentlichkeit" (Scientist's Institute for Public Information: „SIPI") gegründet, das als gemeinnützige Organisation eine unabhängige Schaltstelle zwischen Reportern und Wissenschaftlern darstellt. Das deutsche Pendant, wie es durch entsprechende interdisziplinäre Arbeitskreise immer wieder gefordert wird, hätte als Arbeitsgemeinschaft für wissenschaftliche Information (ARWI) folgende Aufgaben: Eine ständig aktualisierte Anschriftendatei auskunftwilliger und auskunftfähiger Ärzte erstellen, die im Bedarfsfall zu einem bestimmten Themenbereich Informationen an Journalisten vermittelt. (Ggf. ergänzt durch eine Kartei von Wissenschaftsjournalisten mit Angabe ihrer speziellen Kompetenzbereiche). Aufgrund dieser Datei könnte gegenseitig auf Einladungen, Kongresse, lokale, regionale und überregionale Veranstaltungen aufmerksam gemacht werden. Vorteile: Das Informationsangebot für spezialisierte und nicht-spezialisierte Medienvertreter wird verbessert; junge Wissenschaftler werden dazu angeregt, populärmedizinische Beiträge zu verfassen und finden zugleich entsprechende Anlaufstellen; wissenschaftliche Fachgesellschaften können ihre Anliegen angemessen und kompetent publizieren (lassen).

In den USA hat die dortige (inzwischen gemeinnützige) Institution im Kreuz-
und Quernachweis bereits über 5000 Namen nach wissenschaftlichen Zweigen ge-
speichert. Dadurch stehen für die (stets in Eile befindlichen) Journalisten jederzeit
fachlich kompetente Interviewpartner und damit fundierte Informationen zur Verfügung [5].

Die Erfahrungen scheinen zur Nachahmung anzuregen. Gerade die Psychiatrie
mit ihren besonderen Problemen wäre in dieser Hinsicht gut beraten, einen Anfang
zu machen.

Literatur

1. Faust V (1981) Der psychisch Kranke in unserer Gesellschaft. Was befürchtet der psychisch
   Kranke vom Gesunden – was weiß der Gesunde vom psychisch Kranken? Hippokrates-Verlag, Stuttgart
2. Faust V, Hole G (Hrsg) (1983) Psychiatrie und Massenmedien. Hippokrates-Verlag, Stuttgart
3. Faust V, Hole G (In Vorb.) Das Verhältnis zwischen Psychiater und Massenmedien. Unver-
   öffentlichte Befragungsuntersuchung von niedergelassenen Nervenärzten der BRD
4. Garfield E SIPI (1979) Scientist's Taking Scientific Information to the Public. Current Con-
   tents 41:5
5. Girstenbrey W (1983) Vorschlag für ein gemeinnütziges Projekt ARWI = Arbeitsgemeinschaft für Wissenschaftliche Information. In: Faust V und Hole G (Hrsg): Psychiatrie und
   Massenmedien. Hippokrates, Stuttgart
6. Jahresversammlung der Deutschen Gesellschaft für Gesundheitsvorsorge, Hamburg 1982.
   Referiert in: Aerztl Prax 73:2456
7. Mitteilungen der Deutschen Gesellschaft für Psychiatrie und Nervenheilkunde (1981) Pro-
   tokoll der „ordentlichen Mitgliederversammlung" der DGPN am 28. 11. 1980. Nervenarzt
   52:300
8. Tick H (1982) Antipsychiatrie um 1900. Zur Tradition des Konfliktes zwischen Psychiatrie
   und Presseberichterstattung. Nervenarzt 53:299

Perspektiven einer präventiven Psychiatrie

R. Tölle

Nachdem in den Beiträgen dieses Buches die Möglichkeiten und bisherigen Realisierungen psychiatrischer Prävention, bezogen auf einzelne Krankheiten oder Arbeitsbereiche, dargestellt wurden, soll nun versucht werden, die präventiv orientierte Psychiatrie zusammenfassend zu charakterisieren und Wege wünschenswerter Weiterentwicklungen aufzuzeigen.

Von der Prophylaxe zur Prävention

Prophylaxe heißt, wörtlich verstanden, Vorbeugen oder Imvorausschützen, also Verhindern von Krankheiten. Prophylaxe in diesem traditionellen Sinne gelingt der Psychiatrie gegenwärtig kaum mehr als in der Vergangenheit. Jedoch ist die Psychiatrie nicht bei diesem Ansatz stehengeblieben. Die heute bevorzugte Wortwahl kennzeichnet die gewandelte Einstellung: Prävention heißt dem Wortsinn nach: der Krankheit zuvorkommen. Sie ist nicht mehr auf Primärprophylaxe beschränkt. Wo Verhüten nicht möglich ist, wo bereits Krankheit entstanden ist, will der Psychiater der Krankheit nicht nachlaufen, sondern er versucht, die Krankheit einzuholen und möglichst zu überholen, den Krankheitsprozeß aufzuhalten und ggf. Krankhaftes zurückzubilden (sekundäre Prävention). Wo Aufhalten nicht mehr möglich ist, kann doch – zuweilen wenigstens – ein ungünstiger Verlauf (Rezidive, Residualzustand) vermieden werden, der Krankheitsprozeß also auf einen relativ günstigeren Weg umgelenkt werden (tertiäre Prävention). In diesem Sinne schließt Prävention Therapie und Rehabilitation ein. Vorsorgen, Sorgen und Nachsorgen bilden einen Kreis.

Prävention gründet auf empirischer Forschung

Präventives Denken ist der Psychiatrie seit langem vertraut (Kind)[1]. Allerdings blieb es im wesentlichen auf zwei Ansätze beschränkt, nämlich auf Eugenik und Gesundheitserziehung, und es kam über Appelle an die Einsicht des einzelnen und Forderungen an die Verantwortlichkeit der Gesellschaft kaum hinaus. Aus heutiger Sicht scheinen jene sehr ernst und oft leidenschaftlich vorgetragenen Mahnungen zu wenig empirisch begründet gewesen zu sein, als daß sie hätten überzeugen können. Ein Beispiel: in der Zeit um die Jahrhundertwende sahen Psychiater als größtes Übel für die psychische Gesundheit (neben der Syphilis) den Alkoholismus an, sie forderten Abstinenz, ohne aber dem Patienten die Hilfen zur Entziehung und zur

---

1 Autorennennungen ohne Jahreszahl beziehen sich auf Beiträge im vorliegenden Band

Entwöhnung anbieten zu können, die heute zur Verfügung stehen. Andere Beispiele lehren, daß es nicht genügt, eine Behandlung anzubieten; der Arzt muß die Voraussetzungen für die konsequente langfristige Durchführung immer wieder aufs Neue herstellen.

Heute gibt es ausgedehnte Bereiche psychiatrischer Forschung, die entweder als direkte Präventionsforschung anzusehen oder deren Ergebnisse der Prävention nutzbar gemacht werden können. Dabei sind zwei Forschungsansätze zu unterscheiden:

Soweit durch Grundlagenforschung die Ätiologie seelischer Krankheiten erklärt werden kann, entstehen die wichtigsten Voraussetzungen, insbesondere für die primäre Prävention. Beispiele hierfür sind die progressive Paralyse, andere infektiöse Hirnkrankheiten, stoffwechselbedingte cerebrale Störungen und weitere organische Psychosen. Darüber hinaus ist es jedoch bisher kaum gelungen, aus Ätiologiekenntnissen Präventivmaßnahmen abzuleiten. „Zum Beispiel wissen wir viel über Wesen und Ursache der Schizophrenien. Aber um so trauriger ist es, daß sich aus diesem Wissen noch keine sichere Vorbeugung ableiten läßt" (M. Bleuler 1976).

Die klinische Forschung scheint demgegenüber günstiger abzuschneiden. Untersuchungen einzelner pathogenetischer Faktoren sowie Verlaufs- und Therapiestudien haben neue Möglichkeiten sekundärer und tertiärer Prävention eröffnet. Beispiele sind die rezidivprophylaktischen Maßnahmen pharmako-therapeutischer wie auch psycho-soziotherapeutischer Art. Dabei ist anzumerken, daß praktisch alle präventivpsychiatrischen Methoden empirisch entdeckt wurden z. B. die Lithium-Prophylaxe affektiver Psychosen.

Psychiatrische Prävention ist mehrdimensional

Schon ein Blick auf die Themen dieses Buches zeigt, wie pluralistisch die Ansätze psychiatrischer Prävention sind. Das kann im Hinblick auf die multikonditionale Genese der psychischen Krankheiten und insbesondere angesichts der zumeist noch punktuellen Kenntnisse über Entstehungsbedingungen, Verlaufsdeterminanten und Beeinflussungsmöglichkeiten nicht anders sein.

Dennoch tendiert die psychiatrische Prävention immer wieder zur Einseitigkeit. Ein Beispiel aus jüngerer Zeit ist die Überakzentuierung des psychosozialen Ansatzes, obwohl doch der große Nutzen der pharmakologischen Prävention gerade bei den schwersten psychischen Krankheiten sicher nachgewiesen wurde. Manche überzeichneten psychosozialen Präventionsmodelle erinnern an das genannte edukativ-moralische „Prophylaxedenken" vergangener Zeiten. Einseitige psychiatrische Präventionsversuche scheinen insbesondere in dem herkömmlich vereinfachten Anlage-Umwelt-Denken begründet zu sein. Die Prävention kann aber keinen in der Psychiatrie bewährten Ansatz außer acht lassen, sie muß auch biologische Dimensionen einschließen. Ohne intaktes Gehirn ist seelische Gesundheit nicht denkbar (Remschmidt). Die Beispiele reichen von der frühkindlichen Hirnschädigung bis zu den altersbedingten cerebralen Beeinträchtigungen.

Andererseits besteht die Gefahr, daß angesichts eindrucksvoller organischer Befunde weitere präventive Möglichkeiten übersehen werden. Psychoreaktive Komplikationen nach Unfällen (Unfallreaktionen oder Rentenneurosen) könnten bei entsprechender Aufmerksamkeit, insbesondere der erstbehandelnden Ärzte, in größerer Zahl als bisher verhütet oder wenigstens in Grenzen gehalten werden.

Die Möglichkeiten sind begrenzt

Diese Feststellung sollte selbstverständlich sein, muß aber als Warnung vor falschem Optimismus ausgesprochen werden. Prävention nimmt allzuleicht die Funktion eines magischen Wortes (Bower 1963) ein. Damit aber wäre niemandem geholfen, sondern der Sache geschadet.

Wie begrenzt präventive Anstrengungen bleiben können, auch wenn es sich um eine gut erforschte Krankheit handelt, zeigt etwa der Alkoholismus. Die Möglichkeiten der einzelnen Schritte der Prävention wurden gut herausgearbeitet: pädagogische Maßnahmen zur Verhütung der süchtigen Fehlhaltung, Erforschung der Risikofaktoren für das Abhängigwerden (primäre Prävention); Erkennen und Erfassen der frühesten Stadien der Suchtentwicklung (sekundäre Prävention); und schließlich bei Alkoholabhängigen die allgemein-medizinischen und psychiatrischen Maßnahmen zur Verhütung weiterer körperlicher Folgeerscheinungen und sozialer Benachteiligungen. Wenn man an diesen Kenntnissen und Möglichkeiten die Realisierung und die Behandlungseffizienz mißt, entsteht kein günstiges Bild.

Ein anderes Beispiel für enttäuschte Erwartungen ist die Primärprävention der Neurosen. Die Annahme, bei überwiegend psychoreaktiv bedingten Krankheiten müsse Prävention relativ leichter gelingen als bei anderen psychischen Krankheiten, konnte bisher nicht bestätigt werden. Insbesondere aber war folgende Einsicht enttäuschend: Obwohl durch die psychoanalytische Forschung so viel über die „Ursachen" bekannt wurde, daß Freud und andere Autoren die Möglichkeiten der Neuroseprävention geradezu enthusiastisch beurteilten, konnte sich bisher keine Primärprävention entwickeln. Den Gründen hierfür kann an dieser Stelle nicht nachgegangen werden. Die heutige Einstellung zu diesem Problem ist nüchterner, aber nicht pessimistisch geworden. „Das Glück kann der Arzt seinem Nächsten nicht verschaffen, wohl aber kann er die Einflüsse, die das Lebensglück zu finden erschweren, nach Kräften bekämpfen und beseitigen" (Kuiper 1958). Auch die Neurosenprävention geht heute von empirischen Befunden und definierten Ansätzen aus (z. B. Dührssen 1969; Schepank).

Es kann nicht unerwähnt bleiben, daß die Eugenik (von deren Mißbrauch an anderer Stelle des Buches die Rede ist) hinter den in sie gesetzten Erwartungen zurückblieb. So überzeugend die heutige eugenische Beratung angeboten wird, die Erfolge dieser auf Primärprävention abzielenden Anstrengungen blieben begrenzt (Grothe 1982).

Zwar muß eingeräumt werden, daß die meisten neueren Ansätze eher der sekundären und tertiären als der primären Prävention zuzurechnen sind. Statt aber zu beklagen, daß die Verhütung von Krankheit an sich am schwersten zu verwirklichen sei, sollte mehr ins Blickfeld gerückt werden, daß jeder kleine Erfolg sekundär- bzw. tertiär-präventiver Maßnahmen ein Fortschritt ist. Manche erkennbaren Fortschritte lassen eine Resignation unangebracht erscheinen. Sie wäre „. . . mit der Einstellung jener Ärzte aus früherer Zeit zu vergleichen, die meinten, daß die Verhütung der Infektionskrankheiten nicht verwirklicht werden könne. . ." (Kuiper 1958).

Neue Wege einer präventiv orientierten Psychiatrie

Lassen sich ausgehend von dieser Standortbestimmung die voraussichtlichen künftigen Wege der Prävention in der Psychiatrie erkennen? Wird es der Psychiatrie gelingen – von utopischen Konzepten ebenso weit entfernt wie von Resignation – das präventive Denken und Handeln in der Psychiatrie fortzuentwickeln? Die Antworten auf diese Fragen dürften heute weniger pessimistisch ausfallen als vor einigen Jahrzehnten.

Man kann sich die weitere Entwicklung der psychiatrischen Prävention kaum anders vorstellen als im Zuge einer schon seit längerem erkennbaren Tendenz: die Psychiatrie geht über manche bisher allzu eng gezogene Grenzen hinaus und gewinnt neue Einstellungen und Arbeitsstile.

Prävention ist multidisziplinär

Im Bereich der präventiven Arbeit zeigt sich besonders deutlich, wie eng die Psychiatrie der Erwachsenen mit der Kinder- und Jugendpsychiatrie verbunden ist. Nicht zufällig werden heute die Beziehungen dieser Disziplinen wieder mehr gepflegt. Was die Alterspsychiatrie anbetrifft, so gewinnen aus der Sicht der Prävention die Überlegungen an Gewicht, die vor einer totalen Ausgliederung der Alterspsychiatrie warnen. Präventive Arbeit im Vorfeld des psychisch Krankseins geht über das Tätigkeitsfeld des Psychiaters hinaus. Funktionelle vegetative Beschwerden sind nicht selten die ersten Vorboten von später ernsthaften psychischen und psychosomatischen Leiden. Mit solchen Beschwerden konsultiert jedoch kaum ein Patient einen Psychiater. Der Allgemeinarzt muß daher wissen, daß funktionelle Beschwerden an sich noch nicht Krankheit bedeuten müssen, bis zu einem gewissen Ausprägungsgrad aber bei zahlreichen gesunden Menschen vorkommen (Tölle u. Ladas 1982). Sobald sie nun dem Arzt vorgetragen werden, spricht hieraus eine veränderte Einstellung des Patienten, ein Verlust an Unbefangenheit und Sicherheit. Hierin muß der Arzt Indikatoren auf eine seelische Erschütterung, eine Selbstwertkrise, eine depressive Verstimmung oder ähnliche Entwicklung erkennen. Bereits zu diesem Zeitpunkt einzugreifen und dem Patienten Hilfe anzubieten, kann manchen ungünstigen und langwierigen Verlauf verhindern.

Psychiatrische Beiträge zur Prävention bei körperlichen Krankheiten sind zum Beispiel die therapeutische Arbeit mit Patienten bei drohendem bzw. nach eingetretenem Herzinfarkt, die Verhütung von Psychosen nach Operationen am offenen Herzen, die Zusammenarbeit mit dem Internisten bei der Behandlung von Dialyse-Patienten und ihren Angehörigen, die Betreuung von Intensivpatienten, die psychotherapeutische Verbesserung der Compliance (z. B. bei Diabetikern), psychiatrisch-psychotherapeutische Hilfen bei Dysmorphophobien anstelle von Operationen.

Umgekehrt sind die präventiven Möglichkeiten anderer medizinischer Disziplinen für die Psychiatrie von größter Bedeutung, wie z. B. die Prävention von Bluthochdruck und Arteriosklerose (Klaus).

Präventionsarbeit verstärkt die Tendenz zur ambulanten Psychiatrie

Mit der stärkeren Betonung der ambulanten Psychiatrie in jüngerer Zeit hängt die präventiv-psychiatrische Einstellung eng zusammen. Wenn heute gefordert wird, daß der Psychiater früher initiativ werden soll, bereits im Vorfeld der Krankheit eingreifen und möglichst der vollen Ausbildung der Krankheit zuvorkommen soll, so hat das ganz überwiegend im ambulanten Behandlungsbereich zu geschehen. Diese therapeutischen und präventiven Aufgaben sind so umfangreich und vielfältig, daß sie nicht einzelnen Psychiatern überlassen bleiben können, sondern allen Psychiatern zukommen. Der präventiv orientierte Psychiater, gleich welchen Arbeitsplatz er hat, kommt nicht umhin, auch ambulante Behandlung durchzuführen.

Die präventive Einstellung verändert den Arbeitsstil

Wie jeder Arzt war auch der Psychiater zunächst betont kurativ eingestellt. Das Hauptinteresse galt der Behandlung eingetretener Krankheiten. In der Regel wartete er ab, bis der Kranke zur Behandlung kam oder gebracht wurde, bis also die Krankheit einen gewissen Schweregrad erreicht hatte. Die schwersten Krankheitsgrade zu behandeln, galt herkömmlich als die wichtigste, schwierigste und zugleich „dankbarste" Aufgabe des Arztes, denn sie versprach die sichtbarsten Erfolge. Daher nahm die stationäre Behandlung den ersten Rang ein.

Wenn aber nun ambulante und dabei präventiv orientierte Psychiatrie zunimmt, werden hiermit Umstellungen der Arbeitsweise verbunden sein, z. B. auch die Beteiligung psychiatrischer Krankenschwestern/pfleger und Sozialarbeiter, die stärkere Einbeziehung von Angehörigen, was an verschiedenen Stellen dieses Bandes dargelegt worden ist (Buddeberg, Bruder). Schwierigkeiten werden dabei nicht nur in organisatorischen und institutionellen Bereichen entstehen, sondern mehr noch bezüglich des Selbstverständnisses und der Arbeitsweise des Psychiaters (vgl. Buddeberg).

Umstellungen verlangen dem Psychiater auch die „gesunden Patienten" ab, z. B. Patienten nach einer affektiven Psychose, wenn eine Lithium-Langzeitmedikation zu überwachen ist. Sie sind geheilt und doch behandlungsbedürftig oder, genauer gesagt, präventionsbedürftig. Im Verlauf einer erfolgreichen Lithiumprophylaxe kommen manche dieser ehemaligen Kranken über viele Jahre hin regelmäßig zum Psychiater, ohne daß sie über irgendwelche Krankheitserscheinungen zu klagen haben. Im Umgang mit diesen und anderen „gesunden Kranken" ergeben sich neue Aspekte der Patient-Arzt-Beziehung, die bisher noch wenig Beachtung gefunden haben.

Psychiatrie ist präventiv

Es zeichnet sich mehr und mehr ab: Prävention ist nicht eine Methode und auch nicht nur ein Arbeitsbereich oder Teilgebiet der Psychiatrie, sondern Psychiatrie *ist* wesentlich präventiv. Eine Psychiatrie ohne präventive Ausrichtung ist heute kaum mehr vorstellbar. Diese präventive Orientierung ist weiter fortgeschritten, als manchem bewußt wurde; denn viele Maßnahmen werden als Therapie bezeichnet und dienen doch gleichzeitig der Prävention. Prävention ist nicht etwa ein modernes Etikett, das vertrauten Maßnahmen aufgedrückt wird, sondern eine Leitlinie der Behandlung.

So ist Suicidprävention unabdingbarer Bestandteil jeder Behandlung eines depressiven Menschen. Schizophreniebehandlung zielt immer auch auf Rezidivverhütung ab. Die Behandlung einer melancholischen Phase geht nahtlos in die Rezidivprophylaxe und zum Teil auch in die Phasenprävention über. In der Behandlung vieler Neurosepatienten kommt es auch auf die Prävention einer Medikamentenabhängigkeit an, und in jeder Neurosentherapie sind die möglichen nachteiligen Folgen für die Angehörigen des Patienten präventiv zu bedenken. Zwar kommt es auch heute noch vor, daß den Depressiven erst ein Suicidversuch, den Neurosekranken eine Familienkrise, den Schizophrenen ein Erregungszustand, den Hirnkranken erst ein berufliches Versagen zur Behandlung bringt. Das galt früher als üblich und unvermeidbar. Die heutige präventive Psychiatrie jedoch findet sich damit nicht mehr ab.

Prävention und Gesellschaft

Prophylaxe „setzt auch eine ganz andere Verfassung der Gesellschaft voraus ..."
(Freud 1916). Das haben Psychiater von je her betont, ohne es erreichen zu können. „Für Vorbeugung wird noch sehr wenig getan, und ohne Änderungen der allgemeinen Anschauungen und der Gesetzgebung wird sich auch nicht viel tun lassen" (Bleuler 1916). Auch heute noch herrscht nicht zu Unrecht die Meinung vor, daß ohne ein entsprechendes Bewußtsein in breiteren Bevölkerungsschichten, ohne Verständnis der maßgeblichen Instanzen Prävention nicht gefördert werden könne.

Wenn die bisherigen Bemühungen mißlangen, muß nach neuen Wegen gesucht werden. Vermutlich können die allgemeinen Anschauungen nur auf dem Wege über Einstellungsänderungen des Einzelnen erreicht werden, zunächst der Psychiater und anderer Ärzte, sodann der Patienten und Angehörigen. Wahrscheinlich wird nur so jenes „Problembewußtsein" wachsen, das Voraussetzung für gesellschaftliche Umorientierung und politische Maßnahmen ist. Dabei kann die Prävention der voraussichtlich letzten Seuche der Menschheit, der nuklearen Verseuchung, nicht außer acht bleiben.

Zugleich muß eine wissenschaftlich fundierte *Öffentlichkeitsinformation* geleistet werden (Blobel und Tölle 1975; Faust). Dabei ist es heute wichtig, daß dem wohlfeilen Argument fehlender Ressourcen folgendes entgegengehalten werden kann:

Psychiatrische Prävention ist ökonomisch

Damit ist nicht nur die Überlegung gemeint, daß die Verhütung von schwerem und längerem Kranksein *später* Kosten sparen wird. Bemerkenswerterweise sind die präventiv-psychiatrischen Maßnahmen selbst vielfach nicht sehr kostenaufwendig. So ist die Lithiumprophylaxe affektiver Psychosen im Vergleich mit Langzeitbehandlungen in anderen medizinischen Disziplinen weniger aufwendig. Zwar erfordern die meisten präventiv-psychiatrischen Verfahren einen Personaleinsatz, der in den übrigen Bereichen der Medizin nicht geläufig ist, die Gesamtkosten bleiben aber auch in diesen Fällen hinter denen vergleichbarer anderer medizinischer Behandlungen weit zurück.

Ökonomisch wirkt sich auch die Verhütung nicht indizierter und unnötiger, sowie falsch durchgeführter und ggf. schädlicher Behandlungen aus. Hierbei ist nicht nur an dilettantische „Psychotherapien" und an fachferne medizinische Behandlungsversuche zu denken, sondern auch an manche vermeidbare Klinikaufnahme und Kur sowie allzu lange stationäre Behandlungszeiten. Mögliche Irrwege der Behandlung früh zu erkennen und zu verhindern, um Schaden vom Patienten fernzuhalten, gehört zum täglichen Bemühen des präventiv eingestellten Psychiaters.

Literatur

Bleuler E (1916) Lehrbuch der Psychiatrie, 1. Aufl. Springer, Berlin

Bleuler M (1976) Prävention der Schizophrenien. In: Huber G (Hrsg) Therapie, Rehabilitation und Prävention schizophrener Erkrankungen. Schattauer, Stuttgart

Blobel R, Tölle R (Hrsg) (1975) Gesund sein – gesund bleiben. Piper, München Zürich

Bower EM (1963) Primary Prevention of Mental and Emotional Disorders: a Conceptual Framework and Action Possibilities. Am J Orthopsychiatry 33:832–848

Dührssen A (1969) Präventive Maßnahmen in der Familie. Verhandlungen des VII. Internationalen Kongresses für Psychotherapie, Wiesbaden 1967. Karger, Basel New York

Freud S (1969) Vorlesungen zur Einführung in die Psychoanalyse. 1916. Studienausgabe Bd. 1. Fischer, Frankfurt

Grothe W (1982) Genetische Beratung als Aufgabe der Präventivmedizin. Oeff Gesundheitswes 44:155–156

Kuiper PC (1958) Verständliche Zusammenhänge bei der Entwicklung des sensitiven Charakters. Arch Psychiatr Neurol 196:590–610

Tölle R (Hrsg) (1982) Seelische Krankheiten und psychosomatische Störungen. Urban und Schwarzenberg, München Wien Baltimore

Tölle R, Ladas A (1982) Funktionelle Beschwerden – gesund oder krank? Untersuchungen an 780 berufstätigen Männern. Dtsch Med Wochenschr 107:1510–1514

Autorenverzeichnis

Kursive Seitenzahlen weisen auf die Literaturverzeichnisse hin. Ziffern in Klammern geben die
Numerierung der Zitate in den Literaturverzeichnissen an.

Sachverzeichnis

Ausblicke auf die Psychiatrie

Herausgeber: **H. Hippius**
Mit Beiträgen von zahlreichen Fachwissenschaftlern
1984. 1 Abbildung. XII, 136 Seiten
DM 19,80. ISBN 3-540-13425-5

Anläßlich des 100. Münchner Nervenärztlichen Kolloquiums (am 16.7.83) diskutierten Wissenschaftler der verschiedensten Fachrichtungen aus der Sicht ihres eigenen Faches über die Fortschritte in der Forschung. Das vorliegende Buch trägt mit der Wiedergabe der Vorträge und Diskussionen dieses Symposiums dazu bei, den Leser zu „Ausblicken auf die Psychiatrie" anzuregen.

Forschungen zur Biologischen Psychiatrie

Herausgeber: **A. Hopf, H. Beckmann**
1984. 90 Abbildungen, 62 Tabellen. XVI, 334 Seiten
DM 70,–. ISBN 3-540-13130-2

Das vorliegende Buch gibt eine zusammenfassende Darstellung der vielfältigen modernen Forschungsansätze in der biologischen Psychiatrie. Schwerpunkte sind die experimentelle Schizophrenieforschung, die Bedeutung diagnostischer Kriterien für biologisch-psychiatrische Untersuchungen sowie die Biochemie und Psychopharmakologie endogener Psychosen. Die Darstellung ist in 5 Teilbereiche gegliedert: Im I. Teil werden neue experimentelle Ansätze und Ergebnisse der Schizophrenieforschung dargestellt: die bei Schizophrenen aufgefundenen Hemisphärenasymmetrien, Störungen der Informationsverarbeitung und psychovegetativen Störungen werden zur Klinik in Verbindung gesetzt. Im II. Teil wird die Bedeutung diagnostischer Kriterien für biologisch-physikalische Untersuchungen aus verschiedenen Blickwinkeln dargestellt. Teil III und IV enthalten Beiträge zur Biochemie, Endokrinologie, Morphologie und Psychopharmakologie, besonders der endogenen Psychosen. Teil V schließlich ist klinischen Fragen gewidmet wie der Diagnostik sogenannter Basisstörungen, dem Zusammenhang von Jahreszeiten und psychischen Erkrankungen und dem hyperkinetischen Syndrom im Kindesalter.

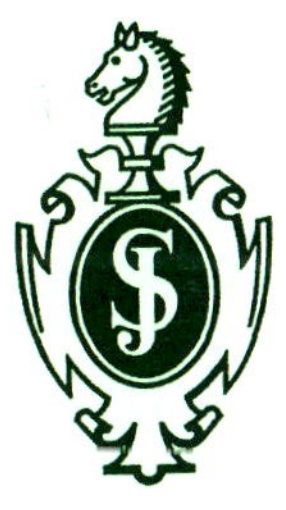

Springer-Verlag
Berlin
Heidelberg
New York
Tokyo